Andrea Fritsche · Frank Fritsche
Unfallchirurgie

Unfallchirurgie

**Kurzlehrbuch für
Ausbildung und Praxis**

Von
Andrea Fritsche und
Dr. med. Frank Fritsche, Dinslaken

Mit 38 Abbildungen und 15 Tabellen

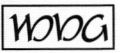

Wissenschaftliche Verlagsgesellschaft mbH Stuttgart 2003

Anschrift der Autoren:

Andrea Fritsche
Dr. Frank Fritsche
Kiefernweg 3
46539 Dinslaken

Bibliografische Information Der Deutschen Bibliothek

Die Deutsche Bibliothek verzeichnet diese Publikationen in der Deutschen Nationalbibliografie; detaillierte bibliografische Daten sind im Internet über http://dnb.ddb.de abrufbar.
   ISBN 3-8047-1954-6

Ein Warenzeichen kann warenrechtlich geschützt sein, auch wenn ein Hinweis auf etwa bestehende Schutzrechte fehlt.

Jede Verwertung des Werkes außerhalb der Grenzen des Urheberrechtsgesetzes ist unzulässig und strafbar. Dies gilt insbesondere für Übersetzung, Nachdruck, Mikroverfilmung oder vergleichbare Verfahren sowie für die Speicherung in Datenverarbeitungsanlagen.

© 2003 Wissenschaftliche Verlagsgesellschaft mbH,
Birkenwaldstraße 44, 70191 Stuttgart
Printed in Germany
Satz: primustype Robert Hurler GmbH, Notzingen
Druck und Bindung: Kösel, Kempten
Umschlaggestaltung: Atelier Schäfer, Esslingen

Vorwort

Deutschland ist in Europa mittlerweile wohl das einzige Land, in dem die Unfallchirurgie als selbständiges Fachgebiet gelehrt und praktiziert wird. Die Entwicklung moderner operativer Techniken und die anschließende Nachbehandlung stellen ständig wechselnde Herausforderungen an das medizinische Fachpersonal.

In diesem Buch haben wir die derzeit aktuellen Standards in Bezug auf bevorzugte Verfahrenstechniken, pflegerische Tätigkeiten und Rehabilitationsmaßnahmen übersichtlich und prägnant zusammengestellt. Dabei sind auch Impulse zur beruflichen und sozialen Re-Integration des Verunfallten von entscheidender Bedeutung.

Die optimale und umfassende Behandlung eines Verletzten ist nur möglich, wenn Ärzte, Pflegepersonal und Physiotherapeuten zusammenarbeiten. Hierfür ist gegenseitiges Verständnis und Vertrauen für die geleisteten Tätigkeiten am Patienten die Grundvoraussetzung. Ohne den ständigen und ausdauernden Einsatz der einzelnen Bereiche lässt sich kein optimales Ergebnis in der Nachsorge erzielen. Daher werden hier nicht nur Krankenschwestern und -pfleger, sondern auch Krankengymnasten und Ärzte angesprochen.

Durch Symbole an den Texträndern wird auf wesentliche Aspekte der Physiotherapie und Pflege hingewiesen:

 : Physiotherapie bzw. Krankengymnastik

 : Aufgaben der Pflege

Für die Realisierung des Projektes möchten wir der Wissenschaftlichen Verlagsgesellschaft danken, insbesondere unserer Lektorin Frau A. Häberlein, die immer mit Rat und Tat zur Seite stand.

Dinslaken, Oktober 2002   Andrea und Frank Fritsche

Inhaltsverzeichnis

Vorwort V

Abkürzungsverzeichnis XV

1 Einführung in das unfallchirurgische Fachgebiet 1
   1.1 Unfallbegriff und Unfallursachen 1
   1.2 Unfallchirurgie 2
      1.2.1 Bedeutung des Unfalls in unserer Gesellschaft 2
      1.2.2 Unfallorte 2
      1.2.3 Verletzungsarten 3
   1.3 Abgrenzung Arbeitsunfall – Freizeitunfall 4
      1.3.1 Behandlung von Arbeitsunfällen 5
      1.3.2 BG-Kliniken 5
   1.4 Rehabilitationsmaßnahmen 5

Teil A Grundlagen der Unfallchirurgie/Traumatologie

2 Wundbegriff und Wundbehandlung 9
   2.1 Wunddefinition 9
   2.2 Wundentstehung und Einteilung 10
      2.2.1 Mechanische Wunden 10
      2.2.2 Chemische Wunden 11
      2.2.3 Thermische Wunden 11
      2.2.4 Strahlenbedingte (aktinische) Wunden 12
      2.2.5 Iatrogene Wunden 12
   2.3 Prinzipien der Wundheilung 12
      2.3.1 Phasen der Wundheilung 13
      2.3.2 Beeinflussung der Wundheilung 13
      2.3.3 Wundinfektionen 14

2.4	Wundversorgung	15
	2.4.1 Erstversorgung einer Wunde am Unfallort	16
	2.4.2 Wundversorgung im Krankenhaus	16
	2.4.3 Offene Wundbehandlung	19
	2.4.4 Blutstillung bei der operativen Wundversorgung	20
2.5	Nahtmaterialien und Instrumente zur Wundversorgung	21
	2.5.1 Nahtmaterial	21
	2.5.2 Instrumente zur Wundversorgung	23
	2.5.3 Besonderheiten bei Hautverschluss und Materialentfernung	23
2.6	Verbände und Lagerung nach Wundversorgung	24
	2.6.1 Erster Wundkontakt	24
	2.6.2 Funktion von Verbänden	25
	2.6.3 Verbandswechsel	26
	2.6.4 Lagerungstechniken und weitere unterstützende Maßnahmen	29

3 Thermische und chemische Schäden ... 33

3.1	Verbrennungswunden	33
	3.1.1 Bestimmung von Flächen- und Tiefenausdehnung	34
	3.1.2 Verbrennungskrankheit	35
	3.1.3 Behandlung von Verbrennungswunden	35
	3.1.3.1 Kleinflächige Wunden	36
	3.1.3.2 Großflächige Wundareale	36
	3.1.3.3 Therapie der Verbrennungskrankheit	37
	3.1.3.4 Prophylaxe und Behandlung von Narbensträngen	38
3.2	Kälteschäden	39
	3.2.1 Pathophysiologische Aspekte	39
	3.2.2 Behandlung von Kälteschäden	41
3.3	Stromunfälle	41
	3.3.1 Pathophysiologie und Symptome des Elektroschadens	42
	3.3.2 Therapie von Stromverletzungen	42
3.4	Gewebeschäden durch chemische Noxen	43
	3.4.1 Schädigungsmuster und Symptome	44
	3.4.2 Therapie von Verätzungen	44

4 Spezifische Infektionen und Impfschutz ... 47
4.1 Tetanus (Wundstarrkrampf) ... 47
4.1.1 Erreger und pathophysiologische Aspekte ... 47
4.1.2 Symptome und Krankheitsverlauf ... 48
4.1.3 Behandlung der Tetanuserkrankung ... 48
4.1.4 Tetanusprophylaxe und Impfverhalten ... 49
4.2 Tollwut (Rabies, Lyssa) ... 50
4.2.1 Infektion und Symptome der Tollwut ... 51
4.2.2 Therapie und Impfverhalten ... 51
4.3 Gasbrand ... 53
4.3.1 Erreger und Pathophysiologie der Erkrankung ... 53
4.3.2 Krankheitsbild des Gasbrandes ... 53
4.3.3 Behandlungsprinzipien beim Gasbrand ... 54
4.4 Hepatitis- und HIV-Erkrankung ... 54
4.4.1 Arbeitsunfälle und Infektionsgefahr ... 56
4.4.2 Impfungen ... 57

5 Sonstige Weichteil- und Gelenkverletzungen ... 59
5.1 Prellungen (Kontusionen) ... 59
5.1.1 Schädigungsmöglichkeiten und Diagnostik ... 60
5.1.2 Behandlungsmöglichkeiten beim Kontusionstrauma ... 61
5.2 Verstauchung, Zerrung (Distorsion) ... 61
5.2.1 Klinik und Diagnostik von Distorsionsverletzungen ... 62
5.2.2 Therapieprinzipien bei Zerrungen und Distorsionen ... 63
5.3 Quetschungen ... 63
5.3.1 Therapeutische Maßnahmen bei Quetschungen ... 64

6 Frakturlehre ... 67
6.1 Fraktureinteilung ... 68
6.1.1 Bedeutung der Gewalteinwirkung für den Frakturverlauf ... 68
6.1.2 Dislokation von Frakturen ... 69
6.1.3 Frakturen und Weichteilstatus ... 70
6.1.4 Kindliche und spezielle Frakturformen ... 70
6.1.5 AO-Klassifikation ... 71
6.2 Symptome und Diagnostik knöcherner Verletzungen ... 73
6.2.1 Symptome und Klinik von Frakturen ... 73
6.2.2 Diagnostische Möglichkeiten zum Frakturnachweis ... 74

- 6.3 Pathophysiologische Aspekte zur Frakturheilung 75
  - 6.3.1 Direkte (primäre) Frakturheilung 76
  - 6.3.2 Indirekte (sekundäre) Frakturheilung 76
  - 6.3.3 Heilungsdauer von Frakturen 76
- 6.4 Krankheitsbilder bei gestörter Frakturheilung 78
  - 6.4.1 Pseudarthrosen (Falschgelenkbildung) 78
  - 6.4.2 Osteomyelitis (Knochenmarksentzündung) 79
  - 6.4.3 Frakturkrankheit – was versteht man darunter? 80
- 6.5 Therapie knöcherner Verletzungen 82
  - 6.5.1 Gipsruhigstellung 83
  - 6.5.2 Extensionsbehandlung zur Frakturruhigstellung 86
  - 6.5.3 Frakturbehandlung durch Osteosyntheseverfahren 88
- 6.6 Thromboembolieprophylaxe 92
  - 6.6.1 Physikalische Maßnahmen zur Thrombosevermeidung 93
  - 6.6.2 Medikamentöse Thromboseprophylaxe 94

7 Prä- und postoperative Pflege 97
- 7.1 Präoperative Maßnahmen 97
- 7.2 Postoperative Pflege 101

Teil B Spezielle Unfallchirurgie/ Traumatologie

8 Schädelverletzungen 109
- 8.1 Schädel-Hirn-Trauma (SHT) 109
  - 8.1.1 Commotio cerebri 111
  - 8.1.2 Contusio cerebri 112
  - 8.1.3 Intrakranielle Blutungen 113
  - 8.1.4 Das kindliche Schädel-Hirn-Trauma 116
- 8.2 Schädelprellungen mit und ohne Weichteilschäden 117
  - 8.2.1 Hämatome der Kopfhaut 117
  - 8.2.2 Offene Verletzungen der Kopfschwarte 117
- 8.3 Schädelfrakturen 118
  - 8.3.1 Fraktur des Schädeldaches (Kalottenfraktur) 118
  - 8.3.2 Schädelbasisfrakturen 119
  - 8.3.3 Gesichtsschädelfrakturen 120

8.4 Dauerschäden und neurologische Rehabilitation 122
    8.4.1 Posttraumatische zerebrale Krampfbereitschaft 123
    8.4.2 Neurologische Rehabilitation 123

9 Wirbelsäulen- und Rückenmarksverletzungen 125
9.1 Anatomische Aspekte 125
9.2 Diagnostik von Wirbelsäulenverletzungen 126
9.3 Verletzungen der HWS 128
    9.3.1 Atlasfrakturen (1. Halswirbel) 128
    9.3.2 Axisfrakturen (2. Halswirbel) 129
    9.3.3 Verletzungen der unteren HWS (C_3-C_7) 130
    9.3.4 HWS-Beschleunigungstrauma mit Weichteilschaden 131
9.4 Verletzungen der BWS und LWS 133
9.5 Rückenmarksverletzungen 135
    9.5.1 Traumatische Querschnittslähmungen 135
    9.5.2 Traumatische Bandscheibenschäden 138

10 Schultergürtel und Oberarm 141
10.1 Verletzung der Klavikula 141
    10.1.1 Verletzung des Sternoklavikulargelenkes 141
    10.1.2 Klavikulafraktur 142
    10.1.3 Verletzung des Akromioklavikulargelenkes
           (AC-Gelenk) 144
10.2 Fraktur des Schulterblatts (Skapulafraktur) 147
10.3 Schultergelenksluxation 149
10.4 Rotatorenmanschettenruptur 152
10.5 Verletzungen des Oberarmes 154
    10.5.1 Proximale Humerusfrakturen 154
    10.5.2 Humerusschaftfrakturen 158
    10.5.3 Distale Humerusfraktur 159
10.6 Ellenbogengelenksluxation 161

11 Unterarm- und Handverletzungen 165
11.1 Proximale Unterarmfrakturen 165
11.2 Unterarmschaftfrakturen 166
11.3 Distale Unterarmfrakturen 168

11.4 Frakturen und Sehnenverletzungen der Hand 173
    11.4.1 Frakturen der Handwurzel 173
    11.4.2 Frakturen der Mittelhandknochen 175
    11.4.3 Fingerfrakturen 176
    11.4.4 Ulnare Seitenbandverletzung 177
    11.4.5 Beugesehnenverletzungen der Hand 178
    11.4.6 Strecksehnenverletzungen der Hand 180
11.5 Amputationen im Bereich der Hand 181
11.6 Infektionen an der Hand 182
11.7 Pflegeschwerpunkte obere Extremitäten 184

12 Thoraxverletzungen 187
12.1 Verletzungen der Thoraxwand 187
    12.1.1 Rippenfrakturen 188
    12.1.2 Sternumfrakturen 190
12.2 Pulmonale Komplikationen nach Thoraxverletzungen 192
    12.2.1 Pneumo- und Hämatothorax 192
    12.2.2 Anlage und Versorgung von Thoraxdrainagen 195
    12.2.3 Verletzungen des Lungengewebes 198
    12.2.4 Sonstige Verletzungen der Atemwege 199
12.3 Herzverletzungen 200
12.4 Traumatisch bedingte Aortenverletzung 202
12.5 Zwerchfellruptur 203

13 Verletzungen des Abdomens 205
13.1 Ursachen und Entstehung des Abdominaltraumas 205
13.2 Diagnostik 206
13.3 Therapie intraabdomineller Verletzungen 208
    13.3.1 Milzrupturen 208
    13.3.2 Leberschäden nach Bauchtraumen 210
    13.3.3 Verletzungen der Bauchspeicheldrüse 213
    13.3.4 Magen-Darm-Trakt 215
13.4 Sonstige Verletzungen des Abdomens 216
13.5 Gravierende Komplikationen des Bauchtraumas 217

14 Verletzungen der Niere und der harnableitenden Wege ... 219
- 14.1 Nierenverletzungen ... 220
  - 14.1.1 Verletzungsmechanismen und Klassifikation ... 220
  - 14.1.2 Symptome bei traumatischen Nierenschäden ... 221
  - 14.1.3 Diagnostische Instrumentarien ... 221
  - 14.1.4 Therapie und Komplikationen von Nierenläsionen ... 221
- 14.2 Harnleiterläsionen ... 222
- 14.3 Harnblasenverletzungen ... 223
- 14.4 Pflegerische Aspekte bei Verletzungen der Harnwege ... 224

15 Beckenverletzungen ... 227
- 15.1 Aufbau und Funktion des Beckens ... 227
- 15.2 Beckenringverletzungen ... 228
  - 15.2.1 Einteilung der Beckenringverletzungen ... 228
  - 15.2.2 Klinik und Diagnostik ... 229
  - 15.2.3 Behandlung von Beckenringverletzungen ... 230
  - 15.2.4 Pflegeschwerpunkte ... 231
- 15.3 Acetabulumfrakturen ... 231
  - 15.3.1 Einteilung der Acetabulumfrakturen ... 232
  - 15.3.2 Klinik und Diagnostik ... 232
  - 15.3.3 Behandlungsstrategien bei der Acetabulumfraktur ... 233
  - 15.3.4 Pflegeschwerpunkte ... 234

16 Verletzungen der unteren Extremitäten ... 235
- 16.1 Verletzungen des Hüftgelenkes und des Oberschenkels ... 235
  - 16.1.1 Hüftgelenksluxation ... 236
  - 16.1.2 Hüftkopffrakturen ... 238
  - 16.1.3 Oberschenkelhalsfrakturen ... 240
  - 16.1.4 Per- bis subtrochantäre Oberschenkelfrakturen ... 248
  - 16.1.5 Oberschenkelschaftfrakturen ... 253
  - 16.1.6 Verletzungen des distalen Oberschenkelknochens ... 258
- 16.2 Kniegelenksverletzungen ... 261
  - 16.2.1 Luxation des Kniegelenkes ... 262
  - 16.2.2 Schäden am Kollateralbandapparat ... 264
  - 16.2.3 Meniskusschäden ... 266
  - 16.2.4 Kreuzbandläsionen ... 268

		16.2.5	Fraktur der Kniescheibe (Patellafraktur) 273

- 16.2.5 Fraktur der Kniescheibe (Patellafraktur) 273
- 16.2.6 Verrenkung der Kniescheibe (Patellaluxation) 275
- 16.2.7 Kniegelenksnahe Sehnenzerreißungen 276
- 16.3 Verletzungen am Unterschenkel 278
  - 16.3.1 Schienbeinkopffrakturen 279
  - 16.3.2 Unterschenkelschaftbrüche 281
  - 16.3.3 Distale Tibiafraktur (Pilonfraktur) 286
  - 16.3.4 Achillessehnenruptur 288
- 16.4 Verletzungen des oberen Sprunggelenkes 291
  - 16.4.1 Sprunggelenksfrakturen (Malleolarfrakturen) 291
  - 16.4.2 Bandverletzungen am oberen Sprunggelenk 295
- 16.5 Verletzungen des Fußes 297
  - 16.5.1 Verletzungen des Sprungbeins (Talusfrakturen) 297
  - 16.5.2 Fersenbeinverletzungen (Kalkaneusfrakturen) 299
  - 16.5.3 Mittelfußfrakturen 301
  - 16.5.4 Zehenfrakturen und -luxationen 303
- 16.6 Pflegeschwerpunkte untere Extremitäten 304

17 Polytrauma 307

- 17.1 Vom Unfallort in die Klinik 307
- 17.2 Stufenplan bei der Versorgung Polytraumatisierter 308
  - 17.2.1 Diagnostische Maßnahmen in der Klinik 308
  - 17.2.2 Hämorrhagischer Schock 309
  - 17.2.3 Behandlungsalgorithmen und Scoring-Systeme 310
  - 17.2.4 Operative Interventionen und Behandlungsverlauf 311
- 17.3 Hirntod und Organspende 314

18 Amputationen und Prothetik 317

- 18.1 Die therapeutische Amputation 318
- 18.2 Postoperativer Behandlungsverlauf 319
- 18.3 Prothetik 320
- 18.4 Komplikationen 322

Sachverzeichnis 323

Abkürzungsverzeichnis

AHB	Anschlussheilbehandlung
AIS	Abbreviated-Injury-Scale
a.p.	anterior-posterior
ASS	Acetylsalicylsäure
ATS	Antithrombosestrumpf
BGSW	Berufsgenossenschaftliche stationäre Weiterbehandlung
BWS	Brustwirbelsäule
CCT	Craniale Computertomographie
Charr	Charrière; Einheit für die Dicke von Kathetern, Nadeln, Tuben etc.
CK	Kreatinkinase
CK-MB	Kreatinkinase (Herzmuskeltyp)
CPM	Continuous passive motion
CT	Computertomographie
DCS	Dynamische Kondylenschraube
DHS	Dynamische Hüftschraube
DSA	Digitale Subtraktionsangiographie
EAP	Erweiterte ambulante Physiotherapie
EEG	Elektroenzephalogramm
EKG	Elektrokardiogramm
EMG	Elektromyelographie
GCS	Glasgow-Coma-Scale
HBDH	Hydroxybutyrat-Dehydrogenase
HEP	Hüftkopfendoprothese
HIB	Hämophilus influencae Serotyp B
HIT	Heparininduzierte Thrombozytopenie
HNO	Hals-Nasen-Ohren
HWS	Halswirbelsäule

ICR	Intercostalraum
ISG	Ileosakralgelenk
ISS	Injury-Severity-Scale
KOF	Körperoberfläche
LDH	Laktatdehydrogenase
LWS	Lendenwirbelsäule
MKG	Mund-Kiefer-Gesicht
MRT	Magnetresonanztomographie
MOV	Multiorganversagen
MTA	Medizinisch-technische(r) Assistent(in)
N	Newton
NMH	Niedermolekulares Heparin
NNH	Nasennebenhöhle
OHS	Osteohüftschraube
OPSI	Overwhelming postsplenectomy infection
PEEP	Positiver endexpiratorischer Druck
PNF	Proximaler Femurnagel
PTS	Poytraumaschlüssel
PTT	Partielle Thromboplastinzeit
RTS	Revised-Trauma-Score
SHT	Schädel-Hirn-Trauma
TEP	Totalendoprothese
ZNS	Zentrales Nervensystem
ZVD	Zentraler Venendruck
ZVK	Zentraler Venenkatheter

1 Einführung in das unfallchirurgische Fachgebiet

Im Leben mit seiner Umwelt kämpft der Mensch seit jeher mit Gefahren, die sein Leben bedrohen. In Abhängigkeit vom Ausmaß der Gewalteinwirkung von außen stellen sich körperliche Schädigungen ein. Seit Menschengedenken sind Auseinandersetzungen mit Artgenossen, Tieren oder Unfälle im Alltagsleben bekannt. Damit rückt auch die Behandlung entstandener Schädigungen in den Vordergrund des Interesses.

Nicht immer wurden Verletzungen durch Ärzte versorgt. Im alten Griechenland waren es z. B. Naturheilkundler, Philosophen, etc., die sich mit medizinischen Fragen und Grundlagen beschäftigten. Im Mittelalter und mit Aufkommen der Kriegskunst in Form von Schusswaffen und Kanonengeschossen wurde die Wundversorgung durch Feldschere und Barbiere vorgenommen. Hinweise für die Behandlung von Schusswunden sind bereits detailliert im Hauptwerk von *Guy de Chauliac* (Ende 13. Jh. bis 1367/70; päpstlicher Leibarzt zu Avignon), mit dem Titel „Chirurgia magna", zu finden. Überlegungen zum Gliedmaßenersatz stellte der französische Chirurg *Ambroise Paré* (1510–1590) an, der in einem Kapitel zur Kriegschirurgie erstmals ausführlich Prothesen und orthopädische Apparate beschrieb.

Mit zunehmender Zahl der Verletzungen wurde die Versorgung der Hilfsbedürftigen intensiviert. In den bestehenden Ordenshäusern gab es Frauen, die sich schließlich überwiegend mit der Pflege Kranker beschäftigten. Mit der Entwicklung der Krankenhäuser übten sie ihre Tätigkeiten auch dort aus und wurden schließlich im letzten Jahrhundert weitestgehend durch staatlich examinierte Krankenschwestern ersetzt.

1.1 Unfallbegriff und Unfallursachen

Was versteht man unter einem Unfall?

Ein Unfall ist zumeist ein unvorhergesehenes, plötzliches und von außen einwirkendes Ereignis, das zu einem körperlichen und/oder psychischen Schaden beim Verletzten führt. Je nach Stärke einer Gewalteinwirkung sind oberflächliche Verletzungen bis hin zu solchen mit Todesfolge möglich.

In der so genannten Unfall- und Sicherheitsforschung werden Unfallursachen ermittelt und präventive Leitlinien erarbeitet. Hierzu sind Kooperationen in technischen, medizinischen, ökonomischen und soziologischen Einrichtungen erforderlich.

Unfallursachen lassen sich wie folgt einteilen:
- Menschliches Versagen bei der Bedienung von technischen Einrichtungen und Verkehrsmitteln sowie menschliches Fehlverhalten generell, hervorgerufen durch physische, psychische und emotionale Einflüsse
- Technische Mängel von Arbeits- oder Verkehrsmitteln
- Eine Kombination aus den beiden oben genannten Aspekten.

1.2 Unfallchirurgie

Seit dem 19. Jahrhundert kommt es im Bereich der Medizin v.a. durch einen enormen Wissenszuwachs zu einer Spezialisierung in immer neue Fachgebiete. Im Rahmen dieser Entwicklung ist auch der Bereich der Unfallchirurgie bzw. Traumatologie entstanden. Er beschäftigt sich im Wesentlichen mit der Erforschung und Behandlung von Unfallverletzungen (Traumata), deren Folgen sowie der anschließenden Rehabilitation des Verunfallten.

1.2.1 Bedeutung des Unfalls in unserer Gesellschaft

Jedes Jahr werden nach neuesten statistischen Untersuchungen privat oder beruflich ca. 4–5 Millionen Menschen verletzt. Nahezu alle Altersklassen sind mehr oder weniger stark betroffen. 1998 sind ca. 20.000 Menschen an ihren Unfallfolgen verstorben.

Zuständig für die Vergütung erbrachter Leistungen sind in Abhängigkeit davon, ob es sich um einen privaten Unfall oder Arbeits- bzw. Wegeunfälle handelt, die
- gesetzliche oder die private Krankenversicherung bzw. die
- gesetzliche Unfallversicherung (109 Träger; Berufsgenossenschaften und Unfallkassen).

1.2.2 Unfallorte

Bei der Betrachtung der Unfallentstehung und der Unfallorte lassen sich im Wesentlichen sechs Hauptgruppen, sortiert nach der Bedeutung der Unfallschwere, abgrenzen:

Tab. 1–1 Todesunfallstatistik des Statistischen Bundesamtes (absolut nach Unfallkategorien, Geschlecht und Altersklassen in Deutschland)

Unfalltote	1980	1988	1994	1995	1996	1997	1998
Arbeitsunfall	1 497	1 028	862	828	779	694	634
Schulunfall	9	1	7	3	8	18	17
Verkehrsunfall	15 207	10 487	9 896	9 465	8 822	8 608	7 803
Häuslicher Unfall	10 286	8 407	6 854	6 728	6 891	6 625	5 588
Sport-/Spielunfall	571	363	389	340	284	326	187
Sonstiger Unfall	6 836	6 594	7 114	6 554	6 765	6 211	5 444
Gesamtunfalltote	34 406	26 880	25 122	23 818	23 549	22 482	19 673

- Verkehrsunfälle
- Häusliche Unfälle
- Sonstige Unfälle
- Arbeitsunfälle
- Sport-, Spielunfälle
- Schulunfälle.

Werden die Gruppen im Einzelnen betrachtet, so treten im Straßenverkehr die meisten Unfalltoten auf, dicht gefolgt vom Hausbereich. Dabei ist der Verkehrsunfall, was die Häufigkeit angeht, der Unfall mit der geringsten Prozentzahl: er beträgt nur ca. 6 % der Gesamtanzahl. Die geringsten Todesfolgen sind bei Freizeit- und Schulunfällen zu verzeichnen. Eine deutliche Abnahme der Unfalltoten bei der Arbeit ist wohl auf präventive und arbeitstechnische Verbesserungen zurückzuführen (Tab. 1–1).

1.2.3 Verletzungsarten

Verletzungsart und -schwere sind abhängig von Art, Intensität und Einwirkdauer eines von außen auf den menschlichen Körper treffenden Gegenstandes oder einer Noxe. Es können oberflächliche Schädigungen bis hin zu ausgedehnten multiplen Organverletzungen mit Todesfolge auftreten. Am häufigsten sind Bagatellschäden mit nur geringfügiger Hautverletzung (offen oder geschlossen) anzutreffen. Bei Zunahme der Gewalteinwirkung kann es zu Verrenkungen einzelner Gelenke oder knöchernen Verletzungen kommen. Stumpfe Gegenstände, die auf Thorax und Abdomen einwirken können leichte oder schwere Organschäden verursachen.

Bei schweren Verkehrsunfällen und eingeklemmten Personen auch am Arbeitsplatz, kann ein partieller oder auch kompletter Extremitätenverlust drohen. Hochgradige Schädigungen der Haut durch Strom- bzw. Brandunfälle machen häufig eine Behandlung in speziell ausgerichteten Fachabteilungen (Verbrennungsabteilungen) erforderlich. Diese sind zumeist berufsgenossenschaftlichen oder Uni-Kliniken angegliedert. Polytraumatisierte mit multiplen Organverletzungen haben durch Fortschritte auf dem Gebiet der Intensivmedizin zwar bessere Überlebenschancen, jedoch versterben die Unfallverletzten nach anfänglicher Stabilisierung häufig in Folge eines Multiorganversagens (s. Kap. 17, S. 310).

Die Verletzungsarten können zusammenfassend eingeteilt werden in:
- Weichteilschäden (Wunden, Strommarken, Brandverletzungen, Säure- und Laugenverletzungen, etc.)
- Frakturen und Gelenkluxationen
- Extremitätenverlust
- Polytrauma bis hin zur Todesfolge.

In Abhängigkeit von der Verletzungsschwere erfolgt die Versorgung der Verletzungen entweder ambulant oder stationär. Mitunter ist wie oben beschrieben der Einsatz sämtlicher intensivmedizinischer Möglichkeiten erforderlich.

1.3 Abgrenzung Arbeitsunfall – Freizeitunfall

Unfälle werden auch und vor allem aus abrechnungstechnischen Gesichtspunkten in zwei Kategorien eingeteilt. Zu den Arbeitsunfällen zählen Schädigungen durch entgeltliche Arbeit Erwachsener, Schul- und Kindergartenunfälle sowie einige Sonderfälle. Kostenträger ist hier die gesetzliche Unfallversicherung mit ihren zurzeit 35 gewerblichen, 20 landwirtschaftlichen Berufsgenossenschaften und 54 öffentlichen Unfallversicherungsträgern (Unfallkassen).

Zu den Aufgaben der Träger der gesetzlichen Unfallversicherung gehören:
- Verhütung von Unfällen (Prävention und Arbeitsschutzmaßnahmen)
- Kostenübernahme unverzüglich nach Arbeitsunfällen sowie bei Berufserkrankungen
- Berufshilfen für Unfallverletzte (Umschulung, Wiedereingliederung in den alten Beruf)
- Entschädigungszahlungen nach Verletzungsgrad.

Zu den Versicherungsfällen zählen Verletzungen im Umgang mit dem Arbeitsgerät und auch Wegeunfälle und Berufskrankheiten (Berufskrankheitenverordnung BKV).

Der überragende Anteil privater Unfälle entfällt auf Verletzungen in der Freizeit. Hinzu kommen auch Verletzungen in Folge von Unterbrechungen der Arbeitszeit zu eigennützigen unversicherten Tätigkeiten. Kostenträger sind hier die Krankenkassen (gesetzlich/privat) oder das Sozialamt.

1.3.1 Behandlung von Arbeitsunfällen

In der Regel erfolgt der Behandlungsbeginn nach Arbeitsunfällen in Abhängigkeit von der Verletzungsschwere in:
- D-Arzt-Praxen oder
- im Krankenhaus (chirurgische bzw. unfallchirurgische Abteilungen).

Ausnahmen stellen Verletzungen von HNO-Bereich sowie der Augen dar. In diesen Fällen können die Fachärzte die Behandlung unverzüglich einleiten mit entsprechender Mitteilung an die Berufsgenossenschaft. Auch bei Einleitung einer Behandlung beim Chirurgen oder Orthopäden besteht keine Vorstellungspflicht beim D-Arzt.

1.3.2 BG-Kliniken

In Deutschland gibt es spezielle Kliniken der gesetzlichen Unfallversicherung, die so genannten „Berufsgenossenschaftlichen Kliniken" (BG-Kliniken). Die Verunfallten werden entweder nach erfolgter Primärversorgung in diese Kliniken verlegt oder sofort bei schwersten Verletzungen in die BG-Klinik gebracht.

Folgende Schwerpunkte können abgegrenzt werden:
- Polytraumata mit schwersten Organverletzungen oder Schädigungen des Stützapparates
- Schwerste Brandverletzungen und Stromunfälle
- Stationäre Rehabilitation nach Arbeitsunfällen.

1.4 Rehabilitationsmaßnahmen

Nach der Versorgung von Unfallverletzungen erfolgt bereits während des stationären Aufenthaltes eine intensive krankengymnastische Übungsbehandlung. Anschließend muss durch weiterführende Maßnahmen, angepasst an die Verletzungsschwere eine adäquate Nachbetreuung erfolgen. Das Hauptziel der Rehabili-

tation ist die berufliche und soziale Reintegration des Verunfallten. Dabei stehen verschiedene Möglichkeiten zur Verfügung:
- *Ambulante Krankengymnastik* (insbesondere bei jüngeren Patienten)
  - klassische Physiotherapie
  - erweiterte ambulante Physiotherapie (EAP) nach Arbeits- und Freizeitunfällen
- *Stationäre Rehabilitationsmaßnahmen*
  - Anschlussheilbehandlung (AHB) nach stationärer Primärversorgung von Freizeitunfällen
  - Berufsgenossenschaftliche stationäre Weiterbehandlung (BGSW) in BG-Kliniken oder BG-Sonderstationen nach Arbeits- und Wegeunfällen.

A
Grundlagen der Unfallchirurgie/ Traumatologie

2 Wundbegriff und Wundbehandlung

2.1 Wunddefinition

Wunden sind Gewebeschäden, die durch äußere Gewalteinwirkung hervorgerufen werden. Diese müssen nicht immer mit einer Verletzung der Oberhaut (Epidermis) einhergehen. Ist sie intakt, so handelt es sich um geschlossene Wunden. Wesentlich häufiger sind Hautverletzungen begleitet von tief greifenden Gewebeschäden, Organverletzungen sowie knöchernen Beteiligungen (Tab. 2–1).

Tab. 2–1   Einteilung der Wunden in geschlossene und offene Wunden

Offene Wunden	Geschlossene Wunden
Oberflächliche Hautverletzungen Schürfungen Hautablederungen (Décollement) Oberflächliche Schnittverletzungen Kratzwunden	Gemeint sind Verletzungen ohne perforierende Hautläsionen Quetschverletzungen (Kontusionen), Schlag- und Scherkräfte (Prellungen)
Tiefgreifende Haut und Gewebeverletzungen Risswunden Tiefe Schnittwunden mit Muskel- und Sehnenverletzungen Stichwunden Pfählungsverletzungen	Es resultieren: Stumpfe Traumata von Thorax und Abdomen mit Rippenfrakturen oder Organschäden Knochenbrüche generell ohne Hautdurchspießung
Spezielle Wunden Schussverletzungen auch mit Knochenbeteiligung („Schussbruch") Bissverletzungen (Schlangenbiss, Insektenstich,…) Brandwunden Iatrogene Wunden	

2.2 Wundentstehung und Einteilung

In Abhängigkeit vom schädigenden Agens lassen sich Wunden fünf Hauptgruppen zuteilen:
- Mechanische Wunden
- Chemische Wunden
- Thermische Wunden
- Strahlenbedingte (aktinische) Wunden
- Iatrogene Wunden.

2.2.1 Mechanische Wunden

Mechanische Wunden sind sicher die Gruppe mit den meisten Verletzungstypen. Sie entstehen vornehmlich durch auf den Körper eintreffende äußere Gewalteinwirkungen. Dabei lassen sich verschiedenste Entitäten abgrenzen, z. B. Stiche, Schläge, Schnitte aber auch Druck- und Scherkräfte sowie Schüsse und Bisse. Die wesentlichen Charakteristika werden im Folgenden dargestellt:

Schürfwunden sind oberflächliche Hautverletzungen mit Eröffnung der Lederhaut, wobei punktförmige Blutungen auftreten.

Stichwunden; zumeist kleiner Wunddurchmesser in der Haut mit glatten Wundrändern. Die Tiefenausdehnung kann mit Hilfe einer Sonde festgestellt werden.

Schnittwunden sind durch glatte Wundränder gekennzeichnet, die nach Auftreffen eines scharfen Gegenstandes auf die Haut entstehen. Die Tiefenausdehnung kann bei zumeist guter Wundadaptation leicht unterschätzt werden. Immer muss an tief greifende Organ-, Muskel-, Sehnen-, Nerven- und Gefäßverletzungen gedacht werden.

Platzwunden entstehen durch eine punktuell auftreffende Gewalteinwirkung mit Unterbrechung der Kontinuität der Haut (sog. „Aufplatzen" des Zentrums der Gewalt). Charakteristisch sind oft zerfetztrandige Wunden.

Ablederungswunden (Décollement) treten wie bei Schürfungen durch tangential einwirkende Kräfte auf, wobei größere Hautareale von tiefer gelegenen Strukturen, z. B. Faszien, abgeschoben werden können.

Risswunden werden oft durch scharfe und spitze Gegenstände hervorgerufen. Je nach Ausdehnung oder Verletzung können starke Blutungen auftreten. Die Wundränder sind fast immer zerfetzt.

Quetschwunden haben ihren Ursprung zumeist nach Einklemmen von Gewebeschichten zwischen zwei festen Gegenständen. Der Gewebeschaden ist oft größer als die sichtbare Hautverletzung. Wundtaschen bergen die Gefahr von Infektionen (Keimbesiedlung mit Anaerobiern) in sich, z. B. Tetanus und Gasbrand.

Kratzwunden werden in der Regel durch Tiere zugefügt. Die Eindringtiefe kann ebenfalls recht unterschiedlich sein. Durch Schmutzpartikel, die tief in die Haut vordringen können besteht eine erhebliche Infektionsgefahr.

Bisswunden können sowohl durch den Menschen als auch durch Tiere hervorgerufen sein und sind immer potenziell infektgefährdet. Bei Tierbissen sollte immer auch an eine Tollwutinfektion gedacht werden.

Schusswunden können in drei verschiedene Arten unterteilt werden mit recht unterschiedlicher Prognose:
- Streifschüsse
- Steckschüsse mit Knochen und Organverletzungen
- Durchschüsse (Einschussstelle kleiner als Ausschussloch!).

2.2.2 Chemische Wunden

Chemische Wunden der Haut entstehen durch die Einwirkung von Chemikalien. Dabei lassen sich im Wesentlichen Säuren- und Laugenschäden voneinander abgrenzen. Während Säuren Hautdefekte im Sinne von Verätzungen produzieren, entstehen bei Laugen ödematöse Verquellungen (Kolliquationsnekrosen) unterschiedlicher Größen- und Tiefenausdehnung.

2.2.3 Thermische Wunden

Thermische Wunden entstehen in der Regel durch extreme Temperatureinflüsse. Sie treten nicht nur bei besonderen Witterungslagen, sondern auch durch Extremsituationen am Arbeitsplatz auf (Hochöfen, Kühlkammern, Laboreinrichtungen), wo arbeitstechnische Schutzmaßnahmen unzureichend umgesetzt werden oder der Leichtsinn des Arbeiters Verletzungen entstehen lässt.

Folgende Einteilung erscheint sinnvoll:
- Verbrennungen; Sonderform Sonnenbrand (→ trockene Hitze)
- Verbrühungen; Einwirken heißer Flüssigkeiten (Tee, Kaffee)
- Erfrierungen mit Entstehung von „Frostbeulen"; Körperanhänge sowie periphere Anteile der Extremitäten sind durch eine Zentralisierung des Kreislaufsystems zuerst betroffen.

2.2.4 Strahlenbedingte (aktinische) Wunden

Strahlenschäden können auf unterschiedlichen Wegen entstehen. Unter dem Aspekt des „Ozonlochs" wurde in den vergangenen Jahren gehäuft die schädliche Sonneneinwirkung angesprochen. Über einen längeren Zeitraum kann eine unangemessene Strahlenexposition Hautschäden verursachen. Es entstehen Hyperpigmentationen der Haut bis hin zu bösartigen (malignen) Hauttumoren. Bei entsprechenden Schutzmaßnahmen und Einschränkung auf eine empfohlene zeitliche und gestaffelte Einwirkung, lassen sich viele dieser Nebenwirkungen zumindest reduzieren.

Auf der anderen Seite muss die große Gruppe der medizinisch notwendigen Strahlenexpositionen in der Nuklearmedizin erwähnt werden. Zum Konzept einer modernen Tumorbehandlung ist oft eine Strahlentherapie nicht mehr wegzudenken. Einerseits hat sie einen therapeutischen Effekt bei der Tumorreduktion, andererseits sind jedoch bestimmte Nebenwirkungen unausweichlich. Die Haut leidet darunter, Haare können ausfallen, unerwünschte Hautpigmentierungen und auch sekundäre strahlenbedingte Schäden können entstehen. Dazu gehören chronische bzw. schlecht heilende Ulzera oder strahlenbedingte Darmstenosen.

2.2.5 Iatrogene Wunden

Dieser Wundtyp wird in der Regel vom Chirurgen gezielt angelegt und bedarf im bewusstseinsklaren Zustand unbedingt der Zustimmung des Patienten. In einem Aufklärungsgespräch wird eine Risikoabschätzung vorgenommen und Details zum operativen Verfahren besprochen. Da saubere Schnitte unter strengen hygienischen Kautelen angelegt werden, treten Wundheilungsstörungen bzw. Infektionen wesentlich seltener auf als bei Wunden, die durch verschmutzte Gegenstände in Folge einer Gewalteinwirkung von außen hervorgerufen werden.

2.3 Prinzipien der Wundheilung

Der menschliche Körper ist in der Lage Wunden durch reparative Prozesse zur Ausheilung zu bringen. Je nach Verletzungsausmaß bzw. Tiefe der Hautverletzung ist eine komplette Ausheilung (Restitutio ad integrum) oder eine Defektheilung mit Narbenbildung möglich.

Eine Ausheilung mit nur geringer Bindegewebsneubildung bezeichnet man auch als *primäre Wundheilung*. Die Wundränder sind gut aneinander gelegt (adaptiert), so dass eine schnelle Überbrückung und Verflechtung des defekten Wundareals erfolgen kann. Klaffende Wunden bedürfen zumeist einer intensiven Wundrevision (Débridement) und heilen mit Narbenbildung aus. Dies wird auch unter dem Begriff der *sekundären Wundheilung* zusammengefasst.

2.3.1 Phasen der Wundheilung

Der Ablauf der Wundheilung kann in drei verschiedene Phasen unterteilt werden und ist abhängig von der Art der Schädigung sowie einer möglichen Keimbesiedlung:

Exsudationsphase (ca. 4 Tage)

Der Wundgrund wird durch Blut und Lymphflüssigkeit aufgefüllt. Eine Verklumpung der Blutplättchen (Thrombozyten) stoppt neben einer Gefäßzusammenziehung die entstandene Blutung. Daneben kommt es zur Aktivierung der Gerinnungskaskade mit Fibrinbildung. Die Gefäßwände werden durchlässig für Gewebemakrophagen, die Zelltrümmer und Abbauprodukte durch Phagozytose vernichten bzw. abtransportieren.

Proliferationsphase (ca. 10 Tage)

Vom Wundrand her treten neue Gefäßkapillaren in den Wundgrund ein und leiten erste regenerative Maßnahmen ein. Die Zellneubildung wird durch wichtige Nährstoffe angeregt. Bindegewebszellen bilden Vorstufen des Kollagens, was eine Schrumpfung der Wunde bewirkt. Wichtige Mediatoren sind auch Spurenelemente und Vitamin C. Die frühe Form des neu entstehenden Bindegewebes wird auch *Granulationsgewebe* genannt.

Regenerationsphase (mehrere Wochen)

Es erfolgt eine weitere Vernetzung des entstandenen Kollagengewebes, so dass eine Narbe entsteht, die zunächst eine rötliche Farbe hat. Bei ausreichender Festigkeit kann nach ca. 2 Wochen das Klammer- bzw. Nahtmaterial entfernt werden. Die maximale Festigkeit der Narbe wird unter deutlichem Abblassen nach ca. 2–3 Monaten erreicht.

Die einzelnen Phasen der Wundheilung sind nicht scharf voneinander abgrenzbar, sondern gehen fließend ineinander über.

2.3.2 Beeinflussung der Wundheilung

Der oben beschriebene physiologische Ablauf der Wundheilung kann durch verschiedenste lokale und systemische Faktoren gestört sein. Bakterielle Infektionen

Tab. 2-2 Lokale und systemische Faktoren, die den Ablauf der Wundheilung beeinflussen

Lokale Faktoren	Systemische Faktoren
Defektwunden mit zerfetzten Wundrändern und Taschenbildung	Alter
Stark verschmutzte Wunden	Konsumierende Erkrankungen (Tumoren, Stoffwechselkrankheiten)
Lokale Einwirkung von Chemikalien (Säuren, Laugen)	Ernährungsbedingte Eiweißdefizite
Ausbildung von Nekrosen mit Verbindung des Sekretabflusses und sekundärer Infektion	Störungen der Gerinnungskaskade durch Enzymdefekte, Faktormangel und Leberfunktionsstörungen
Durchblutungsstörungen durch Druckschädigung	Exogene Faktoren (Alkoholabusus, Rauchen)
Unzureichendes Wunddébridement mit verbliebenen Fremdkörpern	Medikamentös bedingte Beeinträchtigung durch Glukokortikoide und Immunsuppressiva
Unzureichende Ruhigstellung des verletzten Körperbereiches	Vitaminmangelerscheinungen
Ödeme und Blutergüsse (Hämatome) im Wundbereich	

und ein Überschuss von Entzündungsmediatoren beeinflussen die Gefäßeinsprossung sowie die regelrechte Aktivierung des Gerinnungssystems.

Größere Defektwunden begünstigen durch Taschenbildung und zerfetzte Wundränder eine bakterielle Besiedlung, und damit wird oft der Beginn entzündlicher Veränderungen eingeleitet. Verschließt sich die Wundöffnung zu schnell, dann kann eine persistierende Entzündung zu chronischen Wundheilungsstörungen führen. Diese gehen nicht selten mit Fistelungen einher.

Die Tabelle 2-2 stellt lokale und systemische Faktoren heraus, die den Ablauf der Wundheilung beeinflussen.

2.3.3 Wundinfektionen

Ausgedehnte Defektwunden aber auch solche mit kleiner Hautöffnung und großer Tiefenausdehnung (Stichverletzungen) begünstigen die Entstehung von Infektionen. Mit dem Verschmutzungsgrad der Wunde steigt auch die Infektionsgefahr. Zu den charakteristischen Merkmalen entzündlicher Veränderungen zählen:

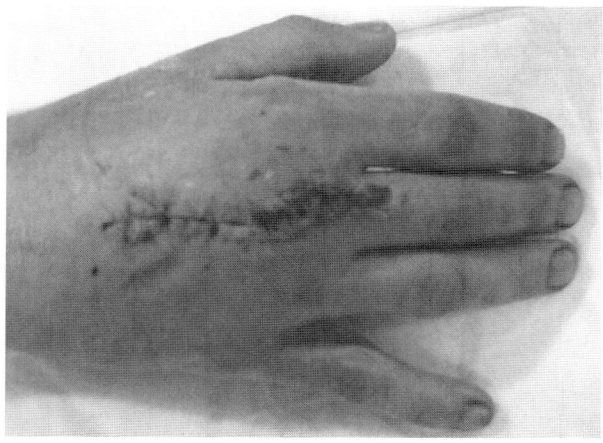

Abb. 2-1
Massive Schwellung am Handrücken bei Vorliegen einer Handphlegmone. Zustand nach mehrfachen Revisionen

- Rötung (Rubor)
- Schmerz (Dolor)
- Überwärmung (Calor)
- Schwellung (Tumor)
- Funktionseinschränkung (Functio laesa).

In der Regel sind aerobe und anaerobe Bakterienarten für eine ganze Reihe von Entzündungen verantwortlich. So können lokal in Wundnähe auftretende Abzedierungen (Eiteransammlungen) Entlastungsschnitte notwendig machen. Eine kontinuierliche Erregerausbreitung in den Gewebespalten kann phlegmonöse Entzündungen hervorrufen, die häufig durch Ruhigstellung und Antibiotikatherapie behandelt werden müssen (Abb. 2-1). Eine Sonderform der Phlegmone ist das so genannte „Erysipel" (Wundrose), das oft durch banale Defektzonen bzw. Infekte im Bereich der Körperperipherie (z. B. Zehen) entsteht. In diesen Fällen ist eine hoch dosierte intravenöse Antibiotikatherapie notwendig.

2.4 Wundversorgung

Vor der Versorgung einer Wunde muss geklärt werden, ob sie primär verschlossen werden kann oder eine offene Wundbehandlung angestrebt werden soll. Die Entscheidung liegt beim Arzt, der die Wunde in Abhängigkeit vom Unfallmechanismus und vom Verschmutzungsgrad beurteilt.

Wann kann die Wunde primär verschlossen werden?
- Wenn glatte Wundränder vorliegen. Die Wunde ist in den zurückliegenden 6–8 Stunden entstanden und ist kaum verschmutzt. Eine frühzeitige und sachgerechte Wundabdeckung durch einen sterilen Verband wäre wünschenswert.
- Bei Rissverletzungen mit z. T. frei liegenden Sehnen und knöchernen Anteilen. Häufig ist ein ausgedehntes Débridement und eine plastische Deckung unter Antibiotikaschutz erforderlich.
- Bei operativ unter strengen hygienischen Kautelen angelegte Wunden. Sie stellen nach der Naht die besten Voraussetzungen für eine primäre Wundheilung dar.

Eine sekundäre Wundbehandlung, entweder offen oder durch Einlage von Ablaufdrainagen, empfiehlt sich bei Wunden mit ausgedehnter Taschenbildung, hohem Verschmutzungsgrad, Defektwunden nach Brand- und Stromunfällen sowie Bisswunden jeglicher Art. Wunden die frühzeitig verschlossen werden bergen die Gefahr einer ausgedehnten Entzündung.

2.4.1 Erstversorgung einer Wunde am Unfallort

Die Wundversorgung am Unfallort ist zumeist sehr begrenzt. Eine Wunde sollte zur Vermeidung von Verunreinigungen und Verhinderung von Infektionen sachgerecht verbunden werden. Dies erfolgt am Unfallort durch einen Laien-Ersthelfer, Rettungssanitäter oder einen Arzt.

Bei der Anlage des Verbandes wird die Wunde zunächst mit sterilen Wundauflagen abgedeckt. Ein direkter Kontakt der Wunde mit den Händen des Ersthelfers muss dabei unbedingt vermieden werden. Starke Blutungen bedürfen eines Druckverbandes, um lebensbedrohliche Kreislaufeinbrüche zu verhindern. Dies kann z. B. durch die Einlage eines Mullpäckchens in den Verband erreicht werden. Das Abbinden einer Extremität ist Ausnahmefällen vorbehalten. Die Gefahr der Entstehung weiterer Gefäß- und Nervenschäden ist deutlich erhöht. Zur besseren Druckverteilung eignet sich besonders die Verwendung einer Blutdruckmanschette.

2.4.2 Wundversorgung im Krankenhaus

Nach Ermittlung des Unfallzeitpunktes und des Unfallherganges beginnt die eigentliche Wundversorgung durch den behandelnden Arzt unter Assistenz einer Pflegekraft.

 Die Pflegekraft richtet die benötigten Materialien her und bereitet einen sterilen Tisch vor (Abb. 2–2). Was gehört unbedingt dazu?

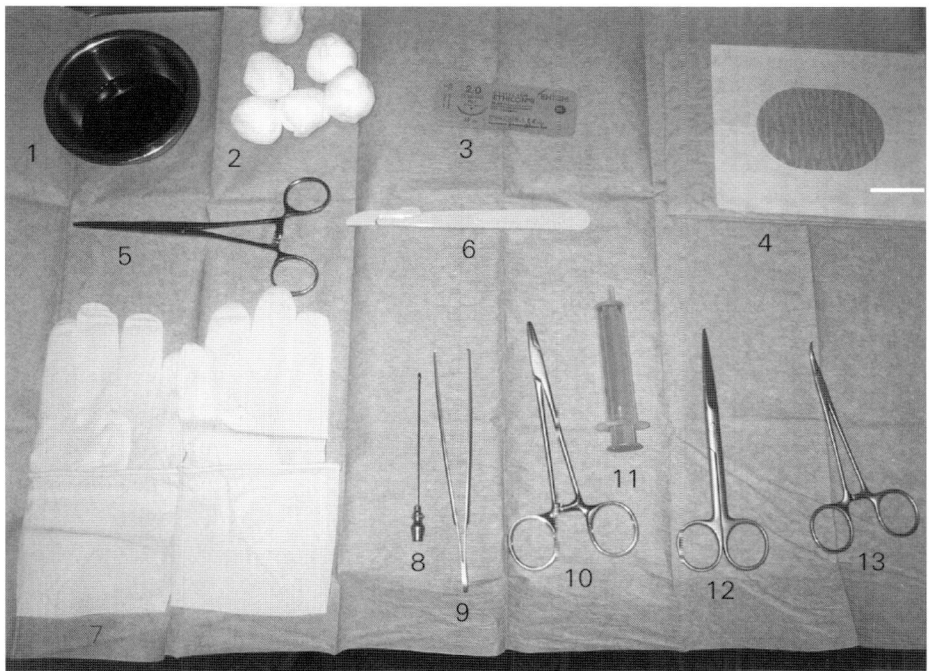

Abb. 2–2 Bereitstellung von sterilem Instrumentarium vor einer anstehenden Wundversorgung
1 Töpfchen mit Braunol-Lösung (Desinfektionsmittel)
2 Tupfer
3 Nahtmaterial
4 Steriles Lochtuch
5 Kocher-Klemme
6 Skalpell
7 Sterile Handschuhe
8 Knopfkanüle
9 Chirurgische Pinzette
10 Nadelhalter
11 Sterile Einmalspritze (10 ml)
12 Fadenschere
13 Kleines gebogenes Klemmchen

- Händedesinfektionsmittel und sterile Handschuhe
- Hautdesinfektionsmittel (Braunol-Lsg., Wasserstoffperoxid, etc.)
- Wasserdichte Unterlagen als Bettschutz
- Sterile Tücher oder Schlitztücher, Tuchklemmen
- Sterile Klemmen, Tupfer, Kochsalz- oder Ringerlösung
- Sterile Abwurfschale
- Sterile Einwegspritze zur Wundausspülung
- Sterile Einwegspritze für Lokalanästhesie
- Sterile Kanülen

- Chirurgische Pinzetten, Skalpell(e), ggf. scharfe Löffel, Wundhaken, steriler Nadelhalter, Nahtmaterial
- Sterile Kompressen als Wundabdeckung, elastische und halbelastische Binden oder Wundpflaster (evtl. transparent zur Wundbeobachtung).

Vor Beginn der Wundversorgung sollte geklärt werden, ob Allergien bestehen, z. B. gegen Pflaster oder Iod. Eventuell muss auf Ersatzstoffe zurückgegriffen werden. Des Weiteren ist eine Information des Patienten über die bevorstehenden Maßnahmen unerlässlich, um überzogene Ängste und ruckartige Bewegungen des Verunfallten zu vermeiden.

Es erfolgt eine Händedesinfektion des Arztes und ggf. der assistierenden Pflegekraft, falls Hilfe bei der Wundversorgung vonnöten ist. Die Fenster des Behandlungsraumes sollten geschlossen werden, damit die Wunde nicht mit zirkulierenden Luftkeimen kontaminiert wird.

Nach Lagerung des Verunfallten wird der Erstverband unmittelbar vor der Wundversorgung mit keimarmen Handschuhen abgenommen, damit eine weitere Verunreinigung der Wunde verhindert wird. Das Wundgebiet wird dann, falls erforderlich, rasiert. Bei großen Wunden ziehen nach Abschluss der Vorbereitungen Arzt und Pflegekraft sterile Handschuhe an, und die Wunde wird nach erfolgter Desinfektion genauestens inspiziert. Zur Beurteilung von Wundtiefe und Begleitverletzungen ist häufig zunächst die Infiltration eines Lokalanästhetikums erforderlich. Setzt die Wirkung des Lokalanästhetikums ein, spült der Arzt die Wunde und reinigt sie mit Hilfe einer sterilen Pinzette sowie Tupfern und Kompressen. Bei oberflächlichen Wunden kann unverzüglich zum Wundverschluss mit entsprechendem Nahtmaterial übergegangen werden. Sind tiefere Strukturen (Sehnen, Nerven, Bänder, Gefäße) verletzt, so ist die weitere Wundversorgung eventuell im Operationssaal durchzuführen.

Kann eine Wundversorgung in der Ambulanz vorgenommen werden, so müssen häufig zerfetzte Wundränder mit Pinzette und Skalpell geglättet bzw. revidiert werden. Nach erneuter Reinigung des Wundgrundes erfolgt dann der Wundverschluss durch Naht. Bei Wundtaschen wird zuvor eine Ablaufdrainage eingelegt. Abschließend wird ein Wundpflaster oder ein steriler Verband aufgelegt.

Während der gesamten Behandlung hat die Pflegekraft die Aufgabe, dem Arzt benötigte Instrumente oder Materialien anzureichen und jederzeit eine Übersicht über das Behandlungsfeld zu gewährleisten (z. B. Halten von Wundhaken!). Genauso wichtig ist jedoch auch die Beobachtung und Einschätzung der körperlichen und psychischen Situation des Verunfallten. Alleinige Gespräche zwischen Arzt und Schwester können den Patienten verunsichern. Er fühlt sich übergangen, und Ängste können unbedachte Handlungen hervorrufen. Daher sollte die Pflegekraft den Patienten immer wieder ins Gespräch einbeziehen und ihn über die weiteren Schritte informieren.

Zusammenfassend stellt sich die *operative Wundversorgung* wie folgt dar:
- Reinigung und Rasur des Wundgebietes
- Ausreichende Desinfektion unter Beachtung der Einwirkzeit
- Anästhesie von Wundrand und Wundgrund
- Ggf. Wundrandrevision mit Ausschneidung zerfetzter Wundränder
- Wundverschluss durch Naht, Klammernaht und ggf. Steristrips oder Histoacryl-Kleber
- Sterile Wundauflage und Verband, Pflaster.

2.4.3 Offene Wundbehandlung

Von einer offenen Wundbehandlung wird gesprochen, wenn ein Wundverschluss auf Grund geringer Wundtiefe nicht erforderlich ist oder ein Weichteilinfekt durch Kontamination bzw. Taschenbildung des Wundgrundes droht.

Welche Wundtypen werden in der Regel offen bzw. ohne Naht behandelt?
- Großflächige Verletzungen (z. B. nach Verbrennungen, Defektwunden, etc.)
- Stich-, Schuss- und Bissverletzungen
- Alte und verschmutzte Wunden (i.d.R. > 6–8 Stunden)
- Oberflächliche Schürfungen.

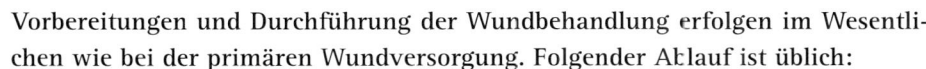 Vorbereitungen und Durchführung der Wundbehandlung erfolgen im Wesentlichen wie bei der primären Wundversorgung. Folgender Ablauf ist üblich:
- Reinigung und Rasur
- Anästhesie des Wundareals
- Wundreinigung, Desinfektion und Débridement
- Evtl. Wundabdeckung durch spezielle Verbände (z. B. Epigard® → Ersatzhaut) oder Hauttransplantation nach Wundausschneidung
- Evtl. desinfizierende Salbenverbände, später granulationsfördernde Wundauflagen
- Sekundäre Wundnähte nach einigen Tagen, wenn Infektionen nicht auftreten
- Einleitung einer Antibiotikatherapie falls erforderlich (fast immer bei Bissverletzungen und stark verunreinigten Wunden).

Sind die Wunden verunreinigt oder liegen Taschenbildungen vor, so darf eine Wunde nach erfolgter Wundreinigung nicht einfach verschlossen werden. In diesen Fällen gibt es verschiedene Möglichkeiten, um den Ablauf von Sekret zu begünstigen:

- Weite Abstände zwischen den einzelnen Hautnähten. Es wird lediglich eine Adaptation der Wundränder durchgeführt; dazwischen können Wundspülungen mit desinfizierenden Lösungen vorgenommen werden (H_2O_2, Braunol-Lsg., etc.).
- Einlage von Drainagen
  - Redondrainagen
  - Easy-Flow-Drainagen (kapillare Wirkungsweise)
  - Einlage von Penrose-Laschen
  - Iodoform-Gazestreifen.

Eine weitere noch nicht angesprochene Möglichkeit des Wundverschlusses besteht in einer so genannten „dynamischen Hautnaht": Nach dem primären Wunddébridement oder auch Kompartmentspaltungen bei Druckerhöhung einer Extremität werden an den Wundrändern Hautklammern befestigt. Durch die zwischen Klammern und Haut entstehenden Zwischenräume werden alternierend Gummizügel eingezogen. Dies ermöglicht bei den weiteren Wundkontrollen und Verbandswechseln ein allmähliches Zuziehen der Wunde mit Verkleinerung des Wundareals. Zwischen den Verbandswechseln erfolgt eine Wundabdeckung zumeist durch Epigardstreifen. Bei sauber granulierendem Wundgrund kann schließlich ein endgültiger Wundverschluss durch Sekundärnaht vorgenommen werden.

2.4.4 Blutstillung bei der operativen Wundversorgung

Wie bereits beschrieben, können verschiedenste Traumata zu einer Verletzung der Haut oder tiefer Gewebeschichten mit Beteiligung innerer Organe führen. Dabei sind Blutungen größeren Ausmaßes möglich. Spritzende arterielle Blutungen führen innerhalb kurzer Zeit zu einem instabilen Zustand des Patienten. Eine schnelle und adäquate Blutstillung ist unerlässlich.

Das gezielte und kurzzeitige Abbinden von Extremitätenanteilen oder Druckverbände kann nur vorübergehend Abhilfe schaffen. Innere Blutungen im Brust- oder Bauchraum bedürfen zumeist einer Notfall-Thorakotomie oder -Laparotomie.

In Abhängigkeit von der Verletzungsschwere gibt es bei der Blutstillung verschiedenste Möglichkeiten. Ist ein Gefäß klein und dessen Rekonstruktion nicht erforderlich, so kann es unterbunden werden. Drei Möglichkeiten stehen dabei zur Verfügung:

Tab. 2–3 Methoden der Blutstillung

Direkte Gefäßunterbindung	Indirekte Blutstillung	Elektrische Hilfsmittel der Blutstillung
Gefäßligatur	Fibrinkleber	Elektrokoagulation
Gefäßumstechung	Tamponaden	Laserkoagulation
Gefäß-Clips		Infrarotkoagulation

- *Gefäßligatur* (Herumführen eines Fadens um ein Gefäß oder einen Gefäßstumpf und Unterbindung durch Anlegen eines Knotens)
- *Gefäßumstechung* (Ist ein Gefäß nicht sicher abgrenzbar, so wird das blutende Areal umstochen und der Faden darüber verknotet)
- *Gefäß-Clip* (Metall-Clip verschließt einen blutenden Gefäßstumpf oder unterbindet einen Gefäßverlauf).

Im Operationssaal gibt es weitere Verfahren zur Blutstillung (Tab. 2–3), wobei häufig die Elektrokoagulation zum Einsatz kommt. Dabei wird der Gefäßstumpf mit einer Pinzette gefasst und mit einem Elektromesser (-kugel) berührt, so dass die Blutung über einer Gewebeeinschmelzung zum Stehen kommt. Je nach Größe und Ausstattung der Klinik kann eine Verklebung der Gewebestümpfe auch durch Laser- oder Infrarotgeräte erreicht werden. Bei Verletzungen innerer Organe kann unterstützend die Anwendung von Fibrinklebern hilfreich sein. Diffuse Blutungen sind manchmal nur durch vorübergehende Einlagen von Tamponaden zu stillen.

2.5 Nahtmaterialien und Instrumente zur Wundversorgung

2.5.1 Nahtmaterial

Nach Wundreinigung, Desinfektion und eventuell durchgeführtem Wunddébridement muss über den weiteren Wundverschluss nachgedacht werden. Sind die Wunden nicht nur oberflächlich, so werden Fäden oder Klammern verwendet. Es kommen resorbierbare und nicht resorbierbare Stoffe zur Anwendung.

Zu den resorbierbaren Materialien zählt u. a. das Catgut, welches aus Darmseiten von Säugetieren gewonnen wird und zumeist boviner Natur ist (Rinderdarm). Im Zuge der BSE-Diskussion darf zurzeit das Catgut nicht verwendet werden. Daneben

Nahtmaterialien und Instrumente zur Wundversorgung

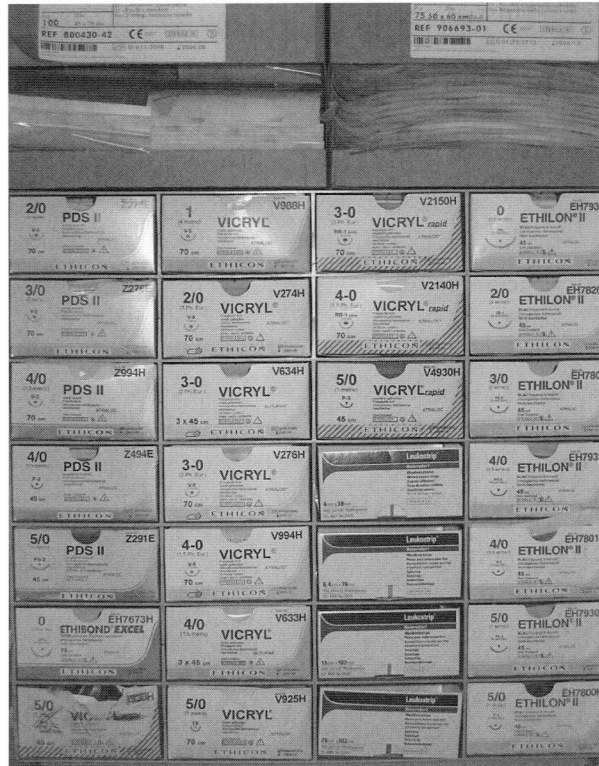

Abb. 2-3
Aufbewahrung des Nahtmaterials in einer so genannten „Fadenbox". Hier befinden sich neben resorbierbarem und nicht resorbierbarem Nahtmaterial oft auch Steristrips zum atraumatischem Wundverschluss

gibt es einen großen Markt an synthetischem Material. Dieses hat wiederum eine unterschiedlich lange Resorptionszeit und muss je nach Verwendungszweck sorgfältig ausgewählt werden. Es gibt solche mit einer Resorptionszeit von 3–6 Wochen (z. B. Vicryl, PGS, Dexon) und andere mit ca. 3 Monaten (PDS, Maxon; Abb. 2-3).

Die nicht resorbierbaren Stoffe bleiben bestimmten Indikationen vorbehalten, wenn z. B. die Stabilität des Gewebes gefährdet wäre oder Zugkräfte eine sekundäre Dehiszenz bewirken würden. Verwendung finden hier Kunststoffe, Stahl (Klammern und Drähte) sowie Seide (kaum noch gebräuchlich). Stahldrähte sind beim Verschluss des Thoraxraumes nach Thorakotomien oder Sternotomien nicht wegzudenken. In der Bauchchirurgie verkürzen Klammernahtgeräte durch zügige Anastomosierung von Darmanteilen die Operationen wesentlich. Das Gleiche gilt auch für den Hautverschluss mit Klammernahtgeräten.

2.5.2 Instrumente zur Wundversorgung

Bei der Wundversorgung werden folgende Instrumente bzw. Instrumentengruppen meist verwendet:
- Anatomische Pinzetten (Präparation in Gefäßnähe, Entfernung von Nahtmaterial)
- Chirurgische Pinzetten (Fassen des Wundrandes oder fester Strukturen, z. B. Nekrosen, etc.)
- Nadelhalter
- Scheren (Präparierschere, Fadenschere)
- Gerade und gebogene Klemmen
- Skalpelle unterschiedlicher Größe (gebogen oder spitz)
- Wundhaken und Wundspreizer.

2.5.3 Besonderheiten bei Hautverschluss und Materialentfernung

Der Hautverschluss sollte immer so erfolgen, dass es für den Verunfallten zu einem guten kosmetischen Ergebnis kommt. Ohne Einschränkung gilt dies jedoch nur für saubere und unkomplizierte Wunden. Denn wie bereits beschrieben, müssen manchmal Ablaufdrainagen eingelegt werden oder der Wundverschluss erfolgt nur durch locker angelegte adaptierende Nähte. Hier ist eine möglichst sichere Ausheilung das erste Gebot und somit die Vermeidung von Revisionseingriffen, die unter Umständen eine Belastung für den Verunfallten oder weitere Defektwunden nach sich ziehen.

Wird eine unkomplizierte Wunde verschlossen, so kann dies durch Klammerpflaster, Hautkleber, durch Nahtmaterial oder die Kombination einzelner Verfahren erfolgen. Bei der Naht können Einzelknopfnähte mit durchgreifender Naht von teilweise oder komplett intrakutan verlaufenden Nähten unterschieden werden. Der Vorteil von intrakutan verlaufenden Nahtreihen liegt an den dann nicht vorliegenden Ein- und Ausstichlöchern in der Haut, die sich bei guter Wundheilung durch ein hervorragendes kosmetisches Ergebnis auszeichnen. Probleme treten jedoch bei Infektionen auf, wo die gesamte Nahtreihe eröffnet wird und der Ablauf eines Hämatoms oder Seroms nun nicht durch die Entfernung einzelner Nähte erfolgen kann.

2.6 Verbände und Lagerung nach Wundversorgung

2.6.1 Erster Wundkontakt

Der erste Kontakt mit einem Verunfallten erfolgt in der Regel durch einen Laien. Was ist zu tun? Genau wie geschultes Personal muss dieser sich nach seinen Kenntnissen zunächst einen Überblick verschaffen.

Welche Fragen sind für eine adäquate Versorgung des Verletzten wichtig?
- Wo befindet sich die Wunde?
- Besteht Lebensgefahr durch einen drohenden, erheblichen Blutverlust?
- Sind die Vitalfunktionen des Verunfallten gefährdet?
- Reicht ein normales Abdecken der Wunde aus oder muss ein Kompressionsverband angelegt werden?
- Sind zusätzlich knöcherne Verletzungen vorhanden, die evtl. geschient werden müssen?

Die einfache, oberflächliche Wunde ohne wesentliche Blutung ist in der Regel unproblematisch. Hier reicht es aus, einen einfachen Schutzverband anzulegen. Ist Verbandsmaterial vorhanden, so wäre es günstig, wenn steriles Auflagematerial in Form von Kompressen zur Verfügung stehen würde. Sie werden durch eine elastische Mullbinde fixiert.

Liegen stärkere Blutungen vor, so muss zusätzlich zum Kompressenverband von außen eine ausreichende Kompression ausgeübt werden, damit die Blutung sistiert. Hierzu kann z. B. ein geschlossenes Mullpäckchen zwischen die Verbandstouren gelegt werden, so dass ein ausreichendes Druckmoment ausgeübt werden kann. Reicht dies nicht aus, so kann durch vorübergehende Anlage einer Binde (Tourniquet) oder einer Blutdruckmanschette nach Eintreffen der Rettungssanitäter, die Blutung unterbunden werden.

Befindet sich eine offene Verletzung im Bereich der Halsregion oder am Rumpf bzw. Körperstamm, so kann manchmal eine Blutung nur durch manuelles Eingreifen gestoppt werden. Es ist verständlich, dass Kompressionsverbände am Hals kaum möglich sind.

2.6.2 Funktion von Verbänden

Ein Verband soll das abgedeckte Wundareal schützen vor:
- Infektionen
- Erregerausbreitung in die Wundumgebung
- Austrocknung des Wundgrundes mit Störung der Wundheilung.

Ein Schutzverband kann mit Hilfe von Kompressen, Pflaster oder Wundschnellverbänden angelegt werden. Nicht nur zur Blutstillung, sondern auch zur Vermeidung von Hämatomen oder Ödemen sind Kompressionsverbände sinnvoll. An den Extremitäten sollten sie immer von distal nach proximal verlaufen, denn sie dienen zusätzlich der Thromboseprophylaxe.

In manchen Situationen reicht die einfache Anlage von elastischen Verbandsstoffen zur Wundheilung nicht aus. Hier lässt sich eine zusätzliche und vorübergehende Ruhigstellung durch Stützverbände (Gipsschienen, Cramer-Schienen, etc.) nicht vermeiden. Solche Situationen sind z. B.:
- Primär ausgedehnte Defektzonen mit drohender Infektsituation
- Bereits ältere infizierte Wunden mit Umgebungsrötung, Lymphangitis oder vorliegender Lymphadenitis (Antibiose!)
- Vorliegen von Begleitverletzungen der Muskeln, Sehnen, Gelenke, Bänder oder von Gefäß- und Nervenstrukturen
- Erforderliche Ruhigstellung nach primärer Wundversorgung und erhöhter Spannung im Bereich der Wundränder.

Regeln bei der Verbandsanlage

Zur Wundabdeckung sollte nur steriles Material verwendet werden.

Straffe und leicht komprimierende Führung der fixierenden Binde ohne Einschnürung im Bereich des Wundareals.

Keine Kompression bei Wunden, die in Blutleere versorgt wurden. Es würde die Reperfusion behindern und Schmerzen durch postoperative Schwellneigung hervorrufen.

Die einzelnen Bindengänge sollten die vorhergehende Tour jeweils zur Hälfte oder zwei Drittel überdecken, um eine gleichmäßige Kompression auszuüben. Bei Nichtbeachten kommt es zu lokalen Stauungen oder zur Ödembildung.

Bei ruhigstellenden Verbänden über Gelenke hinweg sollten diese immer in Mittelstellung des entsprechenden Gelenkes angelegt werden, um z. B. Kontrakturen vorzubeugen.

Befestigungen am Ende eines Verbandes sollten niemals über dem Wundgebiet zu liegen kommen, aber auch nicht zu locker angebracht sein.

2.6.3 Verbandswechsel

Verbandswechsel sind nicht nur erforderlich, um den Verlauf der Wundheilung beurteilen zu können. Sie tragen im Wesentlichen auch dazu bei, das Wundareal von Wundsekreten und noch verbliebenen Keimen sowie Schmutzpartikeln zu befreien. Zusätzlich können Mittel zur Förderung der sog. Wundgranulation und auch der Reepithelialisierung aufgelegt werden.

Für das Vorgehen beim Verbandswechsel ist entscheidend, ob es sich um die Versorgung einer aseptischen (ohne Besatz von Krankheitskeimen) oder septischen Wunde (mit Krankheitskeimen besiedelt) handelt.

In einer vom ehemaligen Bundesgesundheitsamt (BGA) herausgegebenen „Richtlinie für die Erkennung, Verhütung und Bekämpfung von Krankenhausinfektionen" wird noch weiter unterschieden:
- Aseptische und diesen gleichzusetzende Wunden (z. B. bedingt aseptische OP-Wunde ohne Komplikationen im Heilungsverlauf)
- Kontaminierte und potenziell kontaminierte Wunden (offene und ohne Naht versorgte Wunden wie z. B. Drainageaustrittsstellen, Stomata, etc.)
- Bereits primär infizierte Wunden (auch nach z. B. Abszesseröffnungen).

 Verbandswechsel – Grundregeln

Jeder Verbandswechsel muss individuell auf die vorliegenden Verhältnisse angepasst werden. Dennoch gibt es einige Aspekte die bei jedem Verbandswechsel beachtet werden müssen.

Verbandswechsel sollten nur wenn notwendig und nach Plan vorgenommen werden, d. h. bei sauberen aseptischen Wunden können die Abstände länger sein. Septische Wunden mit ausgedehnten Infektzeichen und größeren Sekretmengen machen auch gelegentlich mehrfache Verbandswechsel am Tag erforderlich. Vor einem septischen Verband müssen zunächst alle sauberen Wunden verbunden werden, damit Keimverschleppungen verhindert werden.

Ein Patient muss immer über Zeitpunkt und Vorgehensweise beim Verbandswechsel informiert werden, um Ängsten und auch Schmerzen (durch Gabe von Analgetika) bereits im Vorfeld begegnen zu können. Die Lagerung muss so erfolgen, dass der Zugang nicht erschwert wird. Nie in einem Mehrbettzimmer aufwendige Verbandswechsel ausführen!

Erforderliches Verbandsmaterial wird erst nach einer hygienischen Händedesinfektion zusammengestellt. Verbandswagen müssen streng in septisch und aseptisch getrennt werden, damit keine Kontamination aseptischer Wunden erfolgt. Vor dem Verbandswechsel stets die Fenster schließen und darauf achten, dass kurz vorher keine Raumpflegerin zugegen war (hat häufig eine nicht unwesentliche Keimaufwirbelung zur Folge).

Nach den beschriebenen Vorbereitungen geht es nun an die Durchführung des Verbandes am Patienten. Es wird am Patienten je nach Aufwand des Verbandswechsel zumeist eine sterile und eine unsterile Stelle eingerichtet. Vor dem direkten Kontakt mit der Wunde wird erneut eine hygienische Händedesinfektion vorgenommen. Des Weiteren sollten bei jedem Verbandswechsel Handschuhe getragen werden. Verbandsmaterial kann mit unsterilen Handschuhen entfernt, die Wunde selbst darf dagegen nur mit sterilen Handschuhen oder sterilen Instrumenten berührt werden („Non-touch-Prinzip").

Bei der Abnahme des alten Verbandes muss auf Qualität der Sekretabsonderung (Eiter, Blut, etc.) geachtet werden mit anschließender Inspektion der Wunde. Dabei sind folgende Aspekte von Bedeutung:
- Art der Wundversorgung (offene Wundversorgung, Nahttyp)
- Ausdehnung und ggf. Wundtiefe
- Absonderungen sowie Auflagerungen (Nekrosen)
- Entzündungszeichen
- Geruch (Hinweis für bestimmte Keime!).

Während des Verbandswechsels sollte zur Unterlassung von Keimverschleppungen (Tröpfcheninfektion!) auf Unterhaltungen weitestgehend verzichtet werden.

Im Anschluss an den Verbandswechsel wird der Patient wieder entsprechend gelagert, so dass die weitere Wundheilung gesichert ist. Auch nach jedem Verbandswechsel ist auf die hygienische Händedesinfektion zu achten. Eine sorgfältige Dokumentation der Wundbeobachtung und der durchgeführten Maßnahmen ist wichtig!

 Verbandswechsel aseptischer Wunden

Aseptische Wunden sind frei von Krankheitskeimen. Dies soll natürlich auch im weiteren Wundheilungsverlauf gewährleistet sein. Ein direkter Kontakt der Wunde mit den Händen muss unbedingt vermieden werden. Ist ein Wundkontakt nicht auszuschließen, so sind sterile Handschuhe zu tragen. Alternativ können bei unsterilen Handschuhen sterile Instrumente (z. B. Pinzetten) verwendet werden.

Aseptische Wunden sollten so wenig wie möglich verbunden werden. Ist keine wesentliche Sekretabsonderung festzustellen und der Patient bietet keine Begleiterscheinungen wie z. B. Schmerzen, Fieber, Entzündungszeichen, so kann der erste postoperative Verbandswechsel so lange wie möglich, in der Regel 48 Stunden herausgezögert werden. Bei normalem Wundheilungsverlauf dringen nach 48 Stunden keine Keime mehr in die Wunde ein. Verbandswechsel können durch mechanische Reize und Mikroläsionen eine Keimverschleppung in die Wunde hervorrufen.

Ist ein Verband durch Sekret und Blut durchfeuchtet, so muss vorzeitig ein Verbandswechsel eingeplant werden. Eine feuchte Kammer bietet ansonsten einen guten Nährboden für die Vermehrung pathogener Keime.

Wird eine Wundreinigung oder Desinfektion notwendig, so sind ebenfalls die aseptischen Regeln einzuhalten. Da die Haut regulär von Hautkeimen besiedelt ist, muss eine Desinfektion der Wundumgebung immer von der Wunde weg erfolgen.

 Verbandswechsel septischer Wunden

Die septische Wunde ist mit einer Wundinfektion gleichzusetzen. Entweder hat eine Keimbesiedlung zur Infektion einer vorbestehenden Wunde mit allen typischen Charakteristika geführt oder es lag bereits bei Beginn der Behandlung eine Infektsituation vor (z. B. Abszess, Karbunkel, infiziertes Atherom, etc.). Ziel der Behandlung ist die Säuberung der Wunde durch Bekämpfung der vorhandenen Krankheitskeime. Gleichzeitig soll die Ausbreitung einer Wundinfektion verhindert werden.

Beim septischen Verbandswechsel müssen zur Vermeidung einer Infektausbreitung alle Maßregeln einer aseptischen Vorgehensweise eingehalten werden. Gleichzeitig werden ergänzend Gegenmaßnahmen eingeleitet.

Wovon sind Zeitpunkt und Häufigkeit der Verbandswechsel abhängig?

Neben dem Zustand des Patienten ist insbesondere der des Verbandes zu beachten. Mit Sekret durchtränkte Verbände sind zeitnah zu wechseln, um eine weitere Infektausdehnung zu vermeiden. Gelegentlich sind mehrfache tägliche Verbandswechsel indiziert.

Bei ausgedehnten Wunden sollte dem Patienten ca. 30 Minuten vor dem Verbandswechsel ein Analgetikum verabreicht werden. Dies muss zuvor ärztlich angeordnet werden. Großflächige Wunden sollten wenn möglich nicht allein verbunden werden. Das Anlegen von Schutzkleidung wird zusätzlich empfohlen.

Ausgedehnte Defektwunden, z. T. mit tief greifenden Nekrosen, stellen eine Herausforderung an Personal und Patienten dar, der sich oft einer wochen- bis monatelangen Behandlung unterziehen muss. Jede Wunde muss individuell inspiziert und dann gezielt mit verschiedenen Mitteln angegangen werden. Dies ist schon deshalb erforderlich, da jeder Mensch anders auf die Verbandsmaterialien reagiert und z. T. allergische Hautexantheme entwickelt.

Behandlungsschritte, die beim septischen Verbandswechsel eingehalten werden sollten:

Reinigung der Wunde

Entfernung von Blutkrusten, Zelltrümmern sowie Durchführung eines chirurgischen oder eines konservativen Débridements (enzymatische Salben, Spüllösungen, künstliche Hautersatzmittel, etc.). Reinigung- und Desinfektionsrichtung immer zur Wunde hin, damit die Keime nicht in die Wundumgebung gelangen.

Bekämpfung der Wundinfektion

Nach vorausgegangenem Abstrich mit Erregerbestimmung werden Maßnahmen eingeleitet. Verwendung finden PVP-Iod (Braunol, Betaisodona, Braunovidon), Rivanol-Lsg., NaCl-Lsg. 10 % u. a. Eine lokale Antibiotikatherapie ist umstritten und sollte nur mit nicht resorbierbaren Antibiotika erfolgen (z. B. Refobacin-Pallacos-Ketten bei chronischer Osteomyelitis).

Granulationsförderung und Unterstützung der Reepithelialisierung

Beginn erst bei sauberen und infektfreien Wundverhältnissen. Zur Anregung der Granulation muss ein feuchtes Milieu aufrecht erhalten werden. Hydrokolloide Verbände gewinnen zunehmend an Bedeutung.

Bei Wunden mit starker Sekretabsonderung darf die Pflege der Wundränder nicht außer Acht gelassen werden. Hier empfiehlt sich das Abdecken mit Bepanthen Salbe oder Zinkpaste. Sämtliche Salbenauflagen und Wundmittel sind bei jedem Verbandswechsel komplett zu wechseln.

2.6.4 Lagerungstechniken und weitere unterstützende Maßnahmen

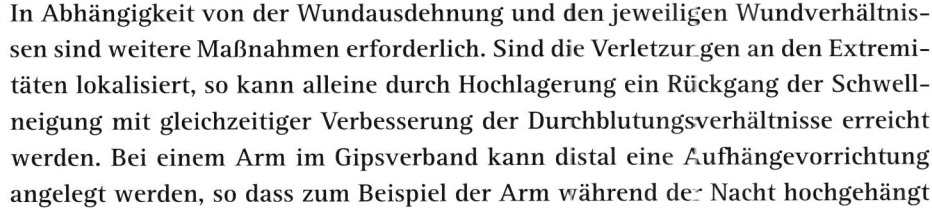

In Abhängigkeit von der Wundausdehnung und den jeweiligen Wundverhältnissen sind weitere Maßnahmen erforderlich. Sind die Verletzungen an den Extremitäten lokalisiert, so kann alleine durch Hochlagerung ein Rückgang der Schwellneigung mit gleichzeitiger Verbesserung der Durchblutungsverhältnisse erreicht werden. Bei einem Arm im Gipsverband kann distal eine Aufhängevorrichtung angelegt werden, so dass zum Beispiel der Arm während der Nacht hochgehängt werden kann. Die untere Extremität kann auf speziellen Lagerungsschienen hochgelagert werden.

Ein Rückgang der Schwellneigung kann auch medikamentös durch Antiphlogistika oder pflanzliche Präparate unterstützt werden. Die Wirkung eines komprimierenden Verbandes wurde ja bereits angesprochen. Zusätzlich ist eine Eisbehandlung (Kryotherapie) sinnvoll, die in Form von Kühlaggregaten oder Kühlmanschetten angelegt wird. Dabei ist insbesondere in der Nähe der Akren auf eine Dauerkühlung zu verzichten, um nicht weitere Gewebeschäden hervorzurufen.

Bei älteren Menschen ist darauf zu achten, dass immobile Patienten nicht einseitig gelagert werden oder auf dem Wundareal zu liegen kommen. Nach einem speziellen Lagerungsplan muss eine einseitige Druckbelastung unbedingt vermieden werden. Ist zusätzlich der Antrieb des Patienten gestört, so müssen spezielle Dekubitusmatratzen oder sogar Spezialbetten vorübergehend ausgeliehen werden, um das Auftreten oder ein Fortschreiten bereits bestehender Schäden zu verhindern.

Wird eine verletzte untere Extremität entlastet, so bedeutet dies nicht, dass ein Verunfallter nur im Bett liegen muss. Die Mobilität kann je nach Verletzungsschwere mit Hilfe eines Rollstuhls mit Beinausleger oder mit Unterarmgehhilfen erfolgen. Ältere Menschen müssen diesbezüglich täglich erneut motiviert werden, weil sie Angst haben nicht zurecht zu kommen oder zu stürzen.

Sobald möglich, sollte eine adäquate Physiotherapie in Abhängigkeit von Alter und Leistungsvermögen des Verunfallten vorgenommen werden. Dabei ist auch immer die Verletzungsschwere und die Wundlokalisation zu berücksichtigen. Während bei den jüngeren Patienten zumeist isometrische Bewegungsübungen im Vordergrund stehen, so sind dies beim alten Menschen funktionelle Bewegungsübungen einzelner Gelenke und Kontrakturprophylaxen. Bei der Mobilisation kommen auch Gehwagen, Gehböcke und wenn möglich Unterarmgehhilfen zum Einsatz (Abb. 2–4). Lymphdrainagen können bei Lymphabflussstörungen ebenfalls zu einer verbesserten Durchblutung beitragen.

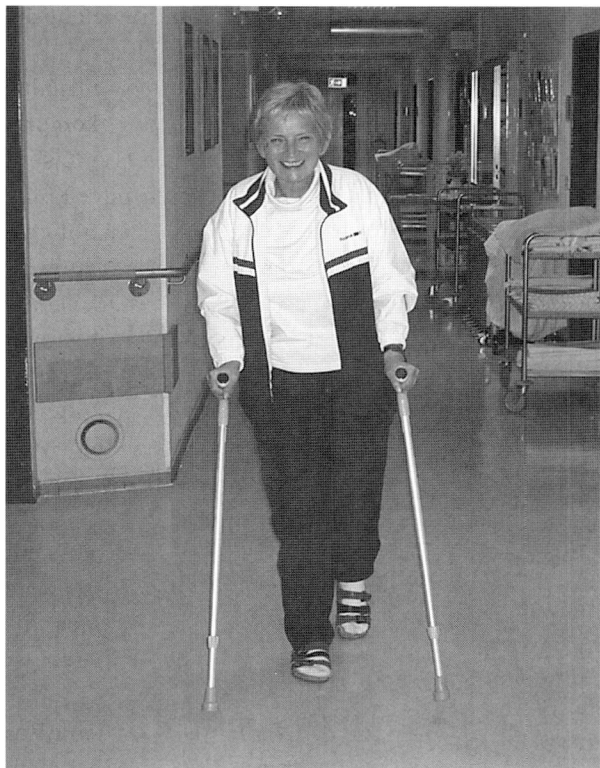

Abb. 2–4
Mobilisation einer Verunfallten nach der Operation mit Unterarmgehhilfen auf der Stationsebene

3 Thermische und chemische Schäden

Je nach Ausdehnung der Schädigung gehören thermische und chemische Verletzungen zu den schwerwiegendsten Verletzungsarten. Die Haut als Schutzmantel des menschlichen Körpers wird mehr oder weniger stark beeinträchtigt. In Abhängigkeit von Ausdehnung und Tiefe der Hautverletzung (in der Regel ab 20 % der Körperoberfläche beim Erwachsenen) kommt es zu systemischen Störungen.

Die bedeutendste Reaktion ist der sog. „Verbrennungsschock", bei dem es zu einer Verteilungsstörung des zirkulierenden Volumens kommt und noch nach Tagen Schädigungen lebenswichtiger innerer Organe nach sich zieht. In den schwersten Fällen mündet dies dann trotz intensivster Betreuung im Multiorganversagen (MOV). In Deutschland gibt es Kliniken mit speziellen Verbrennungsbetten, deren Arbeit mit den modernsten intensivmedizinischen Geräten und Hautersatzmöglichkeiten unterstützt wird.

Folgende Verletzungsarten lassen sich abgrenzen:
- Verbrennungen der Haut durch Feuer, Flüssigkeiten oder Gase
- Erfrierungen der Haut durch längeren Aufenthalt in kalter Luft, im Wasser oder durch Eis
- Stromverletzungen der Haut durch Arbeiten in Haushalt, Beruf oder Suizidabsichten
- Verätzungen oder Kolliquationsnekrosen der Haut nach Säure- oder Laugeneinwirkung
- Schädigungen der Atemwege durch Inhalation toxischer Substanzen (Gase).

3.1 Verbrennungswunden

Verbrennungen der Haut entstehen durch lokale oder flächenhaft einwirkende Hitze. Dies kann durch direkten Kontakt über heiße Gegenstände, Flüssigkeiten oder offenes Feuer erfolgen. Auch Hitzebestrahlung kann tief greifende Gewebeschäden hervorrufen.

3.1.1 Bestimmung von Flächen- und Tiefenausdehnung

Die Prognose des Verletzten ist nicht nur von der Ausdehnung der Weichteilschädigung abhängig, sondern wird auch durch dessen Alter mitbestimmt.

Beim Erwachsenen kann die Flächenausdehnung über die sog. *Neunerregel* abgeschätzt werden. Die Einteilung wird wie folgt vorgenommen:

Kopf	1 x 9 %
Arm (re/li)	2 x 9 %
Rumpf vorne	2 x 9 %
Rumpf hinten	2 x 9 %
Bein (re/li)	4 x 9 %
Genitale	1 %
Summe	100 %

Bei Kindern sind die Proportionen anders: Hier ist der Kopf im Verhältnis zur Körperoberfläche deutlich größer. Kleinere Verbrennungsschäden lassen sich durch die Handtellergröße des Verletzten abschätzen. Sie beträgt unabhängig vom Alter ca. 1 % der Körperoberfläche (KOF).

Eine stationäre Behandlung sollte bei Erwachsenen ab 10 % geschädigter Oberfläche erfolgen, da Schockgefahr droht. Bei Kindern sollte bereits ab 5 % verbrannter Körperoberfläche eine stationäre Behandlung empfohlen werden.

Die Bestimmung der Tiefenausdehnung einer Verbrennungswunde ist selbst für den Geübten nicht einfach. Der äußere Aspekt täuscht häufig, da oft erst nach Stunden das gesamte Schädigungsausmaß sichtbar wird.

In speziellen Verbrennungskliniken ist folgende Einteilung der Schweregrade üblich:

Grad I   Rötung, Spannungsgefühl; in Abhängigkeit von der Ausdehnung zusätzlich vegetative Begleitsymptomatik
Grad IIa   Schmerzen, Blasenbildung, wegdrückbare Rötung
Grad IIb   Eingeschränktes Schmerzempfinden, fleckige und nicht wegdrückbare Rötung
Grad III   Fehlendes Schmerzempfinden, weiße Haut, gelegentlich thrombosierte subkutane Venen, keine Blutung nach Nadelstich
Grad IV   Tiefe Hautnekrosen, z. T. Verkohlung der Haut.

Die beste Prognose haben Erwachsene zwischen dem 20. und 40. Lebensjahr. Gefährdet sind vor allem kleine Kinder, abwehrgeschwächte und ältere Menschen über 60 Jahre.

3.1.2 Verbrennungskrankheit

Großflächige Verbrennungen bewirken ausgedehnte Veränderungen im gesamten Organismus, was auch als Verbrennungskrankheit bezeichnet wird. Es können dabei vier verschiedene Phasen unterschieden werden, deren Grenzen durch moderne Behandlungsprinzipien mittlerweile fließend ineinander übergehen.

Schockphase

Durch ausgedehnte Wundflächen treten große Elektrolyt- und Flüssigkeitsverluste auf, was erhebliche systemische Reaktionen nach sich ziehen kann. Ab Temperaturen von 60 °C im Gewebe kommt es zur Denaturierung von Eiweißen, mit der Folge einer generalisierten Ödembildung.

Regenerations-/Stabilisierungsphase

Diese Phase ist im Wesentlichen durch das Risiko einer Flüssigkeitsüberladung im kleinen Kreislauf gekennzeichnet. Ein intensivmedizinisches Monitoring mit Ein- und Ausfuhrkontrollen ist unerlässlich.

Versorgungsphase

Hierunter versteht man operative Interventionen, die durch verbesserte Kreislaufstabilisierung immer näher an das traumatische Ereignis verschoben wird. Heute beginnt man bereits frühzeitig (1.-3. posttraumatischer Tag) mit der operativen Entfernung von Hautnekrosen.

Rehabilitations-/Reparationsphase

In der 2. posttraumatischen Woche erfolgt allmählich ein Wechsel von einer katabolen in eine anabole Stoffwechsellage mit gleichzeitiger Verbesserung der Immunabwehr. Ergänzend werden physio- und ergotherapeutische Maßnahmen eingesetzt. Häufig entstehen in der Reparationsphase Stressulzera, so dass diesbezüglich auf entsprechende Prophylaxen geachtet werden sollte.

3.1.3 Behandlung von Verbrennungswunden

Die Behandlung Brandverletzter richtet sich im Wesentlichen nach Oberflächen- und Tiefenausdehnung der erlittenen Verletzung. Ergänzend zu den folgenden Maßnahmen muss der Tetanusschutz überprüft und ggf. aufgefrischt werden. Eine adäquate Schmerzbehandlung muss von Beginn an sichergestellt werden.

3.1.3.1 Kleinflächige Wunden

Als erste Maßnahme sollte das Wundareal gekühlt werden. Dies kann unter fließendem kalten Wasser oder durch Auflage von Kühlaggregaten erfolgen. Dabei sollten ca. 15–20 Minuten veranschlagt werden, um das sog. „Nachbrennen" einer Wunde so gering wie möglich zu halten.

Anschließend muss die entstandene Wunde von Kleidungsresten, Schmutz sowie ggf. Brandrückständen befreit werden. Es bieten sich dazu Ringer-Lsg. oder auch physiologische Kochsalzlösung an. Die weitere Behandlung erfolgt in Abhängigkeit vom Verbrennungsgrad:

Verbrennung ersten Grades

Nach erster Kühlung und Wundreinigung wird zunächst gekühlte Flammazine®-Salbe aufgetragen. Zur Vermeidung von Verklebungen sowie entzündlichen Veränderungen wird dies zumeist kombiniert mit Gazestreifen, die zwischen Wunde und Verbandsmaterial platziert werden. Später werden auch Bepanthen®- und Betaisodona®-Salbenauflagen angewendet.

Verbrennung zweiten Grades

Unter sterilen Kautelen werden mit Pinzette und Schere Blasen eröffnet und Hautfetzen abgetragen. Der Verband entspricht dem bei erstgradigen Verbrennungen und sollte zunächst täglich gewechselt werden.

Verbrennung dritten Grades

Kleinere Stellen können ebenfalls ambulant behandelt werden. Eine frühzeitige Entfernung von Nekrosen trägt wesentlich zu einer sicheren Wundheilung bei. Spätere Korrekturoperationen in Folge von Narbenkontrakturen sind keine Seltenheit.

3.1.3.2 Großflächige Wundareale

Ob eine stationären Behandlung notwendig ist, hängt von der Flächenausdehnung einer Verbrennungswunde ab. Eine Spezialklinik zur Versorgung Brandverletzter sollte bei Erwachsenen ab einer Körperoberfläche (KOF) $>20\%$, bei Kindern ab einer KOF $>10\%$ erfolgen. Auskünfte bezüglich Transport und freier Betten erhält man bei der „Zentralen Vermittlungsstelle für Schwerbrandverletzte" (Tel. 0 40/28 82 39 98).

Die weitere Behandlung gliedert sich in lokale Maßnahmen zur Wundbehandlung und kreislaufunterstützende Maßnahmen, verbunden mit intensivmedizinischem Monitoring, um eine Verbrennungskrankheit zu vermeiden. Jedes Verbrennungsopfer wird in der Regel im Einzelzimmer isoliert, das nur mit Kittel- und Mundschutz betreten werden darf. Dies soll die Gefahr einer Keimverschleppung so gering wie möglich halten. Die Temperatur im Patientenzimmer wird konstant über 30 °C gehalten mit einer Luftfeuchtigkeit von ungefähr 70 %. Damit wird die Auskühlung der weitgehend entkleideten Verunfallten vermieden und die Schleimhäute möglichst vor dem Austrocknen geschützt.

Im Gegensatz zu kleineren Wundarealen werden größere Verbrennungswunden fast überall in der Welt einer offenen Wundbehandlung zugeführt. Zusätzlich wird die betroffene Extremität hochgelagert, um einen zügigen Rückgang der Schwellneigung zu erreichen. Feuchte Kammern müssen unbedingt vermieden werden – sie können Ausgangspunkte für Infektsituationen sein. Die Hoch-, Hohl- und Umlagerung druckgefährdeter Hautareale vermeidet Dekubitalulzera. Zu diesem Zwecke erfolgt ein Lagerungswechsel in der Frühphase alle 2–4 Stunden. Die Armfixation kann falls erforderlich auf Spezialschienen mit Schalengriffen vorgenommen werden.

Bei Gerbungsbehandlungen werden die Wundflächen mit PVP-Iod-Lösung bestrichen, wodurch die Haut desinfiziert und getrocknet wird. Solche Behandlungen werden auch noch angewendet. Erst nach 2–3-wöchiger Vorbehandlung wurden die Nekrosen abgetragen. Es wird jedoch davon ausgegangen, dass durch ein frühzeitiges Débridement von Nekrosen weniger toxische Abfallprodukte im geschädigten Wundgebiet entstehen. Nach Möglichkeit sollte dies bereits am 2.-3. posttraumatischen Tag erfolgen. Anschließend wird die Wunde mit körpereigener Spalthaut (Mashgraft-Lappen → gitterartig zubereitete Spalthaut) abgedeckt. Größere Wundareale erfordern den vorübergehenden Einsatz von Hautersatzstoffen (Schwein-/Leichenhaut). Des Weiteren kann in speziellen Zentren über angesetzte Fibroblastenkulturen körpereigene Haut in vitro hergestellt und schließlich aufgebracht werden. Hiermit lassen sich verbesserte kosmetische Resultate erzielen.

3.1.3.3 Therapie der Verbrennungskrankheit

Beim Auftreten charakteristischer Merkmale für eine Verbrennungskrankheit mit Hinweisen für ein beginnendes Organversagen kann es für Hilfsmaßnahmen bereits zu spät sein. Ab einer Verbrennungsfläche von 10–20 % bei Erwachsenen bzw. 5–10 % bei Kindern sollten entsprechende Maßnahmen zur Vermeidung einer Verbrennungskrankheit eingeleitet werden.

Dabei lassen sich folgende Therapieschwerpunkte abgrenzen:
- *Adäquater Flüssigkeitsersatz* durch intravenöse Volumensubstitution (bis zu 8–10 Liter in den ersten 24 Stunden; je nach Wundfläche. Die erste Hälfte der Flüssigkeitsmenge sollte dabei in den ersten 8 Stunden verabfolgt werden.

- Engmaschige *Kontrollen der Vitalparameter* mit Kreislaufkontrollen (Puls, Blutdruck, ZVD-Messung) sowie eine exakte Flüssigkeitsbilanzierung über Ein- und Ausfuhrkontrollen sind vorzunehmen.
- Eine *hochkalorische Ernährung* (ggf. über endoskopisch angelegte Jejunum-Sonde) ist erst nach Abklingen der ersten Schockphase (2.-3. posttraumatischer Tag) indiziert.
- *Analgetika* sollten frühzeitig und in ausreichender Dosierung verabreicht werden, um eine Schmerzbahnung zu vermeiden. Schmerzen können den Zustand des Patienten wesentlich beeinträchtigen und zum rasanten Fortschreiten einer Verbrennungskrankheit beitragen. Vor der Gabe von Morphinderivaten sollte man daher nicht zurückschrecken.
- *Antibiotika* sind zur Infektprophylaxe ungeeignet. Sie sollten nur bei Auftreten von Infektzeichen und nach Vorliegen eines Antibiogramms gezielt eingesetzt werden.
- Bei gleichzeitigem *Inhalationstrauma* wird zunächst eine *bronchoskopische Untersuchung* zur Klärung der Situation vorgenommen. Ein Sekretstau lässt sich mit *physikalischen Maßnahmen* (z. B. Bronchialtoilette) beseitigen. Zusätzlich erhält der Verunfallte eine angemessene Atemtherapie und zumeist *Kortisonpräparate* in Form von Dosieraerosolen.

- Eine *intensive Physiotherapie* ist unerlässlich. Darf eine Extremität nicht bewegt werden, so können isometrische Bewegungsübungen den Verlust an Muskelmasse in Grenzen halten. Bei Patienten in schlechtem Allgemeinzustand müssen sämtliche Gelenke z. T. mehrfach am Tage zur Kontrakturprophylaxe bewegt werden.
- Die psychische Verfassung wird häufig unterschätzt. Stellt die Behandlung auf einer Intensivstation bereits eine hohe Belastung für den Verunfallten dar, so kommen durch entstellende Wunden und ggf. hypertrophe Narben weitere Probleme hinzu. Die Abwendung von Freunden oder Lebenspartnern kann zu einer persönlichen Krisensituation führen. Daher ist eine *psychosoziale Betreuung* der Verletzten unerlässlich.

3.1.3.4 Prophylaxe und Behandlung von Narbensträngen

Verbrennungen ersten Grades heilen ohne Narbenbildung aus. Auch Verbrennungen zweiten Grades hinterlassen kaum Spuren. Sind tiefere Hautareale nicht nur punktuell, sondern großflächig betroffen, so muss frühzeitig mit Prophylaxen begonnen werden, um überschießende Narbenstränge zu vermeiden. Ist ein Wundareal mit Hauttransplantaten endgültig abgedeckt worden, so können komprimierende Verbände oder Bandagen (Jobst-Bandage) durch eine gleichmäßige Druckverteilung hypertrophe Narbenstränge vermindern. Nach Abschluss der Wundbehandlung tragen fetthaltige Pflegeartikel dazu bei, die Haut und Narbenstrukturen geschmeidig zu halten.

Probleme bereiten oft Narbenstränge, die über größere Gelenke der Extremitäten hinwegziehen. Die Beweglichkeit kann durch zunehmende Verfestigung und Narbenschrumpfung abnehmen. Dann sind z. T. auch plastisch-chirurgische Korrektureingriffe indiziert.

3.2 Kälteschäden

Der Körper kann sowohl an kalter Luft als auch bei einem mehr oder weniger langen Aufenthalt in kaltem Wasser auskühlen. Bereits nach einer Zeitdauer von etwa einer Stunde in kaltem Wasser bei 0 °C liegt die Mortalitätsrate je nach Konstitution des Betroffenen bei ca. 50 %. Starker Wind beschleunigt bei nasser Kleidung die Auskühlung zusätzlich.

Kälteschäden lassen sich grob in zwei Schädigungsmuster einteilen:
- *Erfrierungen*; lokale bzw. umschriebene Gewebeschäden, die in der Regel zuerst an den Akren (Finger, Zehen, Ohrläppchen, Nasenspitze, etc.) auftreten. Die Körperkerntemperatur sinkt dabei kaum ab.
- *Unterkühlungen* betreffen den gesamten Organismus durch Absinken der Körperkerntemperatur. Dieser Zustand wird auch als *Hypothermie* bezeichnet und beginnt ab einer Körpertemperatur < 35 °C. Lebensgefahr besteht bei Temperaturen zwischen 27 und 30 °C.

3.2.1 Pathophysiologische Aspekte

Erfrierungen lassen sich ähnlich wie Verbrennungen in verschiedene Schweregrade einteilen. Dabei ist wiederum die Tiefenausdehnung von entscheidender Bedeutung. Das endgültige Ausmaß der Schädigung zeigt sich erst einige Tage nach der Kälteexposition.

Erfrierung ersten Grades

Durch Gefäßspasmen tritt zunächst eine fokale Blässe mit anschließender Rötung und Schwellung auf. Nach anfänglicher Gefühllosigkeit kommt es oft zu starken Schmerzen. Die Schädigung der Haut ist nur oberflächlich und komplett reversibel.

Erfrierung zweiten Grades

Auftreten von *Blasen* bei weiterhin stark erhaltener Schmerzhaftigkeit. Begleitende Schwellungszustände werden auch als „Frostbeulen" bezeichnet. Auch hier heilen die Hautschäden in der Regel folgenlos aus.

Erfrierung dritten Grades

Die Tiefenausdehnung nimmt weiter zu. Es kommt zur Ausbildung von *Nekrosen*. Untergegangenes Gewebe kann nicht mehr reperfundiert werden. Es sind nur Defektheilungen möglich. Je nach Ausdehnung muss mit Amputationen bzw. Teilamputationen bei den Extremitäten gerechnet werden.

Unterkühlungen betreffen immer den gesamten Organismus. Die Körperkerntemperatur sinkt ab und der betroffene Körper versucht mit Gegenregulationen im Sinne einer Zentralisation die Wärmeverluste so gering wie möglich zu halten. Je nach Dauer der Kälteexposition lassen die Schutzmechanismen allmählich nach und es kommt zu:

- Veränderungen des Bewusstseins mit Schläfrigkeit und Verlangsamung der Stoffwechselprozesse
- Verringerung der Herzaktion (Bradykardie)
- Abnahme des Schmerzempfindens.

Geht die Körperkerntemperatur auf unter 27 °C zurück, so sind keine äußerlich erkennbaren Lebenserscheinungen mehr abgrenzbar. Der Stoffwechsel geht auf ein Minimum seines Gesamtleistungsvermögens zurück (→ Vita minima oder auch Scheintod). Bei weiterem Absinken kommt es zu Herzrhythmusstörungen (Kammerflimmern), die ohne entsprechende Gegenmaßnahmen zum sog. „Herztod" führen.

Welche Ursachen können für eine Unterkühlung verantwortlich sein?

Neben längerem Aufenthalt im Wasser oder mit nasser Kleidung bei erhöhten Windgeschwindigkeiten muss auch an folgende Situationen gedacht werden:

- Bewusstlose Patienten ohne entsprechenden Wärmeschutz
- Intoxikationen nach Alkohol-, Drogen- oder Medikamentenkonsum (Beruhigungs- bzw. Schlafmittel)
- Alte Menschen mit Störungen des Wasserhaushaltes
- Kleine Kinder (relativ große Körperoberfläche bei geringem Körpervolumen).

3.2.2 Behandlung von Kälteschäden

Lokale Erfrierungen bedürfen auch einer lokalen Therapie, nachdem die äußeren Umstände, die zu den Hautveränderungen führten, abgestellt wurden. Erfrierungen ersten und zweiten Grades werden mit Salbenauflagen versorgt. Im Gegensatz zu Verbrennungen werden Blasenbildungen nicht eröffnet, sondern trocken behandelt. Bei drittgradigen Veränderungen, insbesondere an den Akren, verbleibt nach Demarkation von Nekrosezonen nur die Amputation. Auch hier muss der Tetanusschutz abgeklärt und ggf. eine Auffrischimpfung vorgenommen werden.

Der allgemeinen Unterkühlung darf nur durch allmähliches Anheben der Körperkerntemperatur begegnet werden. Wird die Temperatur zu schnell angehoben, so kann eine Gefäßdilatation in der Körperperipherie einen dramatischen Blutdruckabfall verbunden mit einem akuten Herz- und Kreislaufversagen hervorrufen.

Wie sieht das Ganze praktisch aus?

Der Unterkühlte wird mit seinem Körperstamm in eine Badewanne mit ca. 30 °C gelegt. Die Extremitäten werden zunächst außerhalb der Wanne gelagert. Die Wassertemperatur kann dann sukzessive bis 40 °C gesteigert werden, wobei es auch peripher allmählich durch Nachlassen der Gefäßspasmen zu einer verbesserten Zirkulation kommt.

In schwersten Fällen der Unterkühlung sind oft assistierte Beatmungen des Patienten erforderlich. Die Durchblutung kann eventuell durch gezielte Leitungsanästhesie verbessert werden. Sind die technischen Voraussetzungen zum Einsatz der Herz-Lungen-Maschine gegeben, so kann mit angewärmten Infusionen die zentrale Erwärmung über eine assistierte Zirkulation unterstützt werden.

3.3 Stromunfälle

Schädigungen durch elektrischen Strom treten bei verschiedensten Gelegenheiten auf. Alleine im Haushalt lassen sich einige Gefahrenquellen abgrenzen, über Föhnen im Bad, Arbeiten an defekten Haushaltsgeräten oder Steckdosen sowie Lichtschaltern, mangelhaft isolierten Kabelenden, unsachgemäßem Werkzeug oder Bedienung desselben. Daneben gibt es die Gruppe der Arbeitsunfälle, die häufig im Zusammenhang mit Starkstrom (> 1000 V) auftreten.

Der Strom breitet sich immer über den Weg des geringsten Widerstandes teilweise oder über den ganzen Körper aus. Nicht immer ist eine Berührung erforderlich. Der Stromübertritt kann auch in Form eines so genannten „elektrischen Bogens" erfolgen.

3.3.1 Pathophysiologie und Symptome des Elektroschadens

Das Ausmaß des Schadens nach einem Stromunfall ist von verschiedenen Umständen abhängig. Dazu zählen:
- Stromstärke, Spannung und Stromart (Wechsel- oder Gleichstrom)
- Leitfähigkeit des Körpers (schweißnasse oder trockene Haut → feuchte Haut leitet besser!)
- Kontaktstellen des Stromes am Körper (Ein- und Austrittsstelle?)
- Einwirkdauer (oft nur kurz!).

Das gesamte Ausmaß der Schädigung lässt sich oft erst nach einem zeitlichen Intervall erkennen. Zunächst zeigen so genannte „Strommarken" Ein- und Austrittsstelle des elektrischen Stromes an. Doch was ist mit dem Gewebe dazwischen passiert?

Es gibt gelegentlich Marken an Hand und Fuß, ohne dass weitere Schädigungsmuster nachzuweisen waren. Bei anderen Verunfallten treten lebensbedrohliche Zwischenfälle mit schwersten Herzrhythmusstörungen auf oder es zeigen sich Muskelnekrosen mit zum Teil noch progredientem Verlauf.

Durch den Stromfluss im Gewebe kommt es zu starker Hitzeentwicklung, die tief greifende Verbrennungswunden hervorrufen kann. Im Körperinneren erfolgt der Stromfluss über die Muskulatur, so dass sich durch unkontrollierte heftige Muskelkontraktionen spontane Knochenbrüche oder auch Gelenkluxationen entwickeln. Daran muss bei der klinischen Untersuchung des Patienten gedacht werden.

Da auch noch Tage nach einem Elektrounfall schwerwiegende Herzrhythmusstörungen auftreten können, sind engmaschige EKG-Kontrollen unerlässlich. Die Beobachtungszeit sollte trotz guten Allgemeinbefindens nie zu kurz gewählt sein!

3.3.2 Therapie von Stromverletzungen

Bevor ein Verunfallter geborgen werden kann, muss gewährleistet sein, dass keine Gefahr mehr von der Stromquelle ausgeht. Wird auch die helfende Person verletzt, so ist dabei keinem geholfen. Der Strom muss abgeschaltet sein, und auf die eigene Isolierung sollte geachtet werden.

Das allgemeine Vorgehen kann nach den ersten Schritten wie folgt zusammengefasst werden:
- Bei Bewusstlosigkeit und nachweislichem Herz-Kreislauf-Stillstand unverzüglich mit der Reanimation beginnen (Herzdruckmassage und Beatmung)
- Lokale Behandlung von Strommarken in Anlehnung an die bereits oben beschriebene Vorgehensweise bei den Verbrennungen

- Engmaschige EKG-Kontrollen über Tage. Bei Herzrhythmusstörungen ggf. medikamentöse Einstellung des Patienten. Gelegentlich sind Defibrillationsbehandlungen erforderlich
- Tetanusschutz beachten!

Der Starkstromunfall führt in der Regel zu schweren und tief greifenden thermischen Schäden mit ausgedehnten Muskelnekrosen. Neben den allgemeinen Behandlungsrichtlinien sind weitere Maßnahmen indiziert!
- Ist eine Extremität betroffen, dann sollte bei drohendem Kompartment-Syndrom eine Eröffnung sämtlicher Kompartments durch Fasziotomie erfolgen. Zumeist sind ausgedehnte weitere Débridements der nekrotischen Muskulatur erforderlich.
- Eine erhöhte Flüssigkeitszufuhr verbunden mit einer forcierten Diurese ist zur Ausschwemmung entstehender Toxine unumgänglich. Nierenfunktionsstörungen drohen durch eine auftretende Myoglobinurie.
- Durchführung von Second-look-Operationen zur Inspektion der Muskulatur.
- Ggf. Gefäß- und Nervenrekonstruktion bei reizlosen Wundverhältnissen.
- Tief greifende Hautdefekte müssen häufig mit komplexen Lappenplastiken gedeckt werden.

Oft sind die Weichteilschäden so tief greifend, dass trotz intensiver medizinischer Bemühungen sowie mehrfachen Wunddébridements die Extremität nicht erhalten werden kann. Amputationen lassen sich dann nicht vermeiden. Zur Verbesserung der Reintegration ist eine zügige prothetische Versorgung anzustreben. Alltagsprobleme können häufig mit einer gezielten psychosozialen Betreuung gelöst werden.

3.4 Gewebeschäden durch chemische Noxen

Es gibt eine große Zahl aggressiver chemischer Substanzen, die bei Kontakt mit Haut und Schleimhäuten zu Verätzungen führen. Dabei wird zwischen Säure- und Laugenverätzungen differenziert, die Unterschiede im Wirkungsmechanismus erkennen lassen.
- Säuren verursachen durch Eiweißdenaturierung Koagulationsnekrosen.
- Laugen hingegen bilden durch zusätzliche Verquellung (Ödembildung) sog. „Kolliquationsnekrosen".

Da Laugen tiefer ins Gewebe eindringen, sind Schädigungen dieser Art schwerwiegender zu werten als der Kontakt mit Säuren.

3.4.1 Schädigungsmuster und Symptome

Ähnlich den zuvor beschriebenen Schädigungen der Haut lässt sich auch bei Verätzungen eine Einteilung in Schweregrade vornehmen mit ganz ähnlichem Schädigungsmuster!

Grad I   Lokale Rötung und Schwellneigung; schmerzhaftes Hautareal
Grad II Zunehmende Eindringtiefe mit Ödem- und Blasenbildung
Grad III Tief greifender Hautschaden mit Nekrosen (= „Ätzschorf").

Neben den Schädigungen an der Haut können auch Schleimhautschäden auftreten. Bei Kleinkindern erfolgt die orale Aufnahme gehäuft aus Unwissenheit und Neugierde. Toxische Substanzen werden auch in suizidaler Absicht von Jugendlichen und Erwachsenen aufgenommen, was quälende Schmerzen verursachen kann und zumeist trotz intensivmedizinischer Behandlungen zu Defektschäden oder zum Tode führt. Noch nach Stunden und Tagen können durch das schädigende Agens Magenperforationen auftreten. Häufig stellen sich zusätzlich Störungen im Elektrolythaushalt sowie Niereninsuffizienzen ein.

3.4.2 Therapie von Verätzungen

Die Behandlung ist entscheidend von der Lokalisation der Schädigung abhängig. Immer jedoch steht zunächst der Spüleffekt im Zentrum aller Bemühungen. Hat der Kontakt mit einer chemischen Noxe stattgefunden, so muss die Wunde sofort und hinreichend mit Wasser oder anderen Flüssigkeiten gespült werden. Anschließend wird die Wunde wie bei einer Verbrennung mit Salbenauflagen und Gazestreifen versorgt.

Sind die Augen durch einspritzende Substanzen verletzt worden, ist ebenfalls unverzüglich mit reichlich Flüssigkeit zu spülen. Dies geschieht immer vom inneren Augenwinkel her. Der Augenarzt muss danach unverzüglich aufgesucht werden.

Nach oraler Aufnahme wurde früher immer empfohlen, den Patienten erbrechen zu lassen. Dies bewirkt jedoch einen erneuten Kontakt der bereits betroffenen Hautareale und ist daher streng verboten. Auch hier muss reichlich Flüssigkeit verabreicht werden. Bei Säure- oder Laugenintoxikation können Informationen bezüglich möglicher Gegenmaßnahmen bei großen Chemiewerken und den Giftzentralen erfragt werden. Ist das schädigende Agens bekannt, so können neben Spülungen mit Wasser auch Gegenmittel (Antidots) verabreicht werden:

- *Säuren/Laugen*   intensive Spülung mit Wasser
- *Zement*   intensive Spülung mit Wasser

- *Phosphorverbindungen*   2%-iges Kupfersulfat
- *Benzin*   Seife, Wasser
- *Flusssäure*   Kalziumglukonat intraarteriell oder lokal
- *Phenole*   Polyglykol.

Bei oralem Schädigungsweg empfiehlt sich die Frühendoskopie, durch die bereits wichtige Informationen zur Verletzungsfolge bzw. Perforationsgefahr gewonnen werden können. Vorbereitungen zu eventuell notwendigen Teilresektionen von Magen und Ösophagus lassen sich so unverzüglich einleiten.

Nach Ausheilung stellen Narbenschrumpfungen zumeist das nächste schwerwiegende Problem dar. Hochgradige Stenosen verursachen Schluckstörungen, rezidivierendes Erbrechen und Unwohlsein beim Patienten. Oft kann durch Aufdehnung mit speziellen Metall- oder Kunststoffsonden (Bougierungen) eine vorübergehende oder auch länger anhaltende Verbesserung erzielt werden. Ist der Erfolg dieser Maßnahmen unzureichend, so muss auch hier auf resezierende Eingriffe übergegangen werden.

Einen Überblick sämtlicher thermischer und chemischer Hautläsionen gibt die Tabelle 3–1.

Gewebeschäden durch chemische Noxen

Tab. 3–1 Thermische und chemische Läsionen

Art der Schädigung	Ursachen	Klinik	Behandlung/Therapie
Verbrennung	Lokale oder flächenhafte Hitzeschäden (Gegenstände, Flüssigkeiten, offenes Feuer)	Verlauf abhängig von Einwirkdauer und Verbrennungstiefe Rötung, Blasenbildung, Nekrosen, Schmerzen Verbrennungskrankheit	Abhängig vom Verbrennungsgrad Teilabdeckung bis offene Wundbehandlung Nekroseabtragung, passagerer Hautersatz (Kunsthaut) bis zur plastischen Deckung, Antibiose; Narben und Kontrakturbehandlung
Kälteschäden	Unterkühlung bis hin zu Erfrierungen an den Akren sowie ausgedehnter Anteile des Organismus; Kälteschäden an der Luft oder im Wasser	Abhängig von Grad und Dauer der Kälteexposition Rötung, Blasenbildung, Nekrosen Absinken der Körperkerntemperatur; Abnahme des Schmerzempfindens	Blasenbildungen nicht eröffnen, gelegentlich Teilamputationen Regulation der Körpertemperatur durch Wärmezufuhr und erwärmte Infusionen In schwersten Fällen intensivmedizinische Behandlung bis zur Beatmung
Stromunfälle	Elektrische Stromquellen (Haushaltsstrom/Hochspannung), Blitzeinwirkung	Strommarken (Ein- und Austrittsstellen?!) Herzrhythmusstörungen (Asystolie) Muskelnekrosen, tief greifende Verbrennungen	Abschalten der Stromquelle lokale Behandlung der Strommarken EKG-Kontrollen, ggf. Defibrillation evtl. Antiarrhythmika, Intensivbehandlung
Chem. Hautläsionen	Laugen- und Säureeinwirkung	Rötung, Schwellung, Blasenbildung Koagulations- und Kolliquationsnekrosen Schleimhautläsion, starke Schmerzen; zunehmende Defektgröße noch nach Tagen Elektrolytstörungen, Niereninsuffuzienz	Spülung von Defektwunden Gaze- und Salbenauflagen ggf. Kontaktaufnahme mit Giftzentralen und/oder Chemiewerken Orale Spülungen, Bougierungen bei Stenosen im Gastrointestinaltrakt Narbenbehandlung

4 Spezifische Infektionen und Impfschutz

Verletzungen der Haut begünstigen den Eintritt verschiedenster Krankheitskeime. Dabei sind kleinere Wunden oder solche mit Taschenbildungen infektgefährdeter als breite Wundöffnungen, die starke Blutungen oder Wundsekretionen hervorrufen. Schon Mikroläsionen an Fingern oder Zehen können zu einer ausgedehnten Infektion führen mit dem Endstadium eines septischen Erscheinungsbildes.

Eine *Sepsis* bezeichnet die kontinuierliche Überschwemmung des Körpers mit Krankheitskeimen. Dabei kommt es zu einem Zusammenbruch der Immunabwehr, des Gerinnungssystems und im Vollbild zu einem Multiorganversagen. Selbst unter intensivmedizinischer Betreuung muss von einer hohen Mortalitätsrate ausgegangen werden.

Ist nur ein Erreger für eine Infektion verantwortlich, so handelt es sich um eine „spezifische Infektion". Derartige Infektsituationen sind zwar äußerst selten, bei Auftreten jedoch von größter Tragweite für den Patienten. Viele Betroffene versterben trotz intensivmedizinischer Bemühungen.

4.1 Tetanus (Wundstarrkrampf)

Kommt ein Verunfallter mit einer Wunde in die chirurgische Ambulanz eines Krankenhauses, so ist eine der ersten Fragen des Chirurgen die nach dem Tetanusschutz. Es wird allgemein empfohlen, den Impfschutz in regelmäßigen Abständen auffrischen zu lassen und den entsprechenden Impfpass in den Papieren ständig mit sich zu führen.

4.1.1 Erreger und pathophysiologische Aspekte

Beim Erreger *Clostridium tetani* handelt es sich um ein Bakterium, das sich im sauerstoffarmen Milieu vermehrt. Es gehört somit zur Gruppe der Anaerobier. Zwei weitere Aspekte sind von großer Bedeutung:
- Der Erreger ist in der Lage, ein Neurotoxin zu bilden, das eine lähmende Wirkung auf die quer gestreifte Muskulatur und hier besonders die Atemmuskulatur hat.

- Der Erreger kann Sporen bilden – eine gegen desinfizierende Maßnahmen weitgehend resistente Dauerform. Jahrzehntelang kann sie inaktiv bleiben, um dann bei einer Bagatellverletzung das Vollbild einer Tetanuserkrankung hervorzurufen.

Besonders gute Bedingungen findet dieser Keim in zerfetztrandigen Wunden, unter Hautnekrosen und Wunden mit Taschenbildungen. Der Erreger ist ubiquitär anzutreffen, und es ist davon auszugehen, dass jede Wunde mit Tetanuserregern besiedelt ist.

Nicht das Bakterium löst die Krankheitssymptome aus, sondern das Neurotoxin, das über die peripheren Nerven bis ins Rückenmark gelangt. Dort werden die Schaltstellen der Erregungsübertragung enthemmt, so dass es in der quer gestreiften Skelett- und Atemmuskulatur zu einer Dauerkontraktion kommt.

Die Inkubationszeit vom Eintritt des Erregers in die Wunde bis zu ersten Krankheitssymptomen kann zwischen zwei Tagen und einem halben Jahr liegen.

4.1.2 Symptome und Krankheitsverlauf

Charakteristisch für die Tetanuserkrankung sind anfallsartig auftretende Muskelkrämpfe, die durch geringfügige Sinnesreize unverzüglich ausgelöst werden können. Der typische Krankheitsverlauf kann folgendermaßen skizziert werden:
- Verkrampfung der Kau- und Gesichtsmuskulatur bis hin zur Kieferklemme (Trismus) und zu einem maskenartigen Grinsen (Risus sardonicus → Teufelslachen).
- Übergreifen auf die Rumpfmuskulatur innerhalb kurzer Zeit, wobei die Streckmuskulatur des Rückens besonders betroffen ist. Die Überstreckung im Rücken wird auch als Opisthotonus bezeichnet.
- Zuletzt wird die Atemmuskulatur beeinträchtigt, so dass der Tod durch Ersticken droht.
- Infolge der außergewöhnlichen Belastung durch die generalisierten Muskelkräfte tritt Fieber bis 41 °C auf.
- Das Tetanustoxin hat keinen Einfluss auf das Großhirn, so dass es trotz der vorliegenden Symptomatik nicht zu einer Bewusstseinseintrübung des Betroffenen kommt.

4.1.3 Behandlung der Tetanuserkrankung

Aufgrund des Impfverhaltens unserer Gesellschaft tritt die Tetanuserkrankung nur selten auf. Trotz intensivmedizinischer Behandlung verstirbt jedoch jeder zweite Erkrankte.

Neben allgemeinen Maßnahmen wie parenteraler Ernährung, Pneumonie- und Dekubitusprophylaxen, Flüssigkeitsbilanzierung sowie regelmäßigen Kontrollen der Beatmungsparameter können folgende Therapieschwerpunkte abgegrenzt werden:

- Großzügiges Wunddébridement zur Reduktion der in der Wunde befindlichen Tetanuserreger. Die offene Wundbehandlung ist obligat.
- Neutralisierung des Tetanustoxins durch unverzügliche Verabreichung spezifischer Antikörper (Antiserum → Tetagam® N). Es kann nur das ungebundene Toxin neutralisiert werden und nicht das bereits im Nervensystem haftende.
- Eine Antibiotikatherapie sollten nicht nur gegenüber dem Erreger, sondern auch gegenüber pneumonischen Infiltraten eingesetzt werden.
- Muskelrelaxierung und Sedierung senken den Energieverbrauch und setzen die Krampfbereitschaft herab. Zusätzlich kann der Erkrankte von der hektischen Betriebsamkeit einer Intensivstation befreit werden.
- Eine Isolation des Patienten ist erforderlich, um sämtliche Sinnesreize soweit wie möglich zu reduzieren. Tetanus ist nicht ansteckend!
- Kontrollierte Beatmung mit frühzeitiger Tracheotomie in besonders schweren Fällen.

4.1.4 Tetanusprophylaxe und Impfverhalten

Schon alleine die hohe Letalitätsrate (> 50%) bei Auftreten der Tetanuserkrankung macht deutlich, warum ein sorgfältiges Wunddébridement so wichtig ist. Dies trifft vor allem bei stark verunreinigten Wunden, Taschenbildungen sowie nekrotischen Auflagerungen zu, wo Anaerobier ein besonders günstiges Milieu vorfinden.

Die zweite Säule der Prophylaxe stellt in den hoch entwickelten Industrieländern die Tetanusimpfung dar. Hierfür stehen zwei verschiedene Impfstoffe zur Verfügung: ein aktiver (Tetanol®) und ein passiver (Tetagam® N). Einerseits wird auf eine Grundimmunisierung einer breiten Masse der Bevölkerung geachtet, andererseits wird bei Auftreten einer Verletzung der Impfschutz durch Befragen und Kontrolle des Impfpasses überprüft.

Zur Grundimmunisierung sollte innerhalb eines Jahres drei Mal der aktive Impfstoff intramuskulär verabreicht werden. Offiziell wird die Applikation im Schulterbereich (M. deltoideus) empfohlen und nicht mehr die intraglutäale Injektion in der Gesäßregion. Dabei sollten die Mindestzeiträume zwischen den Einzelimpfungen nicht unterschritten werden. Wichtig: Es gibt keine unzulässig großen Abstände zwischen den Impfungen mehr. Jede Einzelimpfung zählt! Auch eine für viele Jahre unterbrochene Gundimmunisierung kann jederzeit fortgesetzt und muss nicht erneut begonnen werden.

Tab. 4–1 Tetanus-Immunprophylaxe im Verletzungsfall

Vorgeschichte der Tetanus-Immunisierung (Anzahl der Impfungen)	Saubere, geringfügig verschmutzte Wunden		Alle anderen Wunden (1)	
	Td oder DT (2)	TIG (3)	Td oder DT (2)	TIG (3)
Unbekannt	Ja	Nein	Ja	Ja
0–1	Ja	Nein	Ja	Ja
2	Ja	Nein	Ja	Nein (4)
3 oder mehr	Nein (5)	Nein	Nein (6)	Nein

(1) Tiefe und/oder verschmutzte (mit Staub, Erde, Speichel, Stuhl kontaminierte) Wunden, Verletzungen mit Gewebezertrümmerung und reduzierter Sauerstoffversorgung oder Eindringen von Fremdkörpern
   – schwere Verbrennungen und Erfrierungen
   – Gewebsnekrosen
   – septische Aborte
(2) Kinder unter 6 Jahren DT, ältere Personen Td (d. h. Tetanus-Diphtherie-Impfstoff mit gegenüber dem DT-Impfstoff verringertem Diphtherietoxoid-Gehalt)
(3) TIG = Tetanus-Immunglobulin, im Allgemeinen werden 250 IE verabreicht; die Dosis kann auf 500 IE erhöht werden; TIG wird simultan mit Td/DT-Impfstoff angewendet
(4) Ja, wenn die Verletzung länger als 24 Stunden zurückliegt
(5) Ja (eine Dosis), wenn seit der letzten Impfung mehr als 10 Jahre vergangen sind
(6) Ja (eine Dosis), wenn seit der letzten Impfung mehr als 5 Jahre vergangen sind

Ohne Zwischenfälle bzw. Verletzungen wird empfohlen, den Impfschutz alle 10 Jahre aufzufrischen. Im Verletzungsfall ist bei unzureichendem Schutz die Tetanus-Immunprophylaxe unverzüglich durchzuführen. Fehlende Impfungen zur Grundimmunisierung müssen entsprechend den Richtlinien ergänzt werden. Es wird allgemein empfohlen, einen Diphtherie-Tetanus-Toxoidimpfstoff zu verwenden. Die Tetanus-Immunprophylaxe im Verletzungsfall kann der Tabelle 4–1 der STIKO (Impfempfehlungen der ständigen Impfkommission am Robert Koch-Institut) in der Fassung von Oktober 1999 entnommen werden. Dabei sind sowohl Angaben zur passiven und aktiven Impfung als auch einige Besonderheiten berücksichtigt.

4.2 Tollwut (Rabies, Lyssa)

Bei der Tollwut handelt es sich um eine viral bedingte Tierkrankheit, die auch auf den Menschen übertragbar ist. Eine Infektion kann über den Speichel von Hunden und Füchsen erfolgen. In Deutschland sind in den letzten 20 Jahren nur wenige Fälle bekannt geworden. Bei ungeimpften Personen liegt die Letalität nach Auftreten der Symptome bei 100%, daher müssen sowohl Ärzte als auch Pflegende sensibilisiert werden, bei Bissverletzungen unbedingt nach Tierart und entsprechenden Umständen der Verletzung zu fragen.

4.2.1 Infektion und Symptome der Tollwut

Bei infizierten Tieren gelangt das Tollwut-Virus über die Mundspeicheldrüsen zum Kauapparat, deshalb begünstigen Bissverletzungen die Virusübertragung. Der Speichel dieser Tiere ist hochinfektiös. Über die entstandene Wunde wandern diese dann entlang der Nervenstränge ins Zentralnervensystem (ZNS), so dass die Symptome vor allem durch neurologische Auffälligkeiten gekennzeichnet sind. Die Inkubationszeit kann zwischen 5 Tagen und einem Jahr betragen. Tritt die Symptomatik erst nach Monaten auf, fällt die Diagnosestellung nicht leicht!

Die Erkrankung nimmt in der Regel folgenden Verlauf:
- Beginn mit uncharakteristischer Unruhe und leichten Wesensveränderungen (Reizbarkeit)
- Schmerzen, Rötung und Empfindungsstörungen im ehemaligen Wundbereich
- Beginn mit Krämpfen der Kau- und Schluckmuskulatur (Schluckstörungen) verbunden mit erhöhtem Speichelfluss
- Zunehmend Tobsuchtsanfälle im Sinne einer inadäquaten Reizantwort → daher auch die Bezeichnung „Tollwut"
- Lähmungserscheinungen sind bereits ein Spätstadium der Erkrankung mit dann infauster Prognose!

4.2.2 Therapie und Impfverhalten

Nach der Bissverletzung muss eine sofortige Wundreinigung zur Keimreduktion vorgenommen werden. Dies kann noch am Ort des Geschehens (falls möglich!) unter fließendem Wasser und unter Verwendung von Seife erfolgen. Anschließend ist unverzüglich ein Arzt aufzusuchen, der eine Wunddesinfektion ggf. mit Débridement vornimmt und die weitere Wundversorgung sichert.

Da sich eine Tollwutinfektion erst gegen Ende der Inkubationszeit sichern lässt, müssen Impfungen bereits im Verdachtsfalle vorgenommen werden. Manchmal kann erst das Auffinden des Tieres, dessen Tötung und ein Virusnachweis endgültige Gewissheit verschaffen. Mit den beschriebenen Maßnahmen lässt sich gleichzeitig die Gefahr weiterer Infektionsfälle verhindern.

Tollwut (Rabies, Lyssa)

Wie bei der Tetanuserkrankung steht auch bei der Tollwut ein aktiver Impfstoff (in Form eines apathogenen Virus) und ein passiver Impfstoff zur Verfügung (humanes Immunglobulin; von geimpften Menschen). Die Erkrankung kann allerdings nur dann verhindert werden, wenn zum Zeitpunkt der Impfung der Erreger noch nicht ins Nervengewebe eingedrungen ist. Folgende Impfsituationen können abgegrenzt werden:

Biss durch Wildtiere oder unbekannte Hunde (Verdachtsfall!)
- Chirurgische Wunddesinfektion und Débridement sowie Infiltration des Wundgebietes mit humanem Immunglobulin
- Unverzügliche Verabreichung des aktiven und passiven Impfstoffes (spätestens 72 Stunden nach Biss). Fortführung innerhalb der nächsten 90 Tage (insgesamt 6 Injektionen).
- Das Verdächtige Tier muss 10 Tage auf Krankheitssymptome tierärztlich überwacht werden. Bei geringsten Hinweiszeichen Tötung des Tieres und Diagnosesicherung.

Biss durch kontrollierbaren Hund
- Beobachtung des Hundes für 5 Tage (am besten tierärztlich kontrolliert).
- Bei Symptomen sofortige Immunisierung des Verletzten (s. o.) und Tötung des Tieres.

Präexpositionell bei infektionsgefährdetem Personenkreis
- Tierärzte, Jäger, Forstpersonal und andere, die in Gebieten mit Wildtiertollwut Umgang mit den Tieren haben
- Personen in Laboratorien mit Tollwutrisiko
- Reisende in Regionen, die für erhöhte Tollwutgefährdung bekannt sind (hohe Zahl streunender Hunde).

Im Zusammenhang mit der Impftätigkeit muss auf die einzelnen Dosierungsschemata der Hersteller hingewiesen werden. Dauerhaft gefährdete Personen brauchen in regelmäßigen Abständen eine Auffrischungsimpfung. Im Labor mit dem Tollwut-Virus arbeitende Personen müssen halbjährlich auf neutralisierende Antikörper untersucht werden.

4.3 Gasbrand

Hierbei handelt es sich um eine bakterielle Infektion durch Clostridien, genauer gesagt dem *Clostridium perfringens*. Charakteristisch ist die Absonderung eines Gewebetoxins und die Gasbildung, die zu einem typischen Knistern der Haut in der Nähe des Wundrandes führen kann.

4.3.1 Erreger und Pathophysiologie der Erkrankung

Wie auch der Tetanuserreger gehört *Clostridium perfringens* zur Gruppe der Anaerobier. Er kommt ubiquitär im Erdreich sowie im Darm von Mensch und Tier vor. Des Weiteren ist er auch in der Lage, Dauerformen (Sporen) auszubilden, die äußerst resistent gegenüber desinfizierenden Maßnahmen sind. Jede verunreinigte Wunde muss damit als potenziell Gasbrand gefährdet gelten!

Fast jede Wunde ist mit Gasbranderregern besetzt, doch eine Vermehrung der Keime mit Ausbildung der typischen Gasbrandsymptomatik entsteht erst bei günstigem Milieu. Dazu zählen:
- Ausgedehnte Weichteilquetschungen mit Mikroläsionen der Haut
- Zerfetztrandige Wunden
- Tief greifende Verletzungen mit Taschenbildung, persistierenden Hämatomen und Seromen
- Nekroseplatten
- Schussverletzungen.

Es handelt sich im Wesentlichen um Verletzungen, die größere Gewebeeinheiten mit hypoxischer bzw. ischämischer Versorgungslage beinhalten.

Durch die Gasbildung kommt es zu einer schnelleren Verteilung der gebildeten Toxine im Gewebe. Ausgedehnte Nekroseareale treten in kürzester Zeit auf.

4.3.2 Krankheitsbild des Gasbrandes

Die Inkubationszeit ist im Vergleich zu den vorangegangenen Erkrankungen oft nur kurz, kann jedoch auch zwischen einigen Stunden und einigen Wochen schwanken mit Schwerpunkt zwischen dem 2. und 4. Tag post infektionem.

Erste Symptome sind starke Schmerzen im Wundbereich mit deutlicher ödematöser Verschwellung. Im Zusammenhang mit dem Gewebetod stellt sich rasch eine dunkle bis schwarze Verfärbung von Haut und Muskulatur ein. Die Gasbildung kann häufig als „Knistern" getastet werden und röntgenologisch durch Lufteinschlüsse im

Gewebe, ähnlich dem Hautemphysem beim Pneumothorax, sichtbar gemacht werden.

Innerhalb weniger Stunden kann sich eine Rötung und Schwellung bei Befall der Extremitäten nach proximal ausdehnen. Beim Übergreifen auf den Rumpf ist die Prognose für den Patienten fast hoffnungslos.

Begleitende Allgemeinerscheinungen wie Schlappheit, Diarrhön, Erbrechen bis hin zu Schockzuständen werden durch die Toxinbildung hervorgerufen. Der Gasbrand an sich ist nicht ansteckend!

4.3.3 Behandlungsprinzipien beim Gasbrand

Wenn Hinweise für einen Gasbrand vorliegen, muss zunächst eine ausreichende chirurgische Wundbehandlung mit großzügigem Wunddébridement sämtlicher Nekrosezonen sowie eine breite Wunderöffnung vorgenommen werden. Bei schweren Allgemeinsymptomen ist eine intensivmedizinische Überwachung mit Schockbekämpfung, Volumensubstitution, Ausgleich des Elektrolythaushaltes, verbunden mit Ein- und Ausfuhrkontrollen indiziert.

Weitere Behandlungsmaßnahmen sind (Tab. 4–2):
- Antibiotikatherapie, zumeist mit Penicillin G möglich
- Behandlung in der Sauerstoff-Überdruckkammer (hyperbare Sauerstofftherapie).

Die genaue Wirkungsweise der Sauerstofftherapie ist nicht bekannt, so dass diese Methode z. T. umstritten ist. In-vitro-Tests belegten eine direkte bakterizide Wirkung gegenüber dem Gasbranderreger bei gleichzeitiger Hemmung der Toxinproduktion. Beide Effekte werden wahrscheinlich durch freie O_2-Radikale hervorgerufen. Daher sollte ergänzend zum chirurgischen Débridement und einer hochdosierten Antibiotikatherapie diese Behandlungsmethode frühzeitig zum Einsatz kommen. Großflächige Wunddefekte werden schließlich plastisch chirurgisch gedeckt.

4.4 Hepatitis- und HIV-Erkrankung

An dieser Stelle wird auf die Gefahren bei der Wundversorgung und den erforderlichen Prophylaxen eingegangen, weniger auf den Verlauf der verschiedenen Virushepatitiden oder die HIV-Erkrankung.

Wird ein Patient mit einer offenen Verletzung z. B. im Rahmen eines Polytraumas in die Klinik eingeliefert, so liegen nicht immer sofort Angaben über Person, soziales

Tab. 4–2 Symptome und Therapie spezieller Wundinfektionen

Erreger	Inkubationszeit	Symptome	Behandlung	Impfung
Chlostridium tetani (Tetanuserreger)	2 Tage – 6 Monate	Kieferklemme, maskenhaftes Grinsen (Risus sardonicus) Opisthotonus, Atemlähmung, Fieber, Lichtempfindlichkeit	Wunddébridement, spezielle Antikörper (Tetagam® N), Antibiotikagabe, Muskelrelaxation, Sedativa, Isolation (nicht infektiös), ggf. Beatmung (Tracheotomie)	Grundimmunisierung Tetanol® 0,5 ml i.m.; Wiederholung nach 6 Wochen und 6 Monaten Verletzungsfall (s. Tab. 3–1)
Chlostridium perfringens (Gasbranderreger)	Stunden – Wochen	Starke Schmerzen im Wundbereich, Ödembildung, Hautverfärbung und Gasbildung (Hautemphysem), Schock, Todesfolge bei Übergreifen auf dem Rumpf	Großzügiges Wunddébridement, intensivmediz. Monitoring, Schockbekämpfung, Antibiotikatherapie (Penicillin G®), Sauerstoff-Überdruckkammer (umstritten!); nicht infektiös, ggf. plastische Hautdeckung	Keine Impfung
Tollwut-Virus (Rabies, Lyssa)	5 Tage – 1 Jahr	Schmerz, Empfindungsstörungen, Rötung im Wundbereich, erhöhter Speichelfluss, Schluckstörungen, Krämpfe der Kaumuskulatur, Durstgefühl, Unruhe, Wesensveränderungen, Tobsuchtsanfälle	Wunddébridement (Wasser, Seife), Wundverband, Immunglobuline (humane) in den Wundbereich applizieren, Impfung bereits im Verdachtsfall	Einmalig aktiver u. passiver Impfstoff nach Exposition (spätestens 72 h nach einem Biss); 5 Folgeimpfungen innerhalb von 90 Tagen; Prophylaxe bei infektionsgefährdetem Personenkreis durch aktive Immunisierung

Umfeld oder Erkrankungen vor. Speziell Bewusstlose sollten nicht ohne Handschuhe versorgt werden, um Kontaminationen mit Speichel, Sekreten oder Blut zu vermeiden. Mikroläsionen an der eigenen Haut kann keiner ausschließen, was bei potenzieller Infektgefahr den Erregerübertritt hervorrufen könnte. Infiziert sich ein Chirurg oder eine Pflegekraft mit einem Hepatitisvirus, das zu einem chronisch-aggressiven Typ zählt oder dem HIV-Virus, so kann es das Ende ihrer beider Karrieren bedeuten.

4.4.1 Arbeitsunfälle und Infektionsgefahr

Während der Arbeit gibt es Situationen mit erhöhter Verletzungsgefahr. Gemeint sind vor allem scharfe oder spitze Gegenstände, die bei Arbeiten mit Wundsekret Infizierter kontaminiert werden können. Manchmal ist auch die Schädigungsquelle nicht sicher abzugrenzen.

Wo sind die Gefahren am größten?

- Krankenhäuser mit ihren Ambulanzen, OP-Sälen, Verbandseinheiten, Funktionsbereichen, etc. Betroffene sind Ärzte, Pflegende oder auch die Reinigungskräfte, die sich an unsachgemäß entsorgten Kanülenspitzen oder kontaminierten Gebrauchsartikeln verletzen können. Gefährdet sind auch Patienten, die Blutübertragungen bzw. Massentransfusionen in Folge eines Polytraumas erhalten.
- Dialyseeinheiten mit ihren Dialysepatienten, die häufig Blutbestandteile transfundiert bekommen, einschließlich des Personals.
- Einsatzorte außerhalb der Kliniken im Rahmen von Unfällen, Straftaten, etc. Gefährdet sind hier Ersthelfer, Rettungssanitäter, Polizisten, Sozialarbeiter und Gefängnispersonal.
- Soziale Brennpunkte mit homosexuell aktiven Personen, Drogenabhängigen sowie Prostituierten.

Treten Arbeitsunfälle auf, bei denen eine Infektion nicht mit Sicherheit ausgeschlossen werden kann, so muss dies unverzüglich gemeldet werden. In chirurgischen Ambulanzen der Krankenhäuser oder D-Arzt-Praxen wird ein durchgangsärztlicher Bericht erstellt, der Unfallhergang, Lokalbefund und therapeutische Maßnahmen beinhaltet. Des Weiteren wird auf labortechnische Besonderheiten wie Hepatitisschnelltest und Antikörpertiter eingegangen.

In Abhängigkeit von den Verletzungsumständen wird noch die Frage einer möglichen HIV-Infektion abgeklärt. Ein HIV-Test darf nur mit Zustimmung des Patienten vorgenommen werden. Über den Unfallhergang wird zusätzlich, falls vorhanden, der Betriebsarzt informiert, der regelmäßig erforderliche Kontrolluntersuchungen und ggf. Impfungen veranlasst.

4.4.2 Impfungen

Die Hepatitis-B-Impfung wird generell allen Personenkreisen empfohlen, die in den bereits oben beschriebenen Arbeitsbereichen tätig sind. Auf einige Spezialfälle soll hier nicht eingegangen werden. Auch Reisenden in Regionen mit hoher Anzahl von Erkrankungsfällen sollte bei längerem Aufenthalt oder engem Kontakt mit den Einheimischen eine Impfung empfohlen werden.

Die Grundimmunisierung erfolgt nach festem Schema zunächst durch drei Einzelgaben. Der Antikörperwert wird 1–2 Monate nach der dritten Dosis kontrolliert:
- Bei anti-HB_S-Werten $<$ 100 IE/l umgehend erneute Impfung (eine Dosis) und erneute Kontrolle
- Bei anti-HB_S-Werten $\geq$ 100 IE/l Auffrischimpfung (eine Dosis) nach 10 Jahren.

Polytraumatisierte, die Massentransfusionen erhalten, lassen sich oft nur unzureichend schützen. Übertragen wird hier meist nicht das Hepatitis-B-Virus, sondern das Hepatitis-C-Virus, welches oft mit einer chronisch fortschreitenden und aggressiven Form der Leberentzündung einhergeht. Ein wirksamer Impfstoff liegt bislang noch nicht vor. Das Gleiche gilt natürlich auch für die HIV-Infektion!

5 Sonstige Weichteil- und Gelenkverletzungen

Wundbegriff und Wundversorgung haben einen besonderen Stellenwert in der Unfallchirurgie. Im folgenden Abschnitt werden auch weitere mögliche Weichteilschäden näher beleuchtet.

Bei Verletzungen kommen häufig Kombinationsverletzungen vor; selten lassen sich Reinformen von Verletzungsarten ausmachen. Der Schädigungsgrad hängt im Wesentlichen von Art, Dauer und Intensität der einwirkenden Gewalt ab. So kann zum Beispiel eine Schädelprellung, bei der ein stumpfer Gegenstand den Verunfallten trifft, durch punktuelle Krafteinwirkung zu einer Platzwunde mehr oder weniger großen Ausmaßes führen. Ebenso können Quetschungen der Haut mit oder ohne Epithelschädigung einhergehen.

Nachfolgend wird auf Schädigungsarten eingegangen, die nicht unbedingt mit einer Verletzung des Oberflächenepithels auftreten müssen:
- Prellungen (Kontusionen)
- Verstauchung, Zerrung (Distorsionen)
- Quetschungen.

Die Frakturen werden im Zusammenhang mit erforderlichen pathophysiologischen Aspekten in Kapitel 6 beschrieben.

5.1 Prellungen (Kontusionen)

Bei einer Prellung oder Kontusion trifft in der Regel ein Teil des Körpers mit einer Fläche oder einem Gegenstand zusammen. Dabei ist die Kraftrichtung (Körper → Gegenstand oder Gegenstand → Körper) ohne wesentliche Bedeutung. Das Verletzungsausmaß ist immer abhängig von Form und Geschwindigkeit des auftreffenden Gegenstandes sowie Größe und Lage der kontaktierten Körperoberfläche.

5.1.1 Schädigungsmöglichkeiten und Diagnostik

Bei dem Begriff der Prellung versteht der Laie meist eine harmlose Verletzung. Je nach Schädigungsart können sich daraus jedoch lebensbedrohliche Zustände entwickeln.

Am häufigsten sind Prellungen, die lediglich zu einer Verletzung der Haut führen. Das Schädigungsmuster erstreckt sich von Prellmarken mit Rötung und Hämatomverfärbung bis hin zu ausgedehnten Ergussbildungen bei Gefäßschädigung. Letztere müssen aufgrund der Gefahr von Druckläsionen der Umgebung häufig operativ entlastet werden.

Verletzungen am Schädel können den Bewusstseinszustand des Patienten wesentlich beeinträchtigen und ein so genanntes Schädel-Hirn-Trauma hervorrufen. Treten dabei intrazerebrale Blutungen auf, sind Dauerschäden oft nicht zu umgehen. Die Lebensqualität nach einem solchen Ereignis ist abhängig von der Zeitdauer zwischen Trauma und Beginn der ersten Behandlungsschritte, aber auch von der Verordnung und Durchführung adäquater Rehabilitationsmaßnahmen.

Eine weitere große Gruppe ist die der stumpfen Verletzungen im Bereich der Rumpfregion. Herausragend sind Thoraxverletzungen mit einer Schädigung von Rippen und Lungengewebe, die je nach Ausprägung zur respiratorischen Insuffizienz führen und eine Beatmung des Verunfallten nach sich ziehen können. Größere Einblutungen oder auch Kontusionsverletzungen des Herzens mit höhergradigen Herzrhythmusstörungen können die Folge sein. Abrisse von Luftröhre und Hauptbronchien führen häufig zum Tod des Verletzten. Im Bereich des Abdomens sind insbesondere Milzrupturen oder Verletzungen der Bauchspeicheldrüse gefürchtet, die eine operative Revision unerlässlich machen. Insgesamt muss sich der im Rumpfbereich schwer verletzte Patient einer mehr oder weniger langen intensivmedizinischen Behandlung unterziehen.

Die Vielzahl möglicher Gelenkverletzungen mit und ohne knöcherne Beteiligung darf man nicht vergessen. Bei direkten Anpralltraumen sind Knorpelschäden an den Gelenkflächen möglich. Diese werden nicht immer sofort erkannt, wenn es nicht unmittelbar nach dem Unfallereignis zu einer Ergussbildung kommt.

Welche diagnostischen Mittel stehen zur Verfügung?

Dies sind:
- *Haut*   Ultraschalluntersuchung
- *Schädel*   Röntgen nativ, CCT bei V.a. intrazerebrale Schädigung
- *Rumpf*   Ultraschalluntersuchung, Peritoneallavage, Röntgen nativ zum Ausschluss freier Luft (Organperforation?); CT Thorax/Abdomen, Verlaufskontrollen (zweizeitige Organrupturen sind möglich!)

- *Gelenke*   Röntgen nativ, Gelenkpunktion, CT oder ggf. MRT (bessere Darstellung von Weichteilschäden).

5.1.2 Behandlungsmöglichkeiten beim Kontusionstrauma

Einfache Kontusionen an der Haut werden konservativ behandelt, d. h. durch Hochlagerung und Kühlen einer betroffenen Extremität. Des Weiteren können Medikamente auf rein pflanzlicher Basis oder auch nichtsteroidale Antiphlogistika zum Abschwellen verabreicht werden. Körperliche Schonung ist die Grundvoraussetzung für einen schnellen Rückgang der Schwellneigung.

Lässt sich klinisch und sonographisch eine größere fluktuierende Resistenz im Sinne einer Einblutung nachweisen, so ist zur Infektprophylaxe eine Entlastungsinzision mit anschließender Drainage erforderlich. Daraus folgen häufig bessere kosmetische Resultate als Defektheilungen nach therapierten infizierten Hämatomen. Begleitend empfehlen sich ebenfalls die bereits beschriebenen Maßnahmen der konservativen Behandlung.

Sind Gelenke betroffen, so muss zunächst das Ausmaß der Schädigung festgestellt werden. Oft zeigt sich eine schmerzbedingte Bewegungseinschränkung des Gelenkes. Wird sie durch einen erheblichen Gelenkerguss hervorgerufen, so ist unverzüglich eine Entlastungspunktion vorzunehmen. Bei blutigem Erguss eventuell noch mit zusätzlichen Fettaugen muss an schwerwiegende Gelenkschäden gedacht werden. Hier sind weitere diagnostische Untersuchungen (MRT) oder therapeutische Maßnahmen (diagnostische oder operative Arthroskopie) angezeigt.

Die Therapie beim Schädel-Hirn-Trauma sowie die stumpfer Thorax- und Abdominalverletzungen wird gesondert besprochen (siehe Kapitel 12 und 13).

5.2 Verstauchung, Zerrung (Distorsion)

Verstauchungen oder Zerrungen entstehen durch plötzliche Druck-, Zug- oder Überdehnungsbeanspruchung einzelner Körperabschnitte. Derartige Verletzungen kommen nicht nur beim Sport oder im Beruf, sondern auch im Haushalt vor.

Zwei Verletzungstypen lassen sich grundsätzlich unterscheiden:
- Zerrung von Muskeln mit oder ohne Sehnenverletzungen
- Distorsion einzelner Gelenke mit Verletzung kapsulärer sowie bandartiger Strukturen.

Verstauchung, Zerrung (Distorsion)

Der sportliche Bereich gewinnt aufgrund des Freizeitverhaltens des Menschen eine immer größere Bedeutung. Neben Zerrungen an den Extremitäten sind auch Bauchdecken- oder Leistenzerrungen möglich. Sehnenverletzungen ohne Einwirkung spitzer oder stumpfer Gegenstände sind zumeist degenerativer Natur, d. h., sie werden durch jahrelange Belastungen und strukturelle Umwandlungen hervorgerufen.

Verletzungen der Gelenke machen sich oft als Folge von Drehtraumen bemerkbar. Sie treten sowohl an den oberen als auch an den unteren Extremitäten auf. Die Verletzung des oberen Sprunggelenkes ist wohl die häufigste Gelenkverletzung überhaupt. Sie kann von einer Läsion des Kapsel-/Bandapparates bis hin zu einer knöchernen Mitbeteiligung der Sprunggelenksgabel reichen. In großer Zahl kommen auch Verletzungen am Fuß und Handbereich mit Distorsionen im Finger- und Zehenbereich vor.

5.2.1 Klinik und Diagnostik von Distorsionsverletzungen

Zerrungen der Muskulatur gehen mit mehr oder weniger großen Strukturdefekten einher. Die Verletzung kann von Faserrissen mit diskreten Einblutungen bis hin zu Muskelbündelrissen reichen: Der Verletzte kann oft exakt die Lokalisation des maximalen Schmerzpunktes beschreiben. Das verletzte Areal ist gekennzeichnet durch eine umschriebene Schwellneigung mit Druckschmerz und häufig deutlicher Hämatomverfärbung. Ausgedehnte Risse können als tastbare Lücke palpiert werden.

Neben dem Palpationsbefund steht als wenig belastende Untersuchungsmaßnahme der Ultraschall zur Verfügung. Konturunterbrechungen der Muskelfiederung können auf Muskelrisse hindeuten, echoarme Strukturen weisen auf mehr oder weniger große Einblutungen hin. In ähnlicher Weise lassen sich auch Sehnenverletzungen diagnostizieren, wo ebenfalls tastbare Lücken nachweisbar und Konturunterbrechungen sonographisch gut darstellbar sind.

Gelenkdistorsionen verursachen Schädigungen, die in Abhängigkeit von der Wucht der Überdehnung verschiedene Symptome aufweisen:
- Verschwellung mit Verstreichen der Gelenkkonturen
- Hämatomverfärbung, z. T. verbunden mit Gelenkergüssen
- Fehlstellungen im Gelenk durch Luxation oder knöcherne Verletzung.

Häufig gibt eine genaue klinische Untersuchung mit Palpation und Funktionsdiagnostik bereits einen Hinweis für die vorliegende Verletzung. Zusätzlich stehen Ultraschall- und Röntgenuntersuchungen zur Verfügung, um Gelenkergüsse oder Frakturen zu sichern. Mit gehaltenen Röntgenaufnahmen im Seitenvergleich können über eine vermehrte Aufklappbarkeit des geschädigten Gelenkes Bandrupturen nachgewiesen werden.

5.2.2 Therapieprinzipien bei Zerrungen und Distorsionen

In leichteren Fällen einer Zerrung oder Gelenkdistorsion werden Salbenverbände angelegt (z. B. Heparinsalben oder solche mit Antiphlogistikazusatz → Voltaren®, Diclofenac®) und die Verwendung trockener Kälte empfohlen. Hierzu eignen sich insbesondere spezielle Geleinheiten oder auch Kühlaggregate, die jedoch niemals direkt auf die Haut gelegt werden sollten, um lokale Kälteschäden zu vermeiden. Aufpassen müssen Verletzte mit bekanntem Diabetes oder Alkoholkrankheit. Das Schmerz- und Kälteempfinden ist aufgrund von peripheren Polyneuropathien reduziert. Eine zwischenzeitliche Hochlagerung begünstigt den Rückgang einer bestehenden Schwellneigung.

In schweren Fällen mit Verletzung an den unteren Extremitäten empfiehlt sich die Verordnung und Verwendung von Gehhilfen. Bei Frakturen oder massiven Verschwellungen, verbunden mit Gelenkergüssen sind ruhigstellende Verbände (z. B. Gipsschienen, Orthesen, Schlauchverbände, etc.) sinnvoll.

Luxationen und Subluxationen lassen sich gelegentlich auch ohne Operation reponieren. Oft ist die intravenöse Gabe eines Schmerzmedikamentes und/oder eines Muskelrelaxans indiziert. Dislozierte knöcherne Verletzungen oder Sehnenrupturen sollten einer operativen Korrektur zugeführt werden.

5.3 Quetschungen

Wie bereits angedeutet können Quetschungen trügerisch sein. Nicht immer wird am Unfalltag das gesamte Verletzungsausmaß sichtbar, insbesondere dann, wenn keine vital bedrohlichen Zustände ein sofortiges Eingreifen erforderlich machen. Oft ist die Tiefenausdehnung der Gewebsschädigungen ausgedehnter als vermutet. Es kann vorkommen, das nach Stunden oder auch Tagen eine ruhiggestellte Extremität plötzlich partielle nekrotische Veränderungen aufweist. Gefürchtet sind Infektionen, die bis hin zum Extremitätenverlust führen können.

Worauf lässt sich das zurückführen?

Am Tage des Traumas können in der Tiefe Gefäßstrukturen irreversibel geschädigt werden. Andernfalls sind Verschwellungen mit Kompression der Weichteile in der Lage, sekundär Ernährungsdefizite von Muskulatur und Haut hervorzurufen.

Je nach Verletzungsschwere können Quetschungen auch lebensbedrohliche Zustände auslösen. Dabei sind verschiedenste Verletzungsmuster und -kombinationen möglich. Hierzu zählen:

- Schwere Kopfverletzungen mit der Folge eines Schädel-Hirn-Traumas
- Thoraxverletzungen mit knöcherner Beteiligung, Lungenkontusionen, Pneumo- und Hämatothorax, Contusio cordis (Herzbeuteltamponade, etc.)
- Verletzung der Bauchdecke mit Schädigung intraabdomineller Organe (Rupturen, Perforationen)
- Verletzungen der Wirbelstrukturen bis hin zum Querschnitt jeder denkbaren Höhe
- Traumatische Amputationen an den Gliedmaßen, partiell bis hin zum Komplettverlust.

Diagnostisch stehen neben der eingehenden klinischen Untersuchung wiederum alle sonographischen und röntgenologischen Verfahren zur Verfügung. Ergänzend ist bei neurologischen Defiziten auf eine fachgerechte konsiliarische Untersuchung hinzuweisen. Durchblutungsprobleme lassen sich durch zusätzliche dopplersonographische oder angiographische Untersuchungsverfahren objektivieren.

5.3.1 Therapeutische Maßnahmen bei Quetschungen

Sind unmittelbar nach der Quetschung bereits Nekroseareale erkennbar, so ist unverzüglich ein ausgedehntes Débridement anzustreben. Kommt es erst im weiteren Verlauf zu nekrotischen Hautveränderungen, so wird in der Regel so lange gewartet, bis sich der geschädigte Bereich demarkiert. Ein Débridement ist deshalb so wichtig, weil Nekrosen irreversibel geschädigte Bezirke darstellen und sekundäre Infektsituationen weitere Beeinträchtigungen des Herz- und Kreislaufsystems nach sich ziehen können. Größere Wundareale mit guter Granulation werden vorübergehend mit Hautersatzstoffen abgedeckt, bis eine endgültige plastische Hautdeckung vorgenommen werden kann. Ist die Durchblutungssituation einer Extremität unzureichend und können entstandene Defektzonen nicht adäquat gedeckt werden, so sind gelegentlich Amputationen erforderlich.

Entstandene Hämatome in Muskulatur und Subkutangewebe werden zur Reduzierung der Gewebespannung durch Inzision und Drainage entlastet. Wundheilungsstörungen machen oft Revisionseingriffe unumgänglich.

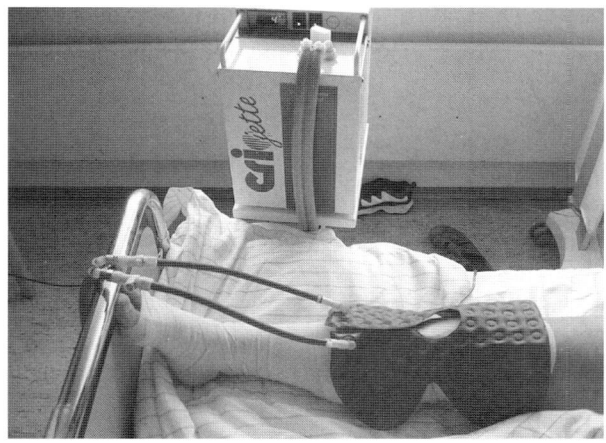

Abb. 5-1
Symptomatisch abschwellende Therapie mit Hilfe des Kryojets. Auf ca. 3-4 °C gekühltes Wasser wird in ständiger Zirkulation gehalten

Thorax- und Abdominalverletzungen bedürfen bei Organschäden einer Thorakotomie oder einer Laparotomie. Die Schädigungen können ein ähnliches Ausmaß annehmen, wie bei den bereits angesprochenen schweren Prellungen.

Frakturen an Extremitäten ohne Dislokation können durch eine äußere Schienung vorübergehend ruhiggestellt werden. Stärkere Fehlstellungen bedürfen einer osteosynthetischen Rekonstruktion.

Neben den beschriebenen Maßnahmen ist auch hier eine begleitende symptomatische Therapie mit Hochlagerung, Kryotherapie sowie Medikamenten zur Schmerzreduktion und Abschwellung dringend angeraten (Abb. 5-1).

6 Frakturlehre

Es gibt kaum einen Menschen, der während seines Lebens keine knöcherne Verletzung erleidet. Der menschliche Körper besteht aus über 100 verschiedenen Knochen, die im Wesentlichen zwei verschiedenen Knochentypen zugeordnet werden können:
- Flache bzw. platte Knochen
- Röhrenknochen.

In der Frakturversorgung lassen sich verschiedenste Behandlungsmöglichkeiten ableiten, die im speziellen Teil der Unfallchirurgie näher erläutert werden (s. S. 82).

Eine frische knöcherne Verletzung entsteht am häufigsten durch eine direkte oder indirekte Gewalteinwirkung von außen. Unter indirekten Einflussgrößen versteht man insbesondere Überdehnungs- und Biegungsbeanspruchungen im Bereich der oberen oder unteren Extremitäten. In der Regel handelt es sich um ein plötzlich auftretendes Ereignis, wobei die Elastizitätsgrenze des Knochens überschritten wird.

Ausnahmen stellen kontinuierliche über längere Zeit einwirkende Druckbelastungen dar, die zu so genannten Ermüdungsbrüchen führen können. Dazu gehören z. B. die Marschfrakturen bei Soldaten oder auch Mittelfußfrakturen bei Marathonläufern.

Ein Knochen kann jedoch auch durch krankhafte Veränderungen gefährdet sein. Geringste Kräfte sind dann in der Lage, knöcherne Verletzungen auszulösen. Auch Spontanfrakturen treten auf. In folgenden Situationen lässt sich eine vermehrte Knochenbrüchigkeit nachweisen:
- Angeborene Syndrome mit vermindertem Kalksalzgehalt des Knochens (z. B. Glasknochenkrankheit → Osteogenesis imperfecta)
- Störungen der Nebenschilddrüsenfunktion (Hyperparathyreoidismus) mit vermehrtem Knochenabbau durch Beeinträchtigung des Calcium-Phosphat-Stoffwechsels
- Primäre Knochentumoren mit zystischen Veränderungen und Ausdünnung der Knochenkortikalis
- Knochenmetastasen bei Tumoren anderer Lokalisation (Mamma-, Nierenzell-, Prostata-, Bronchial-Karzinom)
- Diffuse osteoporotische Veränderungen der Knochen im Alter; vermehrt bei Frauen durch hormonelle Umstellungen im Östrogenhaushalt

- Medikamentöse Einflüsse, die zu einem Knochenabbau führen (z. B. regelmäßige Einnahme von Kortisonpräparaten, Laxantienabusus, Schilddrüsenhormone, etc.) sowie andere sekundär relevante endokrine Störungen und Erkrankungen
- Längerfristige Immobilisation z. B. nach schweren Verletzungen
- Mangelernährung, insbesondere in den ärmeren Ländern der Erde.

Knöcherne Verletzungen gehen mit einer Konturunterbrechung des Knochens einher, wobei nicht immer der gesamte Knochenquerschnitt betroffen sein muss. Den entstehenden Bruchspalt bezeichnet man auch als *Bruch-* bzw. *Frakturlinie*.

6.1 Frakturminteilung

Frakturen sollten nach Aussehen und in Abhängigkeit von der Ursache beschrieben werden. Daneben gibt es zumeist noch Unterschiede in der näheren Differenzierung. Natürlich werden in der Pflege häufig andere Kriterien zugrunde gelegt als dies bei Ärzten aus einer unfallchirurgischen Abteilung der Fall ist. Bei der letzteren Gruppe wird die Zuteilung bereits in der Voraussicht der operativen Versorgung vorgenommen, wo z. T. spezielle Therapieverfahren in Abhängigkeit von der Verletzungsschwere entwickelt wurden.

Bei der Frakturklassifikation wird die Art der Gewalteinwirkung und damit verbunden der Frakturverlauf, die Anzahl vorliegender Fragmente, eine Beurteilung der Weichteilverhältnisse sowie spezielle Frakturformen zugrunde gelegt. Kindliche Frakturen weisen einige Besonderheiten auf, die ebenfalls dargestellt werden sollten.

6.1.1 Bedeutung der Gewalteinwirkung für den Frakturverlauf

Die einwirkende Kraft kann direkt auf eine bestimmte Körperregion auftreffen oder indirekt durch Zug- oder Biegebeanspruchungen. Es kommt zu einer Verletzung, wenn die Elastizitätsgrenze des Knochens überschritten wird.

Die *direkte Gewalteinwirkung* geht zumeist von Stößen, Schlägen oder auch Schussverletzungen aus. Entscheidend für das Ausmaß der Schädigung sind Kraft und Fläche der Gewalteinwirkung. Neben einfachen Frakturlinien ohne wesentliche Dislokation kann es zu Impressionsverletzungen (z. B. am Schädel), Trümmerfrakturen bis hin zu ausgedehnten Defektzonen kommen.

Wie bereits angesprochen, sind bei knöchernen Verletzungen Frakturlinien oder auch nur Konturunterbrechungen erkennbar. Hierbei lässt sich folgende Einteilung vornehmen:

- Quer-, Längs- oder Schrägfrakturen
- Spiralfrakturen
- Mehrfragmentfrakturen
- Etagen- oder Stückfrakturen
- Trümmerfrakturen.

Indirekte Gewalteinwirkungen haben im Alltag einen außerordentlichen Stellenwert. Sämtliche Distorsionstraumen sind bei plötzlichem Auftreten in der Lage, neben Weichteilschäden auch eine knöcherne Mitbeteiligung hervorzurufen. Häufige Verletzungsmuster sind:

- *Biegungsfrakturen*; Überschreiten der Elastizitätsgrenze auf der konkaven Seite durch Zug und auf der konvexen Seite des Knochens durch Druck. Dabei wird auf der konkaven Seite zumeist ein Knochenkeil ausgesprengt.
- *Drehbruch, Torsionsfraktur*; der an einem Ende fixierte Knochen wird einer Drehbewegung ausgesetzt (typische Verletzung beim Skifahrer)
- *Abrissfrakturen*; ein starker Muskelzug kann zu einem knöchernen Ausriss am sehnigen Ansatz des Muskels führen
- *Abscherfrakturen*; hervorgerufen durch das gegeneinander gleiten zweier knöcherner Anteile (zumeist in Gelenknähe).

6.1.2 Dislokation von Frakturen

In die Frakturbeschreibung geht unmittelbar die Frakturstellung ein. Stehen die Frakturenden nicht mehr übereinander und lässt sich eine deutliche Verschiebung feststellen, so spricht man von einer *dislozierten Fraktur*. Röntgenbilder ermöglichen lediglich eine zweidimensionale Darstellung der Fraktur. Um einen räumlichen Eindruck von der Frakturausdehnung zu erhalten, werden Aufnahmen in zwei Ebenen angefertigt, wobei der Strahlengang insbesondere bei den Extremitätenaufnahmen senkrecht aufeinander steht.

Folgende Formen der Frakturdislokation lassen sich abgrenzen:

- *Achsverschiebungen*; die Frakturen können seitlich abgeknickt sein, so dass es zu einer Varus-(O-Bein)- oder Valgus-(X-Bein)-Fehlstellung kommt. Es sind allerdings auch Verschiebungen nach vorn oder hinten (Antekurvation bzw. Rekurvation) möglich.
- *Seitverschiebungen*; ohne Abknickung der Achse. Es lässt sich meist eine Stufenbildung im Frakturbereich tasten.
- *Rotationsfehlstellungen*; bei mäßiger Fehlstellung bereits mit dem bloßen Auge sichtbar. Radiologisch lassen sich diese Dislokationen nicht immer eindeutig

nachweisen. Bei der Osteosynthese sollte eine möglichst anatomiegerechte Korrektur vorgenommen werden.
- *Verlängerung/Verkürzung*; die Frakturenden haben meist jeglichen Kontakt zueinander verloren. Bei Verlängerung im Vergleich zur Gegenseite sind die Frakturenden in Längsrichtung voneinander abgewichen, bei der Verkürzung gleiten die Frakturenden aneinander vorbei.
- *Stauchungsverletzungen*; treten häufig bei Stürzen aus großer Höhe oder Anprallverletzungen mit großer Wucht auf. Es muss dabei keine wesentliche Dislokation im Sinne der zuvor beschriebenen Veränderungen bestehen. Diese Frakturtypen werden auch als *impaktierte Frakturen* bezeichnet.

6.1.3 Frakturen und Weichteilstatus

Frakturen gehen immer auch mit einer Weichteilverletzung einher, die jedoch mehr oder weniger stark ausgeprägt sein kann. Größtenteils liegt keine direkte Verbindung der Frakturenden mit der Umgebung vor. Es handelt sich dann um eine *geschlossene Fraktur*.

Auf zwei verschiedene Arten kann es zu einer Oberflächenverletzung der Haut mit freiliegenden knöchernen Anteilen kommen. Zum einen ist die Gewalteinwirkung so groß, dass ausgedehnte zerfetztrandige und tiefe Wunden entstehen, andererseits sind scharfkantige bzw. spitze Frakturfragmente in der Lage, die Haut zu durchspießen. Man spricht dann von einer *offenen Fraktur*. Diese lässt sich wiederum in drei Schweregrade einteilen:
- *Schweregrad I:* Durchspießung eines Frakturfragmentes von innen nach außen ohne wesentliche weitere Weichteilschäden.
- *Schweregrad II:* Durchtrennung der Haut von außen über einer Frakturzone. Insgesamt jedoch keine ausgedehnte Weichteilschädigung.
- *Schweregrad III:* Tief greifender Weichteilschaden mit sichtbaren knöchernen Anteilen. Neben der Haut sind weitere Gewebeanteile geschädigt.

6.1.4 Kindliche und spezielle Frakturformen

Frakturen im Kindesalter unterscheiden sich wesentlich von Frakturen erwachsener Unfallopfer. Gemeint ist hier weniger das Frakturausmaß, das bei Kindern je nach Trauma ähnlich sein kann, sondern vielmehr der Frakturverlauf in Abhängigkeit von morphologischen Besonderheiten. Die Knochenstruktur ist im Wachstumsalter wesentlich lockerer aufgebaut und die Elastizitätsgrenze außerordentlich hoch. Dies wird vor allem durch die noch sehr elastische Knochenhaut (Periost) hervorgerufen. Kommt es in Folge einer erhöhten Biegebeanspruchung zu einer Fraktur, so ist oft die Knochenhaut noch teilweise oder komplett intakt. Es kommt zu einem Abknicken des Knochens ohne Unterbrechung der Kontinuität. Vergleiche mit dem Verbiegen eines jungen Astes werden zur Erklärung oft herangezogen. Auch hier ist es meist schwer, diesen komplett zu zerbrechen. Daher werden Frakturen mit komplett oder partiell erhaltenem Periostschlauch als so genannte „*Grünholzfrakturen*" bezeichnet.

Zu den weiteren Besonderheiten im Wachstumsalter zählen die noch vorhandenen Wachstumszonen, die auch als *Epiphysenfugen* bezeichnet werden und in Gelenknähe lokalisiert sind. Der Verschluss der Wachstumsfugen ist je nach Knochen unterschiedlich. Um Fehldiagnosen zu vermeiden, muss der Chirurg die genaue Lage dieser Wachstumszonen kennen. Die Einteilung von *Epiphysenverletzungen* erfolgt nach einem zeitgenössischen englischen Chirurgen und wird als *Aitken-Klassifikation* bezeichnet:

- *Aitken 0*   Epiphysenlösung ohne weitere erkennbare Frakturlinie; knöcherner Versatz in Höhe der Wachstumsfuge
- *Aitken I*   Ablösung der Epiphyse mit zusätzlichem metaphysären Fragment
- *Aitken II* Reine Epiphysenfraktur mit Teilablösung im Bereich der Wachstumsfuge
- *Aitken III* Frakturverlauf durch die Epiphyse mit zusätzlichem metaphysären Keil.

Es lassen sich noch weitere spezielle Frakturformen abgrenzen. Dazu gehören Fissuren und auch die so genannten „Flake fractures".

Fissuren sind Konturunterbrechungen im Röntgenbild, die nicht den kompletten Knochenquerschnitt betreffen. Man trifft sie in der Regel an der Schädelkalotte, gelegentlich aber auch an Extremitätenknochen. Die Klinik trägt oft zur Entscheidung bei, ob eine röntgenmorphologische Veränderung als Fissur gewertet wird und weitere Maßnahmen (z. B. ruhigstellende Orthesen, Gipsverbände) erforderlich sind.

Eine „*Flake fracture*" bezeichnet eine Abscherfraktur im Bereich einer Gelenkfläche. Häufig sind Knie- oder oberes Sprunggelenk betroffen und können unbehandelt zu schweren Gelenkdestruktionen führen.

6.1.5 AO-Klassifikation

Die Abkürzung AO geht aus der in der Schweiz gegründeten „Arbeitsgemeinschaft für Osteosynthesefragen" hervor, die sich bereits in den 50er Jahren mit Prinzipien der Frakturversorgung bei den langen Röhrenknochen beschäftigte. Es entstand eine Klassifikation, die nach und nach von vielen unfallchirurgischen Abteilungen in der ganzen Welt zur Einteilung der erlittenen Frakturen verwendet wird. Sie ermöglicht dem Arzt, den Schweregrad einer Fraktur festzulegen und gibt Hinweise für deren beste Behandlungsmöglichkeit.

In den folgenden Jahrzehnten ist es gelungen, durch ständige Innovation die Entwicklung geeigneter Osteosyntheseverfahren, einschließlich des entsprechenden Instrumentariums, voranzutreiben. Seit fast 40 Jahren werden spezielle AO-Kurse nicht nur für Chirurgen, sondern auch für Operationsschwestern, veranstaltet, die als Basis- und Fortgeschrittenenkurse Instrumentarien und OP-Technik einzelner Frakturtypen vermitteln. Durch praktische Übungen soll der Umgang mit dem Osteosynthesematerial vereinfacht werden.

Mit der AO-Klassifikation werden alle Frakturen eines Röhrenknochens nach Schweregrad, entsprechend der morphologischen Komplexität sowie der Frakturlokalisation (proximal, Schaftregion oder distal) eingeteilt. Bei ausreichender Erfahrung sind schließlich Aussagen zum Schwierigkeitsgrad der Frakturversorgung und zur Prognose möglich.

Am Anfang einer Frakturklassifikation befindet sich ein zweistelliger Zahlenkode, der Auskunft über den verletzten Knochen und die Frakturlokalisation (s. o.) gibt. Die Komplexität der Fraktur wird nach dem entsprechenden Schweregrad in die Hauptgruppen A-C unterteilt mit jeweils drei weiteren Gruppen und nochmals drei Untergruppen. Als Beispiel soll die diaphysäre Fraktur des Femurs mit dem Kode 32-B2.1 näher betrachtet werden:

- 3 → Femur
- 2 → Diaphyse
- B → Keilfraktur
- 2 → Biegungskeil
- 1 → subtrochantär.

Nach diesem Muster werden sämtliche Frakturen der langen Röhrenknochen eingeteilt. Bezüglich weiterer Einzelheiten wird auf die einschlägige Literatur sowie spezielle Klassifikationstafeln verwiesen, die in den einzelnen Abteilungen zum Teil ausliegen.

6.2 Symptome und Diagnostik knöcherner Verletzungen

Frakturen sind aufgrund ihrer Komplexität in der Lage, ein buntes Muster unterschiedlichster Symptome zu entwickeln. Doch nicht nur der Frakturtyp selber, sondern auch die Konstitution, das Alter sowie der Leidensdruck des Verunfallten tragen zur Diagnose bei. So kann es zum Beispiel vorkommen, das erst nach Wochen eine knöcherne Verletzung entdeckt wird, weil ein Patient anfänglich glaubte, eine Prellung zu haben und wegen anhaltender Beschwerden schließlich doch einen Arzt aufsuchte, der dann erst weitere diagnostische Maßnahmen einleitete.

6.2.1 Symptome und Klinik von Frakturen

Erste Hinweise für eine knöcherne Verletzung können bereits aus der Befragung des Verunfallten (Anamnese) herrühren. Manchmal wird von einem lauten und hörbaren Knacken oder Knirschen berichtet und dies in Verbindung mit einem starken und anhaltenden Schmerz. Je nach Art der einwirkenden Gewalt kann es zu einer mehr oder weniger starken Schwellung kommen. In Gelenknähe tritt häufig eine Einschränkung der Beweglichkeit hinzu. Liegen gleichzeitig Gefäßverletzungen vor oder ist die Fraktur verschoben, entwickelt sich im Gewebe ein Hämatom, das zur Schwellung beiträgt und oft eine Hautverfärbung hervorruft.

Einfach erkennen lässt sich eine Fraktur durch eine abnorme Stellung (Fehlstellung) einer Extremität in nicht gelenkbildenden Anteilen des Knochens. Kommt es zu ausgedehnten Weichteilverletzungen, so lassen sich gelegentlich Knochenfragmente abgrenzen, die entweder die Haut durchspießen oder in der Tiefe einer Wunde erkennbar sind.

Insgesamt werden bei der klinischen Untersuchung des Patienten sichere und unsichere Frakturzeichen unterschieden. Unter sicheren Frakturzeichen werden jene zusammengefasst, die eine Diagnosestellung bereits vor weiteren apparativen Untersuchungen ermöglichen. Letztere dienen dann lediglich zur Feststellung der Frakturausdehnung, von Begleitverletzungen und zur Therapieplanung.

Sichere Frakturzeichen

- Fehlstellung im Frakturbereich durch Verschiebung der Frakturenden mit abnormer Beweglichkeit
- Manuell nachweisbare oder hörbare Knochenreibegeräusche (Krepitation)
- Sichtbare knöcherne Fragmente nach Hautdurchspießung oder in Wunden.

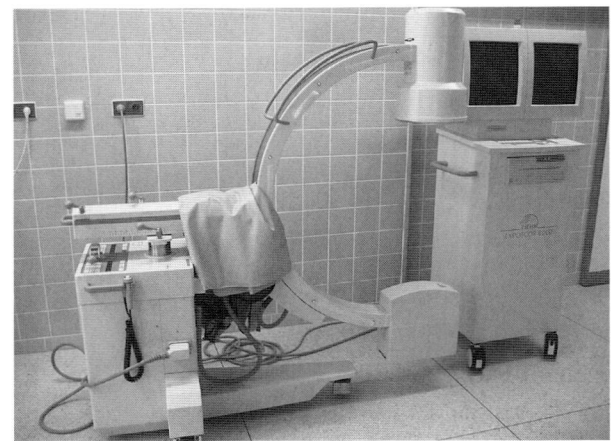

Abb. 6–1
Reichen konventionelle Röntgenaufnahmen nicht zur exakten Frakturbeurteilung aus, so kann eine Durchleuchtung der betreffenden Region zur weiteren Klärung des Verletzungsmusters beitragen. Auch funktionelle Untersuchungen sind hiermit möglich

Unsichere Frakturzeichen

- Schwellungszustand im verletzten Hautareal oder über Gelenken
- Angabe starker Schmerzen
- Ausgedehnte Weichteilhämatome
- Bewegungseinschränkung einer verunfallten Extremität.

6.2.2 Diagnostische Möglichkeiten zum Frakturnachweis

Hat man aufgrund der Beschreibungen des Verunfallten sowie der klinischen Untersuchung den Verdacht auf das Vorliegen einer knöchernen Verletzung, so sind weitere diagnostische Maßnahmen erforderlich. Die einfachste Untersuchung stellt die *konventionelle Röntgenuntersuchung* dar. Eine Aufnahme in einer Ebene reicht dabei nicht aus. Immer sollte darauf geachtet werden, dass die Untersuchung eines frakturverdächtigen Bezirkes durch zwei senkrecht aufeinander gestellte Aufnahmen erfolgt. Manchmal sind auch zusätzliche Ziel- oder Schrägaufnahmen erforderlich, da Fissuren oder auch geringfügige Impressionen vorliegen können, die sich z. B. nur an einer Seite eines Röhrenknochens befinden (Abb. 6–1).

Bei komplexen Verletzungen mit Gelenkbeteiligung wurden früher zumeist *konventionelle Schichtaufnahmen* angefertigt, die zur weiteren Therapieplanung verwendet wurden. Sie werden infolge technischer Neuerungen immer mehr durch *CT-Untersuchungen* mit dreidimensionaler Rekonstruktionsmöglichkeit abgelöst. Des Weiteren reduzieren gepulste Untersuchungsverfahren und computertechnische Berechnungen die Strahlenbelastung erheblich.

Begleitverletzungen der Weichteile (Muskel- und Sehnenverletzungen) lassen sich gut durch die *Kernspintomographie* (MRT) diagnostizieren. Auch intraartikuläre Schäden der Gelenkflächen, Menisken oder Bandläsionen kommen ohne die Verwendung von Röntgenstrahlen zur Darstellung.

Ein Trauma kann zusätzlich zur Fraktur auch die Verletzung großer Gefäße nach sich ziehen. Nach intravenöser oder intraarterieller Injektion eines Kontrastmittels lässt sich mit einer *Angiographie* eine Gefäßwandverletzung exakt lokalisieren.

Gelegentlich kommen auch Patienten mit unklaren Schmerzzuständen bei gleichzeitigem Vorliegen einer malignen Grunderkrankung oder mit einer diffusen Osteoporose. Hier kann eine *Knochenszintigraphie* zum Aufdecken einer so genannten pathologischen Fraktur beitragen.

Nicht immer lassen sich Begleitverletzungen unmittelbar nach dem Unfallereignis erkennen. Daher sind bei konservativer Frakturbehandlung oder nach operativen Maßnahmen engmaschige Kontrollen von Motorik, Sensibilität und Durchblutung erforderlich. Der behandelnde Chirurg ist neben eigenen Befundkontrollen von der Beobachtungsgabe des Pflegepersonals abhängig. Bei jeder pflegerischen Maßnahme, die am Patienten durchgeführt wird, sollte auch ein Augenmerk auf Hautverfärbungen (Blässe oder livide Verfärbung) gerichtet werden. Neu auftretende Schmerzzustände oder Sensibilitätsstörungen müssen ernst genommen, dokumentiert und dem zuständigen Arzt unverzüglich mitgeteilt werden.

6.3 Pathophysiologische Aspekte zur Frakturheilung

Beim Knochen handelt es sich nicht, wie man meinen könnte, um ein festes und unveränderliches Gebilde, das seine Form durch Knochenzellen beibehält. Ganz im Gegenteil! Der Knochen ist unter den Einwirkungen der Umwelt (Belastungen, Ruhepausen) ständigen Veränderungen ausgesetzt. Die Form des Knochens wird in der Regel durch ein Gleichgewicht aufbauender (Osteoblasten) sowie abbauender (Osteoklasten) Knochenzellen beibehalten. Jede Störung, wie z. B. Druckbelastungen oder Verletzungen (Frakturen) können Strukturveränderungen bzw. Deformitäten hervorrufen.

Ist es zu einer Fraktur gekommen, so sind neben den Osteoblasten auch spezielle Bindegewebszellen in der Lage, Knochengewebe nachzubilden. Entscheidend für die Frakturheilung ist immer die Stellung der Frakturenden zueinander. Oft müssen die Verhältnisse durch den Chirurgen mit der Frakturreposition verbessert werden, um ein akzeptables Ergebnis zu erreichen. Selten kommt es zu einer direkten knöchernen Überbrückung der Fraktur ohne Ausbildung eines primären Ersatzgewebes (Kallus!).

6.3.1 Direkte (primäre) Frakturheilung

Die Bruchenden müssen hierzu exakt und möglichst stufenlos aufeinander stehen. Häufig ist dies bei unvollständigen Frakturen gegeben, wie z. B. Fissuren oder Grünholzfrakturen im Kindesalter. In anderen Fällen müssen geschlossene oder offene Repositionen, oft verbunden mit einer stabilen Osteosynthese, die Voraussetzung für eine ungestörte Knochenbruchheilung schaffen. Der Bruchspalt kann dann direkt über die bereits erwähnten Osteoblasten überbrückt werden.

Liegen die Frakturenden direkt aneinander, so spricht man von einer *Kontaktheilung*. Ist der Frakturspalt geringer als 0,5 cm, so wird auch der Begriff der Spaltheilung verwendet.

6.3.2 Indirekte (sekundäre) Frakturheilung

Diese Form der Frakturheilung lässt sich mit der allgemeinen Wundheilung vergleichen. Auch hier können verschiedene Phasen ausgemacht werden:
- *Entzündungsphase* mit Einsprießen von Blutgefäßen sowie knochenbildenden und abbauenden Zellen. Gleichzeitig wird das Frakturhämatom allmählich resorbiert. Auch das Gerinnungssystem wird unter Bildung eines Fibringerüstes aktiviert.
- In der *Granulationsphase* (4–6 Wochen) kommt es über eine Kollagenbildung von Seiten der Fibroblasten und Osteoblasten, unter Mitwirkung des Kalziumstoffwechsels (Parathormon und Vitamin D), zur Ausbildung eines „frühen Kallus".
- Die *Mineralisationsphase* sorgt für eine zunehmende Aushärtung des Kallus und kann 3–4 Monate in Anspruch nehmen.
- Als Letztes schließt sich die *Remodellingphase* an, die je nach Frakturlokalisation und -versorgung unterschiedlich lang sein kann. In dieser Phase wird der weichere Ersatzknochen (Geflechtknochen) zum festen und regulären lamellären Knochen umgebildet. Die Dauer dieser Phase beträgt zwischen 6 und 24 Monaten.

6.3.3 Heilungsdauer von Frakturen

Wesentliche Voraussetzungen für eine ungestörte Frakturheilung sind z. T. bereits beschrieben worden. Dazu zählen:
- Fachgerechte möglichst exakte Frakturreposition
- Beachtung einer ausreichenden Durchblutung der Frakturenden
- Angemessene Ruhigstellung der Fraktur
- Erhalt der Keimfreiheit bei offenen Verletzungen.

Tab. 6–1 Heilungsdauer von Knochenbrüchen beim Erwachsenen

Fraktur	Heilungsdauer
Schädel	
Gesichtsschädelknochen	ca. 4 Wochen
Obere Extremitäten	
Schlüsselbein	3– 4 Wochen
Oberarmkopf	3– 6 Wochen
Oberarmschaft	6– 8 Wochen
Oberarm (Kondylenregion)	4– 6 Wochen
Unterarmschaft	6– 8 Wochen
Unterarm distal	4– 5 Wochen
Handwurzel	12–14 Wochen
Mittelhand und Finger	3– 5 Wochen
Rumpf	
Brustbein	ca. 4 Wochen
Rippen	ca. 4 Wochen
Becken	ca. 12 Wochen
Untere Extremitäten	
Oberschenkelhals-/Trochanterregion sowie subtrochantär	10–14 Wochen
Oberschenkelschaft	8–12 Wochen
Oberschenkel distal und proximaler Unterschenkel	10–12 Wochen
Patella	8–10 Wochen
Distales Schienbein	10–14 Wochen
Fußwurzel und Mittelfuß	4– 6 Wochen

Neben diesen grundsätzlichen Regeln sind weitere Besonderheiten zu beachten. Wichtig ist das Alter des Patienten: Je jünger der Verunfallte ist, desto kürzer ist bei gleicher Verletzung die Ausheilungsphase der Fraktur. Gleichzeitig können Fehlstellungen bei Kindern im Zuge der anschließenden Rehabilitation besser ausgeglichen werden, ohne operative Maßnahmen anwenden zu müssen.

Eine Operation führt nicht immer zum besten Endergebnis. Andererseits kann eine lange Ausheilungsphase, insbesondere älteren Patienten, oft nicht zugemutet werden. Dabei muss vor allem an die Oberschenkelhalsfraktur gedacht werden, bei der durch frühzeitige operative Behandlung (Osteosynthese oder Endoprothetik) die Letalitätsrate erheblich gesenkt werden konnte.

Die Heilungsdauer knöcherner Verletzungen bei Erwachsenen beträgt zwischen 6 und 12 Wochen, wobei die kürzere Dauer der oberen Extremität zugeordnet werden kann. Eine Ausnahme bildet am Handskelett die Kahnbeinfraktur, die eine Ausheilungsphase von 12–16 Wochen in Anspruch nimmt. Bei einem Kind kann eine Fraktur je nach Alter bereits nach der Hälfte oder einem Drittel der oben angegebenen Zeit verheilt sein (Tab. 6–1).

6.4 Krankheitsbilder bei gestörter Frakturheilung

Nicht immer werden die Voraussetzungen zu einer ungestörten Frakturheilung beachtet. Das kann verschiedene Gründe haben:
- Der behandelnde Arzt klärt den Patienten unzureichend über Fraktur, Vorgehen, erforderliches Verhalten und Heilungsdauer auf.
- Der Verunfallte beginnt zu früh mit unsachgemäßer Belastung oder sportlicher Betätigung (fehlende Compliance!). Eventuell wurde auch zuvor der intellektuelle bzw. soziale Status des Betroffenen falsch eingeschätzt.
- Kritische Wundsituationen werden falsch eingeschätzt und nur unzureichend antibiotisch abgedeckt. Sowohl eine fehlende Medikamentenverordnung als auch ein Mangel an Disziplin bei der Antibiotikaeinnahme können zu einer Knochenmarksentzündung (Osteomyelitis) führen.
- Die Nichtbeachtung der psychischen Situation des Verunfallten kann das Entstehen dystropher Störungen (Knochenschwund, trophische Störungen der Haut, etc.) begünstigen.

Niemals darf nur die Fraktur alleine im Mittelpunkt der Behandlung stehen. Der Mensch muss mitsamt seiner psychischen, sozialen und beruflichen Situation ins Behandlungskonzept einbezogen werden.

6.4.1 Pseudarthrosen (Falschgelenkbildung)

Liegen die Frakturenden nicht exakt aneinander, so erfolgt die Ausheilung über die indirekte Knochenbruchheilung. Das heißt, es tritt zunächst ein Knochenersatzgewebe auf, welches bei entsprechenden Umbauprozessen zur Ausheilung führt. Störungen in der frühen Phase der Knochenbruchheilung, hervorgerufen durch insuffiziente Ruhigstellung, eventuell ausgedehnte Knochendefekte, Mangeldurchblutung oder auch Infekte behindern die endgültige Ausbildung der erforderlichen Knochenbrücke.

Zeigt sich 4–6 Monate nach dem Unfallereignis bzw. der osteosynthetischen Versorgung keine feste knöcherne Überbauung, so nennt man dies auch eine *verzögerte Knochenbruchheilung*. Ein vorzeitiger kompletter Stillstand des Heilungsprozesses wird auch als Falschgelenk oder *Pseudarthrose* bezeichnet.

Klinisch fällt eine abnorme Beweglichkeit der ehemaligen Frakturzone auf. Schmerzen treten dabei nicht immer auf. Die Diagnosestellung wird durch eine radiologische Untersuchung untermauert und kann zusätzlich durch eine Szintigra-

phie (Mehrbelegung im Frakturbereich) unterstützt werden. Dabei können zwei Typen der Pseudarthrose unterschieden werden:
- *Hypertrophe Pseudarthrose*; überschießende Kallusbildung mit beidseitiger Abdeckelung der Frakturenden. Sie entsteht bei ausreichender Durchblutung, jedoch fehlender oder unzureichender Ruhigstellung.
- *Atrophe Pseudarthrose*; mangelnde Kallusbildung mit zunehmender Distanzierung der Frakturenden im Verlauf. Sowohl Durchblutung als auch Ruhigstellung waren unzureichend.

Das therapeutische Vorgehen ist abhängig vom Pseudarthrosetyp. Bei der hypertrophen Pseudarthrose wird der bestehende Frakturspalt nach Anfrischen durch eine überbrückende Plattenosteosynthese ruhiggestellt. Fehlt Knochensubstanz, wie bei der atrophen Pseudarthrose, so wird neben der Osteosynthese zusätzlich Knochensubstanz (Spongiosa) in den Bereich der Defektzone transplantiert. Günstig ist hier die Eigenspongiosa (autologe Spongiosa), z. B. vom Beckenkamm des Verunfallten.

6.4.2 Osteomyelitis (Knochenmarksentzündung)

Es handelt sich um eine bakterielle Entzündung des Knochenmarks, die zumeist durch Staphylokokken hervorgerufen wird.

Gelangt der Erreger über eine Defektzone der Haut in den Knochen, so handelt es sich um eine *exogene Osteomyelitis*. Dieser kann einerseits durch offene Frakturen, andererseits durch operative Eingriffe in den Knochen gelangen. Ist der Körper des Verunfallten geschwächt (hohes Alter, Pneumonie, Sepsis), so können Erreger über die Blutbahn in den Knochen gelangen und die Entstehung einer Osteomyelitis begünstigen. Man bezeichnet diesen Infekt des Knochens dann auch als *endogene Osteomyelitis*.

Folgende Charakteristika lassen sich bei einer Osteomyelitis abgrenzen:
- Lokale Entzündungszeichen (Schmerzen, Rötung, Schwellung, Überwärmung und Funktionseinschränkung)
- Uncharakteristische Fieberschübe
- Laborspezifische Auffälligkeiten (CRP-, BSG-Erhöhung sowie der Nachweis einer Leukozytose)
- Bei chronischen Formen Fistelbildungen zur Haut.

Röntgenmorphologisch zeigen sich Entzündungen des Knochens erst nach einigen Wochen durch Aufhellungen bzw. Stanzdefekte am Knochen. Szintigraphische Untersuchungen sind nur bei Osteomyelitisverdacht beim intakten Knochen sinnvoll, denn bei Frakturen erfolgt bereits infolge von knöchernen Umbauprozessen eine Mehranreicherung verabfolgter radioaktiver Partikel.

Ist eine Osteomyelitis gesichert, so schließt sich zumeist eine langwierige Behandlungsphase an, die Jahre oder Jahrzehnte andauern kann. Daher ist dieses Krankheitsbild bei jedem Chirurgen auch so gefürchtet.

Der Infektherd muss komplett ausgeräumt und häufig mehrfach revidiert werden. Dabei werden zumeist gleichzeitig Antibiotika-haltige Ketten oder auch Spül-Saug-Drainagen eingelegt. Letzteres ist für die Pflegekräfte sehr anspruchsvoll, da das System in ständigem Fluss gehalten werden muss. Jeder Verhalt muss unverzüglich korrigiert werden. Bereits eingesetztes Osteosynthesematerial ist komplett zu entfernen. Ist die Fraktur noch nicht ausreichend verheilt, kann eine Stabilisierung durch eine äußere Fixationsvorrichtung (Fixateur externe) erfolgen. Abstriche werden entnommen und eine hochdosierte Antibiotikatherapie nach Austestungsergebnis (Antibiogramm) eingeleitet.

6.4.3 Frakturkrankheit – was versteht man darunter?

Hierunter werden verschiedene Knochen- und Weichteilprozesse zusammengefasst, die mit einer Atrophie der Gewebearten einhergehen. Es sind so genannte dystrophe Störungen, die zumeist aus einer Dysbalance auf- und abbauender Prozesse resultieren. Einige Veränderungen sind noch reversibel, andere führen beim Fortschreiten bis hin zu einem Funktionsverlust einer Extremität.

Ursächlich liegen meist ausgedehnte Knochen- und Weichteildefekte zugrunde, die eine ausreichend lange Immobilisationsphase nach sich ziehen. Aber auch die psychische Situation des Verunfallten mit z. T. übersteigertem Angstgefühl muss berücksichtigt und ins Therapiekonzept einbezogen werden.

Infolge der Ruhigstellung einer Extremität lassen sich nicht nur Knochenentkalkungen und Muskelatrophien abgrenzen, sondern auch der Kapsel-Band-Apparat leidet darunter. Werden die Gelenke nicht bewegt, so entstehen Schrumpfungsprozesse der umliegenden Weichteile, die zu hochgradigen Bewegungsdefiziten führen. Ödematöse Verquellungen der Weichteile sind oft Folge von Durchblutungsstörungen.

Die Kunst ist es, einen Mittelweg zu finden, zwischen erforderlicher Ruhigstellung und funktioneller Übungsbehandlung. Jedes Therapiekonzept kann nur dann eingesetzt werden, wenn nicht lebensbedrohliche Verletzungen zu einer wesentlichen Einschränkung des Verunfallten führen. Der Arzt hat eine Überwachungsfunktion und koordiniert die Schritte der Rehabilitation.

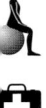

Neben der Mitarbeit des Patienten ist vor allem die „aktivierende Pflege" des Stationspersonals anzuführen. Entscheidend ist jedoch die möglichst früh einsetzende und intensive physiotherapeutische Übungsbehandlung. Ist eine Fraktur übungsstabil, so kann eine frühfunktionelle Behandlung der betreffenden Extremität eingeleitet werden. Bei weiterem konservativen Vorgehen stehen isometrische Übungen zur Muskelkräftigung im Vordergrund.

Im Folgenden soll auf zwei Sonderformen der Frakturkrankheit eingegangen werden:

Sudeck-Dystrophie

Bei der Sudeck-Erkrankung handelt es sich um einen posttraumatischen Folgezustand mit dystrophen Veränderungen, insbesondere an den oberen Extremitäten (Unterarm und Hand!). Erstmals wurde dieses Krankheitsbild durch den Hamburger Chirurgen Paul H. Sudeck (1866–1945) im Jahre 1900 beschrieben. Die Ursache für das Auftreten ist ungeklärt. Es werden neurovaskuläre Dysregulationen als Entstehungsursache angenommen. Auffällig ist eine Häufung nach wiederholten Repositionsversuchen und zu früh einsetzender Nachbehandlung gelenknaher Verletzungen.

Die Erkrankung verläuft bis zum Vollbild in drei Stadien, wobei das erste und zweite Stadium unter entsprechender Therapie voll reversibel ist!

Stadium I (bis 8 Wochen nach dem Trauma)

Auffällig sind eine teigige Verschwellung, Bewegungsschmerzen und der nächtliche Ruheschmerz. Der Muskeltonus ist herabgesetzt und das Haar-/Nagelwachstum häufig vermehrt!

Therapie: Zunächst Ruhigstellung und Antibiotikagabe

Stadium II (8 Wochen bis 1 Jahr)

Nachlassen der Schwellneigung sowie der Schmerzen. Beginn von trophischen Störungen der Haut, Muskulatur und Auftreten einer fleckförmigen Knochenentkalkung.

Therapie: Entzündungshemmende und durchblutungsfördernde Medikamente; intensive Physiotherapie

Stadium III (Vollbild dystropher Störung)

Einsteifung des betroffenen Gelenkes durch massive Schrumpfungsprozesse bis hin zur Gebrauchsunfähigkeit. Röntgenmorphologisch diffuse Osteoporose.

Therapie: Keine Rückbildung möglich. Gegebenenfalls plastisch chirurgische Korrektur zur Verbesserung der Gelenkbeweglichkeit.

Entscheidend ist bei dieser fortschreitenden Erkrankung die Früherkennung und Einleitung der oben beschriebenen Maßnahmen. Nur so kann das Vollbild der Gelenkversteifung vermieden werden.

Volkmann-Kontraktur (ischämische Kontraktur)

Wie bei der Sudeck-Dystrophie kommt es auch hier, wie der Name schon sagt, zu Weichteilverkürzungen. Dies wird durch Druckerhöhungen im Gewebe hervorgerufen, mit der Folge von Durchblutungsstörungen und Nervenläsionen. Endogene Ursachen sind ausgedehnte Frakturhämatome oder Ödeme, exogen muss immer an einen zu eng angelegten Gipsverband gedacht werden.

Das Endstadium der Volkmann-Kontraktur bezeichnet eine Beugekontraktur („Klauenhand") des Handgelenkes. Luxationen der Ellenbogengelenke, auch verbunden mit knöchernen Verletzungen, führen zu Muskelnekrosen mit der Folge narbiger Verkürzungen.

Folgende Krankheitssymptome sind bezeichnend für die Entwicklung der Volkmann-Kontraktur:
- Plötzlich einsetzender akuter und bohrender Schmerz
- Verhärtung des Gewebes mit starker Berührungsempfindlichkeit
- Allmählich einsetzende Sensibilitätsstörungen
- Minderperfusion des Gewebes mit zunehmender Bewegungseinschränkung.

Therapeutische Maßnahmen bestehen in einer Druckentlastung mit Verbesserung der Durchblutungssituation. Ein probates chirurgisches Mittel ist die Faszienspaltung, wenn die Druckerhöhung eines Muskelkompartments allmählich ansteigt. Sensibilitätsstörungen stellen bereits ein spätes Stadium ischämischer Zustände dar, die durch regelmäßige Druckmessungen möglichst vermieden werden sollten! Ist ein Gipsverband zu eng angelegt, so muss dieser unverzüglich entfernt werden!

6.5 Therapie knöcherner Verletzungen

Die Frakturbehandlung verläuft bei dislozierten Verletzungen immer nach dem gleichen Muster. Dabei lassen sich drei Säulen voneinander abgrenzen.

Fraktureinrichtung (Reposition)

Ist ein gutes Repositionsergebnis ohne Schnittführung möglich, so sollte geschlossen mit Zug- und Gegenzug das bestmögliche Ergebnis angestrebt werden. Weichteilinterponate machen häufig ein operatives Vorgehen unumgänglich. Hier kann die Schmerzausschaltung über eine Vollnarkose oder Leitungsanästhesie erfolgen.

Ruhigstellung der Fraktur (Retention)

Fixation des Repositionsergebnisses nach geschlossener Reposition durch einen Gipsverband oder einen Fixateur externe. Bei offenen Repositionen kommen verschiedenste Osteosyntheseverfahren zur Anwendung.

Funktionelle Behandlung (Rehabilitation)

Die Wiederherstellung der ursprünglichen Funktion wird durch intensive Physiotherapie, ambulant oder stationär angestrebt. Frühfunktionelle Übungsbehandlungen sollen Gewebeatrophien oder Gelenkversteifungen vermeiden.

Mit Zunahme des Alters gewinnt die operative Frakturversorgung dislozierter Verletzungen an Gewicht. Bei Erwachsenen bewegt sich die Rate der operativen Verfahren bei annähernd 50 %, während bei Kindern nur 10–20 % operativ versorgt werden müssen.

6.5.1 Gipsruhigstellung

Gipsverbände stellen eine Sonderform der Stützverbände dar und dienen zumeist der Ruhigstellung einer Extremität. Nicht immer muss eine Verletzung vorliegen, die zur Gipsanlage führt. Folgende Indikationen können abgegrenzt werden:
- Knöcherne Verletzungen nach offener und geschlossener Reposition
- Tief greifende Weichteilschäden
- Muskel-, Sehnen- oder Bandverletzungen (offen oder geschlossen)
- Ruhigstellung nach orthopädischen Korrektureingriffen
- Starke Schwellungszustände mit Funktionseinschränkung der Gelenke oder entzündliche Veränderungen.

Bei Frakturen ermöglicht ein Gips die notwendige Ruhigstellung der Frakturenden in physiologischer Stellung. Nach einer frischen Verletzung wird in der Regel erst eine Gipsschiene angelegt, um Druckläsionen durch eine anschließende Schwellung möglichst zu vermeiden (Abb. 6–2). Nach einigen Tagen kann die Vervollständigung zu einem Rundgips erfolgen, da sonst der Schwellungsrückgang das Auftreten von Dis-

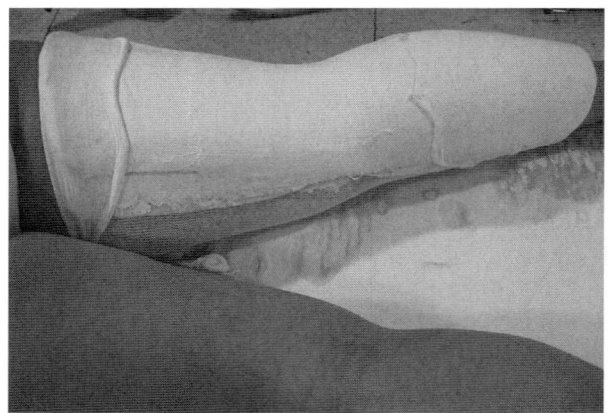

Abb. 6–2
Anlage einer Tutorgipsschiene zur Ruhigstellung des verunfallten Kniegelenkes. Zirkuläre Gipsverbände müssen bei frischen Verletzungen bei noch zu erwartender Schwellneigung unbedingt vermieden werden

lokationen ermöglicht. Ist nach Operationen ein Wundgebiet nicht hinreichend abgeheilt, so kann zur besseren Wundkontrolle ein Gipsfenster angelegt werden.

Wird nach einem Unfallereignis eine Fraktur festgestellt, so muss der Verletzte zunächst über Sinn und Zweck der Gipsanlage informiert werden. Die Hautverhältnisse werden inspiziert, um Hautausschläge oder Infektionen nicht zu übersehen. Gelegentlich werden aus forensischen Gründen auch Photos angefertigt, um den Ausgangszustand zu dokumentieren. Nagellack und Schmuck sollten zuvor entfernt werden, denn sie behindern die sichere Beobachtung und Beurteilung der Haut nach Anlage des Gipsverbandes. Vor der Rundgipsanlage sollten Pflaster und Nahtmaterial entfernt sein. Die Haut wird zunächst immer gründlich gereinigt und getrocknet.

Die Gipsverbände werden entweder vom behandelnden Arzt und einer Pflegekraft angelegt oder an speziell ausgebildete Krankenpfleger/-schwestern delegiert. Aufsicht und Endkontrolle obliegen immer dem ärztlichen Personal.

Vollständig getrocknet ist ein konventioneller Gips erst nach mehr als 24 Stunden. Dies ist dem Patienten mitzuteilen. Auf den Pflegestationen wird empfohlen, als Bettschutz vorübergehend eine Wasser undurchlässige Unterlage ins Bett zu legen.

Wodurch lassen sich Schwellungszustände vermeiden bzw. deren Rückgang beeinflussen?
- Hochlagerung auf speziellen Lagerungsschienen oder Kissen
- Bei Verletzung der oberen Extremität kann durch Perforation der Gipsschiene am distalen Ende und Einziehen einer Binde die Schiene z. B. an einer Bettvorrichtung hochgehängt werden. Blut- und Lymphabfluss werden so verbessert.

- Verabreichung abschwellender und antientzündlicher Medikamente (Traumanase forte®, Reparil®, Voltaren®, etc.)
- Eisbehandlung (Eisbeutel, spezielle Kühlmanschetten).

Wird ein Patient aufgrund der Verletzungsschwere oder auch geplanter weiterer Maßnahmen stationär aufgenommen, so hat die Pflegekraft besondere pflegerische Aufgaben:

- Regelmäßige Kontrolle der Durchblutung der verletzten Körperregion. Dazu gehört auch das Palpieren der Pulse distal des Frakturbereiches und die Kontrolle der Haut auf Blässe, Blauverfärbung sowie deren Temperatur (Kälte?).
- Befragen des Patienten zur Sensibilität. Besteht ein Taubheitsgefühl oder sind Schmerzen vorhanden, die evtl. auf eine Druckschädigung hinweisen?
- Kontrolle der nicht eingegipsten Gelenke auf Schwellungszustände und Beweglichkeit.
- Information des Patienten über Probleme, die bei der Gipsruhigstellung auftreten können. Nur so kann die Pflegekraft frühzeitig über Veränderungen informiert sein und schnelle Hilfe eingeleitet werden.

Gibt es Anzeichen für einen gestörten Verlauf, muss der behandelnde Arzt unverzüglich unterrichtet werden.

Besonders ältere Patienten mit Gipsverbänden der unteren Extremität sind häufig in der Mobilität eingeschränkt und haben Probleme, das Gleichgewicht des Körpers zu halten. Sie brauchen meist Hilfe beim Aufstehen und Laufen mit Gehbock oder Unterarmgehhilfen. Daher muss darauf hingewiesen werden, dass bei den ersten Geh- und Stehversuchen eine Pflegeperson anwesend ist und Hilfestellung leistet.

Bei Gipsverbänden an der oberen Extremität treten Probleme auf, wenn der Verunfallte nicht sicher auf den eigenen Füßen stehen kann und sich beim Laufen an Wand oder Geländer fest halten muss. Insbesondere ältere Menschen vergessen manchmal ihr Handicap und kommen häufig zu Fall. Auch das Essen kann zum Problem werden. Vor allem Verunfallte mit Oberarm-, Unterarmschienen und Abduktionsverbänden benötigen oft Hilfestellung bei der Nahrungszubereitung und -aufnahme.

Ankleiden und Körperpflege des Patienten müssen meist vorbereitet und unterstützt werden. So kann die Pflegekraft darauf achten, dass alle Waschutensilien an der „gesunden" Seite am Waschbecken liegen und Plastiksäcke als Gipsschutz beim Duschen angeboten werden (Cave: Rutschgefahr!). Gleichzeitig werden Ratschläge zu sinnvoller Kleidung gegeben.

6.5.2 Extensionsbehandlung zur Frakturruhigstellung

Bei dieser Methode der Frakturruhigstellung wird durch eine äußere Zugvorrichtung ein ständiger Zug auf die Fraktur ausgeübt. Damit soll die Muskelkraft, die auf die Frakturenden ausgeübt wird und zur Frakturdislokation führt, aufgehoben werden. Gleichzeitig macht man sich die Eigenschaft der Elastizität des Kapsel-Band-Apparates (sog. *Ligamentotaxis*) zunutze, um eine möglichst anatomiegerechte Frakturstellung zu erreichen.

Noch vor 10–15 Jahren wurden diese Extensionen gehäuft bei Oberschenkelhalsfrakturen oder Frakturen der Rollhügel am proximalen Oberschenkel angelegt. Die Letalitätsrate war bei oft tagelangem Zuwarten nicht unerheblich. Mit der Entwicklung moderner Osteosyntheseverfahren wurde diese Form der initialen Ruhigstellung zunehmend verdrängt.

Es gibt jedoch auch heute noch Umstände, in denen vorübergehend bis zur Frakturversorgung eine Extension angelegt werden muss. Dazu zählen:
- Operationstechnische oder intensivmedizinische Engpässe (Anlage bis zum nächsten Tag oder über das Wochenende bis zur definitiven Frakturversorgung)
- Hohes Alter des Patienten mit reduziertem Allgemeinzustand. Kardiale oder zerebrale Einschränkungen machen den Patienten nicht operationsfähig.
- Starker Schmerzzustand bei Frakturdislokation und eingeschränkter Operabilität.

Das Musterbeispiel für die Extensionsbehandlung ist die Drahtextension. Sie wird in der Regel bei Verletzungen an der unteren Extremität angelegt, um vorübergehend bei bereits oben beschriebenen Situationen einer Verkürzung im Frakturbereich entgegen zu wirken.

In Abhängigkeit von der Frakturlokalisation wird in Lokalanästhesie ein dicker Metallstift (Kirschner-Draht) unterhalb der Fraktur quer durch den Knochen geführt. Er kann auch weiter peripher an der betroffenen Extremität eingebracht werden. Geeignete Stellen sind:
- Kondylenbereich des Oberschenkelknochens
- Schienbeinkopf
- Fersenbein.

An den Metallstift wird ein Metallbügel angebracht und der Stift durch eine Spannvorrichtung auf Vorspannung gebracht. Anschließend wird der Metallbügel über einen Rollenzug an einer Haltevorrichtung am Bettende befestigt. Mit einem Gegengewicht wiederum soll dem Muskelzug entgegen gewirkt werden. Es beläuft sich auf ca. 10–15 % des Körpergewichtes.

Zu speziellen Extensionsverfahren gehören die
- *Pflasterzugextension*, die noch gehäuft bei Oberschenkelfrakturen des Kleinkindes (bis 7. Lebensjahr) angewendet wird. Die Beine werden in einer so genannten „Overhead"-Position mit frei schwebendem Gesäß befestigt. Das Verfahren wird zunehmend durch intramedullär eingebrachte Federnägel ersetzt, die eine deutliche Verbesserung der Alltagssituation erbringen und eine frühzeitige Klinikentlassung ermöglichen.
- *Crutchfield-Extension*. Sie stellt eine Notfallversorgung bei Luxationen bzw. Frakturen oder auch Kombinationsverletzungen im Bereich der Halswirbelsäule dar. Über die Anlage von Bohrlöchern in der Schädelkalotte (Tabula externa) wird eine Haltevorrichtung befestigt, mit der ein Dauerzug auf die verletzte HWS ausgeübt wird. Sie wird nur vorübergehend bis zur endgültigen Versorgung belassen und soll neurologischen Ausfällen entgegenwirken.

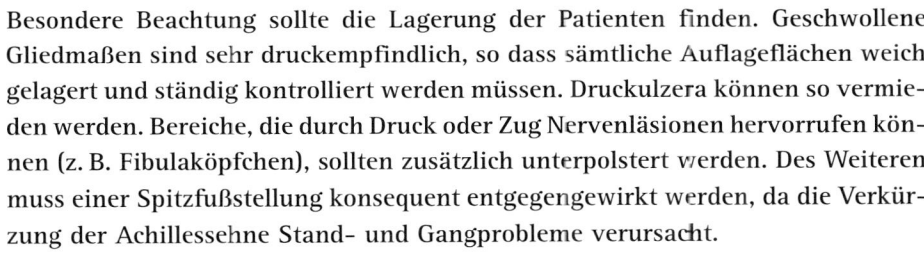

Besondere Beachtung sollte die Lagerung der Patienten finden. Geschwollene Gliedmaßen sind sehr druckempfindlich, so dass sämtliche Auflageflächen weich gelagert und ständig kontrolliert werden müssen. Druckulzera können so vermieden werden. Bereiche, die durch Druck oder Zug Nervenläsionen hervorrufen können (z. B. Fibulaköpfchen), sollten zusätzlich unterpolstert werden. Des Weiteren muss einer Spitzfußstellung konsequent entgegengewirkt werden, da die Verkürzung der Achillessehne Stand- und Gangprobleme verursacht.

Bei der Pflegeplanung ist auf verschiedene Schwerpunkte zu achten. Neben der bereits erwähnten Dekubitusprophylaxe muss die krankengymnastische Abteilung hinzugezogen werden, um mit gezielten Übungen Kontrakturen entgegenzuwirken. Die Verunfallten werden gleichzeitig auf ein bewusst tiefes und gleichmäßiges Atmen hingewiesen. Damit lässt sich die Entstehung von Pneumonien vermeiden. Die Thromboserate kann heute durch regelmäßige Gabe eines niedermolekularen Heparins (zumeist durch tägliche Einmalgabe) und Anlage eines Antithrombosestrumpfes (ATS) am nicht verunfallten Bein reduziert werden. Stuhlregulierende Maßnahmen wirken einer Obstipation entgegen.

Durch die konsequente Rückenlagerung ist der Verunfallte vor allem bei der Körperpflege beeinträchtigt. Das Spektrum der Betreuung reicht je nach Zustand und Alter des Patienten von Teil- bis zu Ganzwaschungen. Weitere Hilfestellungen bei den Aktivitäten des täglichen Lebens sind unvermeidlich.

Regelmäßige Verbandswechsel unter Einhaltung strenger hygienischer Kautelen sind Voraussetzung für einen komplikationslosen Verlauf. Je länger eine Extension liegt, desto größer ist die Gefahr einer Keimbesiedlung. An Extremitäten kann es zur Osteomyelitis oder ausgedehnten Weichteilinfekten kommen. Bei der Crutchfield-Extension (Kopf-/Halsregion) ist auch die Entwicklung einer lebensbedrohlichen Hirnhautentzündung möglich. Muss eine Fraktur über eine Extensionsbehandlung zur Ausheilung gebracht werden, so kann sich über einen zu starken Dauerzug eine Falschgelenkbildung (Pseudarthrose) entwickeln.

6.5.3 Frakturbehandlung durch Osteosyntheseverfahren

Unter einer *Osteosynthese* versteht man das möglichst passgenaue Aneinanderfügen von entstandenen Frakturzonen bei gleichzeitiger Fixation des Repositionsergebnisses.

Die Art des Osteosyntheseverfahrens ist von verschiedenen Faktoren abhängig:
- Alter des Patienten
- Lagelokalisation der Fraktur sowie Frakturtyp (Gelenknähe, Schaftfraktur!)
- Weichteilzustand (tief greifende Quetschungen mit Nekrose, offene Frakturen?)
- Alter der Fraktur; mögliche Begleitinfektion.

Bei kindlichen Frakturen kann oft eine geschlossene Reposition mit anschließender Ruhigstellung im Gips ausreichend sein. Gelenknahe, die Wachstumszone tangierende Verletzungen, werden häufig mit feinen Spickdrähten fixiert, die in der Regel nicht zur Beeinträchtigung des Knochenwachstums führen. Durch schnellere Knochenbruchheilung kann das Osteosynthesematerial bereits frühzeitig entfernt werden.

Voraussetzung für eine regelrechte Frakturreposition ist eine ausreichende Analgesie mit gleichzeitiger Muskelrelaxierung. Oft lässt sich dies nur in Narkose erreichen. Geringe Seitverschiebungen und Verkürzungen sind unerheblich. Wichtig ist bei Erwachsenenfrakturen die Vermeidung von Achsknicken, Distraktionen oder auch Drehfehlern. Bei Kindern können aufgrund der herausragenden Heilungspotenz selbst Achsknicke über 10° toleriert werden.

Es wird eine möglichst frühzeitige Frakturversorgung angestrebt, soweit der Allgemeinzustand des Patienten dies zulässt. Damit kann eine schnelle Übungsbehandlung eingeleitet werden, um Muskelatrophien und Einschränkungen der Gelenkbeweglichkeit zu vermeiden.

Unter welchen Umständen wird eine operative Frakturversorgung vorgenommen?
- Dislokation der Fraktur, die sich durch Interponate nicht geschlossen reponieren lässt

- Frakturen mit Begleitschäden (Nervenverletzung, massive Einblutungen durch Gefäßschäden)
- Offene Frakturen
- Dislozierte gelenknahe oder gelenkbeteiligende Frakturen
- Knöcherne Verletzungen bei polytraumatisierten Patienten
- Nicht heilende Frakturen (Pseudarthrosen).

Für die Frakturversorgung stehen verschiedenste Fixationssysteme zur Verfügung, der je nach Versorgungstyp eine offene oder geschlossene Frakturreposition vorausgehen muss. Vorteile der geschlossenen Reposition liegen darin, dass das Frakturgebiet nicht freigelegt werden muss und somit die Frakturfragmente (soweit nicht disloziert) im Verbund belassen werden können. Gleichzeitig bleibt die Gefäßversorgung im Frakturbereich unangetastet.

Folgende Fixationssysteme lassen sich abgrenzen:
- Schrauben und Drähte (einschließlich Cerclagen!)
- Intramedulläre Nagelkomponenten
- Dynamische Schrauben-/Plattensysteme (OHS, DHS bei Hüftverletzungen)
- Platten unterschiedlicher Form und Länge
- Äußere Fixationssysteme (Fixateur externe; Abb. 6-3).

Die verwendeten Materialien sind durch spezielle Legierungen gut verträglich und führen selten zu Abstoßungen oder allergischen Reaktionen. Wird bereits bei Aufnahme über eine vorhandene Nickel-/Kobalt-Unverträglichkeit berichtet (Reaktionen auf Modeschmuck, Gürtelschnallen, etc.) so stehen alternative Materialien aus Titan zur Verfügung. Bei planbaren Eingriffen sollten Allergiepässe unbedingt mitgebracht werden.

Angestrebt wird die osteosynthetische Versorgung bei relevanten Verletzungen in der Regel in den ersten 6–8 Stunden. Diese Zeit sollte nicht als unbedingte Zeitgrenze angesehen werden, um die Primärversorgung durchzuführen. Liegt keine wesentliche Schwellneigung vor, so sind auch einige Stunden später durchaus noch günstige Verhältnisse anzutreffen. Danach ist die Versorgung durch ödematöse Veränderungen des Gewebes eingeschränkt. Die Haut kann am Ende der Operation nur unter Spannung verschlossen werden. Wundheilungsstörungen sind dann vorprogrammiert. Besteht bei Aufnahme eines Patienten bereits eine massive Verschwellung ohne Gelenkfehlstellungen, so muss durch Hochlagerung, Eisbehandlung und abschwellende Medikamente zunächst über einige Tage ein Rückgang der Schwellneigung abgewartet werden.

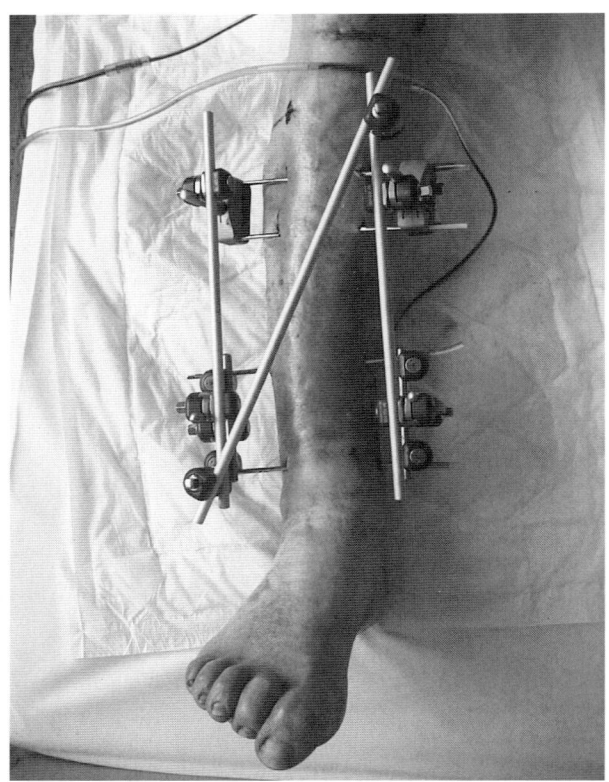

Abb. 6–3
Unterschenkelfixateur zur Ruhigstellung einer instabilen Fraktur bei vorbestehendem Weichteilschaden (Unterschenkelphlegmone!)

Die verschiedenen Osteosyntheseverfahren mit Indikationen, Technik und Besonderheiten bei der Mobilisation können der Tabelle 6–2 entnommen werden!

Es gibt Fakturen, bei denen eine Osteosynthese kein optimales Ergebnis erbringt. Dazu gehören insbesondere Trümmerfrakturen mit Beteiligung des Schulter- und Hüftgelenkes. Hier stehen verschiedene Verfahren des Gelenkersatzes zur Verfügung (Teil-/Vollprothesen). Bei der Hüfte versteht man unter einer Vollprothese den Ersatz von Gelenkpfanne und Hüftkopf. Liegt eine Oberschenkelfraktur mit einem fortgeschrittenen Verschleiß der Hüftpfanne vor, so wird eine Totalendoprothese eingesetzt. Vollzementierte Endoprothesen sind nach der Operation sofort belastbar. Insbesondere bei älteren Patienten lassen sich so oft Begleiterkrankungen (Pneumonie, Embolien, etc.) durch frühe Mobilisation vermeiden. Andere Fixationssysteme an den unteren Extremitäten lassen zunächst nur eine Teilbelastung zu, die in Abhängigkeit vom radiologischen Befund allmählich gesteigert werden kann. Hilfestellun-

Tab. 6-2 Indikation, Technik und Stabilität verschiedener Osteosyntheseverfahrer

Osteosynthese-verfahren	Indikation	Technik/Besonderheiten	Stabilität der Osteosynthese nach OP
Spickdrähte	Gelenknahe Frakturen (mit und ohne Beteiligung der Wachstumsfugen bei Kindern)	Frakturreposition (offen/geschlossen) Einbringen mehrerer Drähte über den Bruchspalt in die Gegenkortikalis	Nicht übungsstabil Gipsruhigstellung bis zur Frakturheilung
Zuggurtung	Ellenbogenfrakturen Frakturen kleiner Knochen mit Dislokation durch Sehnen bzw. Muskelzug	Einbringen von 2 K-Drähten über den Frakturspalt; Fixation durch Drahtschlaufe, die unter Spannung gebracht wird	Übungsstabilität vorübergehende Gipsruhigstellung
Schrauben (mit und ohne Unterlegscheiben)	Kleine Knochen (Hand- und Fußskelett); Einzelschrauben neben Plattenosteosynthesen	Überqueren des Frakturspaltes mit gleichzeitiger Zugwirkung	Meistens übungsstabil
Marknägel (mit und ohne Verriegelung)	Schaftfrakturen (obere und untere Extremität)	Geschlossene Frakturreposition; frakturfernes Einbringen in den Knochen nach Kortikaliseröffnung	Belastungsstabil (sofortige Teilbelastung)
Plattenosteosynthesen	Durch verschiedene Größen der Platten an fast jedem Knochen anwendbar!	Überbrückung der Frakturenden und Fixation mit Schrauben; dynamische Kompression möglich	Meist belastungsstabil
Verbundosteosynthese	Pathologische Frakturen mit Knochendefekten	Kombination aus Plattenosteosynthese und Knochenzement (Auffüllen der Defektzone)	Belastungsstabil
Fixateur externe	Offene Frakturen mit tiefgreifendem Weichteilschaden, infizierte Frakturen	Stabilisierung der Fraktur durch äußere Spannvorrichtung, Frakturausheilung im Fixateur möglich	Übungsstabil Zunehmend auch belastungsstabil

gen bei der Mobilisation müssen hier sowohl vom Pflegepersonal als auch von den Krankengymnasten geleistet werden.

Bei größeren Knochendefekten ist in der Regel eine Überbrückung der Fraktur zur adäquaten Frakturheilung nicht ausreichend. Es sollte gleichzeitig zur Osteosynthese eine Auffüllung der Defektzone mit Spongiosa erfolgen (Spongiosaplastik). Besonders wichtig ist dies bei Impressionsfrakturen an Gelenkflächen. Diese müssen zunächst angehoben und dann durch Kochensubstanz unterfüttert werden. Dazu stehen zwei verschiedene Möglichkeiten zur Verfügung:
- Eigenspongiosa; autologe Spongiosa (Beckenkamm, Schienbeinkopf)
- Fremdspongiosa
    - homologe Spongiosa (Knochenbank)
    - allogene Spongiosa (aufbereiteter Tierknochen).

Nach jeder Frakturversorgung ist die Pflege gefordert, die Prinzipien abschwellender Maßnahmen fortzuführen. Auf Kontrollen der Durchblutung sowie eine ausreichende Abpolsterung in Gipsverbänden wurde bereits in Kapitel 6.5.1 hingewiesen.

Bei ungestörtem postoperativen Verlauf wird der erste Verbandswechsel in der Regel am 2. postoperativen Tag vorgenommen. Dabei wird dann auch eine eingelegte Drainage entfernt und die erste Röntgenkontrolle durchgeführt. Salbenauflagen erfolgen nicht, um kein Aufweichen der Wundränder zu bewirken. Beim Fixateur externe müssen die Pinstellen an der Haut regelmäßig gereinigt werden. Verklebungen und Verkrustungen können den Eintritt von Keimen begünstigen und zur gefürchteten Osteomyelitis führen. Die Reinigung erfolgt vorsichtig mit Pinzette und Kochsalzlösung, anschließend werden Schlitzkompressen aufgelegt.

6.6 Thromboembolieprophylaxe

Die Thromboemboliegefahr geht in der Unfallchirurgie im Wesentlichen von tiefen Beinvenenthrombosen aus. Der venöse Rückfluss zum Herzen ist durch verschiedene Faktoren gestört. Dazu gehören:
- Traumatische Ereignisse mit Weichteilschäden und Frakturen
- Operative Eingriffe am Bewegungsapparat (aufwendige Haut-Muskel-Transplantate, Osteosynthesen, Endoprothetik)
- Immobilisation des Verunfallten (Bettruhe, ruhigstellende Gipsverbände).

Prophylaktische Maßnahmen müssen unabhängig von einer ambulanten oder stationären Behandlung bedacht werden. Auch nach Entlassung aus dem Krankenhaus ist die Fortführung der Thromboembolieprophylaxe zu sichern und dem weiterbehandelnden Arzt mitzuteilen.

Der Patient muss immer individuell über das zugrundeliegende Thromboserisiko und dessen Folgen (Lungenembolie bis hin zur Todesfolge) informiert werden. Von Arzt und Pflegepersonal sollte auf die jeweilige Bedeutung der Prophylaxen hingewiesen werden.

In das Behandlungskonzept müssen letztendlich auch *dispositionelle Faktoren* einbezogen werden, die das Risiko häufig um das Mehrfache erhöhen. An folgende Risikofaktoren sollte gedacht werden:

- Frühere thromboembolische Zwischenfälle
- Deutliches Übergewicht der verunfallten Person
- Erhöhtes Alter, Unbeweglichkeit und Koordinationsstörungen
- Familiäre Belastungen
- Volumenmangel/Dehydratation auch unter Berücksichtigung klimatischer Einflüsse
- Krampfadern (Varizen)
- Schwere Linksherzbelastung mit Leistungseinschränkung
- Erhöhte Thrombozytenzahlen im Blut bei chronischen Infekten oder nach traumatisch bedingter Milzentfernung
- Einschränkung der Nierenfunktion
- Schwangerschaften
- Einnahme von Ovulationshemmern (Pille).

Bei der Operationsplanung werden die Patienten in Gruppen verschiedener Risikograde eingeteilt. Es gibt kleinere, kurzdauernde Eingriffe mit geringem Risiko, länger dauernde Operationen z. T. auch mit schweren Weichteilschäden und solche mit hohem Erkrankungsrisiko. Zur letzteren Gruppe werden vor allem größere Bauch- und Beckeneingriffe, Karzinomleiden, anamnestisch vorausgegangene thromboembolische Ereignisse sowie der große endoprothetische Ersatz der unteren Extremitäten gezählt.

6.6.1 Physikalische Maßnahmen zur Thrombosevermeidung

Wie oben bereits beschrieben muss der behandelnde Arzt die dispositionellen Risikofaktoren beachten, andererseits lassen osteosynthetische Frakturversorgungen nicht immer die volle Beweglichkeit einer Extremität zu.

Im Mittelpunkt der Maßnahmen steht jedoch immer eine Verbesserung des venösen Rückstroms zum Herzen. Dies kann durch folgenden Maßnahmen erreicht werden:

- Elastisches Wickeln einer verletzten Extremität; Anlage von Antithrombosestrümpfen (ATS → Kontraindikationen z. B. AVK beachten)
- Bei der Körperpflege Waschungen der Extremitäten von distal nach proximal
- Frühzeitiger Verzicht auf vollständige Immobilisierung sobald möglich; täglich mehrfache Umlagerungen durchführen
- Abnahme von Gipsverbänden so früh wie möglich; falls erforderlich Ersatz durch Tapeverbände
- Im Rahmen abschwellender Maßnahmen Einsatz von Kompressionsmanschetten; ggf. Verordnung von Lymphdrainagen
- Frühfunktionelle Übungsbehandlung; unverletzte Seite unmittelbar postoperativ ins Gesamtkonzept einbeziehen.

6.6.2 Medikamentöse Thromboseprophylaxe

Immer wieder wird die Frage gestellt, ab welchem Alter eine medikamentöse Thromboseprophylaxe sinnvoll erscheint. Liegen keine Prädispositionen vor, die im Gespräch mit den Eltern erfragt werden sollten, so wird in der Regel ab dem 14. Lebensjahr damit begonnen. Eine perioperative Thromboseprophylaxe empfiehlt sich bei Operationen mit mittlerem und erhöhtem Risiko. Zusätzlich sind alle Patienten mit Verletzungen und Operationen der unteren Extremitäten mit Gips oder anderen Stützverbänden, insbesondere unter Vorliegen zusätzlicher dispositioneller Faktoren, einer begleitenden medikamentösen Therapie zuzuführen.

Die Dauer der Medikation richtet sich bei immobilisierenden Verbänden nach deren Tragedauer (gleichermaßen während ambulanter und stationärer Behandlungen): Bei mehrwöchigen Gipsruhigstellungen sollte eine Fortführung auch noch einige Tage nach der Gipsabnahme erfolgen, da zunächst noch erhebliche Defizite von Muskulatur und Bewegung zu verzeichnen sind. Bei größeren Eingriffen mit erhöhtem Thromboserisiko wird bereits 12 Stunden präoperativ mit der Thromboseprophylaxe begonnen!

Vor Beginn der medikamentösen Prophylaxe muss der Patient über mögliche Nebenwirkungen aufgeklärt werden. In einigen Abteilungen liegen standardisierte Aufklärungsbögen vor. Erwähnt werden sollten:

- Blutungskomplikationen (Nachblutung nach operativen Eingriffen bzw. Knochen- und Weichteilverletzungen)
- Knochenschwund (Osteoporose) bei Langzeitanwendung

- Haarausfall
- Abfall der Blutplättchen (sog. heparininduzierte Thrombozytopenie → engmaschige Blutbildkontrollen wenigstens einmal pro Woche)
- Überempfindlichkeitsreaktionen.

Bei der Medikamentengabe ist auch die Möglichkeit von Wechselwirkungen mit anderen Substanzen zu berücksichtigen, die die erwartete Schutzwirkung reduzieren. Mögliche Interaktionen können bei der gleichzeitigen Verwendung von nichtsteroidalen Antiphlogistika (Voltaren®, Diclofenac®, etc.), Antiepileptika und Thrombozytenaggregationshemmern (z. B. ASS) vor.

Welche Medikamente bzw. Substanzgruppen stehen zur Verfügung und welche Dosierungen sind dabei zu beachten?
- Unfraktioniertes Heparin s.c. (bei niedrigem Risiko 2 x täglich 5.000 IE, bei mittlerem Risiko 3 x täglich 5.000 IE)
- Niedermolekulares Heparin = NMH (in der Regel in 2 Dosierungsstärken 1–2 x täglich, höhere Dosierung bei hohem Thromboserisiko)
- Heparin über Perfusor unter Beachtung der PTT (therapeutischer Bereich der PTT zwischen 50 und 90 s) oder Marcumar® (Vitamin-K-Antagonist) bei hohem Risiko.

Bei der Heparingabe ist besonders eine heparininduzierte Thrombozytopenie gefürchtet. Hier werden zwei verschiedene Typen unterschieden:
- HIT-Typ I   Mäßiger Abfall der Thrombozytenzahl zumeist nicht unter 100.000/µl auch nicht bei Fortsetzung der Therapie
- HIT-Typ II Selten vorkommend; Thrombozytopenie < 50.000/µl meist in der 2.-3. Therapiewoche. Sofortiger Therapieabbruch erforderlich.

Muss im Rahmen der Behandlung aufgrund einer heparinduzierten Thrombozytopenie Typ II die Therapie abgebrochen werden, so steht seit Herbst 1998 auch die Substanzklasse der Hirudine zur Verfügung. Ein Umstellen der Therapie ist unverzüglich zu veranlassen.

7 Prä- und postoperative Pflege

7.1 Präoperative Maßnahmen

Dauer und Intensität der Pflege vor operativen Eingriffen sind in Abhängigkeit von der Planarbeit eines chirurgischen Eingriffes zu sehen. Gerade im Bereich der Unfallchirurgie nimmt die Akutchirurgie, d. h. die direkte operative Versorgung nach einem erlebten Trauma einen großen Stellenwert ein. Jedoch können bestimmte Operationen auch längere Zeit im Voraus geplant werden, wenn Begleiterkrankungen oder -verletzungen keine sofortige operative Versorgung möglich machen.

Bei planbaren Eingriffen wird die Indikation zur Operation meist im Rahmen einer ambulanten Vorstellung des Verunfallten festgelegt. Günstig ist anschließend bereits ein erster Patientenkontakt mit der aufnehmenden Station, um Formalitäten und organisatorische Maßnahmen bereits im Vorfeld einleiten zu können. Der Patient kann so besser auf die Operation vorbereitet werden. Zusatzuntersuchungen lassen sich oft schon bei einer prästationären Behandlung durchführen. Schwerwiegende Begleiterkrankungen und Operationsrisiken lassen sich so frühzeitig aufdecken.

Folgende Dinge sind im Rahmen einer prästationären Vorstellung möglich:
- Feststellung der Operations- und Narkosefähigkeit (besonders wichtig bei alten und multimorbiden Patienten und auch solchen mit Systemerkrankungen)
- Chirurgische und anästhesiologische Aufklärung
- Gegebenenfalls Eigenblutspende und Bereitstellung von Fremdblut
- Beobachtung und Einstellung von Begleiterkrankungen (z. B. Diabetes mellitus, chronische Bronchitis)
- Abklärung ungewollter Gewichtsabnahmen
- Absetzen von Medikamenten, die die Gerinnung beeinflussen (ASS, Marcumar®, etc.).

Je nach Art des geplanten Eingriffes erfolgt die Aufnahme ca. 1–2 Tage vor der Operation. Um eine Vertrauensbasis herzustellen, sollte dann so früh wie möglich ein Erstgespräch zwischen Pflegepersonen und Patient stattfinden. Hierbei wird der Patient auch mit den Räumlichkeiten der Station bekannt gemacht und Hinweise zum pflegerischen Ablauf gegeben (Essenszeiten, etc.). Die Pflegekraft sollte sensibel sein für sämtliche Aussagen des Verunfallten. Wenn Ängste geäußert werden oder auch eine unzureichende Aufklärung über geplante Maßnahmen festgestellt wird, so sollte auch der Stationsarzt darüber informiert sein.

Das erste Gespräch dient auch der Feststellung von bestehenden Allergien, Begleiterkrankungen und einer Abklärung der täglichen Medikation. Diese Fragen werden zwar auch von ärztlicher Seite im Rahmen der Anamnese gestellt, jedoch fallen dem Patienten nicht selten weitere Erkrankungen oder andere Begebenheiten ein, die er zunächst nicht beachtet und somit auch nicht mitgeteilt hat.

In jedem Fall sollte auch geklärt werden, ob Familienangehörige oder Vertrauenspersonen vorhanden sind, die bei schwerwiegenden Eingriffen für Arzt und Pflegekraft zur Verfügung stehen (Name und Telefonnummern notieren!). Im Anschluss an das Erstgespräch werden allgemeine Parameter wie Größe und Gewicht festgestellt und dokumentiert, ebenso die Vitalwerte wie Blutdruck, Puls und Temperatur.

Danach ergibt sich zumeist die Frage, wie die weitere Vorbereitung für die anstehende Operation aussehen wird. Auch hierüber sollte die Pflegekraft informiert sein und klare Auskünfte geben können.

Je nach Art der Operation und Narkose werden auf ärztliche Anordnung hin verschiedene Routineuntersuchungen vorgenommen, falls sie nicht bereits bei einer prästationären Behandlung abgeklärt wurden. Das Ausmaß der Untersuchungen ist sehr stark altersabhängig und besteht zumeist aus folgenden Dingen:
- Röntgenuntersuchung der Lunge (Röntgen-Thorax)
- Elektrokardiogramm (EKG)
- Laboruntersuchung (Blutbild, Gerinnung, Elektrolyte, Leberwerte)
- Prämedikation (Aufklärung über das Narkoserisiko von Seiten des Anästhesisten und medikamentöse Vorbereitung).

Von pflegerischer Seite sind neben der sensiblen psychischen Betreuung des Patienten einige Maßnahmen unerlässlich:
- Information des Patienten über den Ablauf des Operationstages. Auf mögliche Wartezeiten durch Notfalloperationen hinweisen.
- Gründliche Körperreinigung unmittelbar vor der Operation am Operationstag (z. B. Dusche). Ggf. Hilfestellung bei der Grundpflege einplanen. Schmuck (auch Eheringe), Nagellack und Zahnprothesen sollten am Morgen des Operationstages entfernt und sicher aufbewahrt werden.
- Vorbereitung des Operationsfeldes mit Haarentfernung erst unmittelbar vor Beginn der Operationsphase. Die Rasur im OP-Trakt sollte wenn möglich vermieden werden.

Bei der Rasur des Operationsfeldes ist darauf zu achten, das die Haare weiträumig entfernt werden, damit sie auch bei Schnitterweiterung nicht in die Operationswunde gelangen können. Es dürfen nach Möglichkeit keine Hautläsionen während der Rasur entstehen, da diese für die sekundäre bakterielle Keimbesiedlung einen optimalen Nährboden aufweisen.

In manchen Kliniken werden die Haare durch Enthaarungscremes entfernt. Dies hat den Vorteil, das keine Mikroläsionen gesetzt werden. Jedoch kommt es nicht selten zu Hautrötungen infolge allergischer Reaktionen. Deshalb sollte am Vortag die Creme auf einer anderen Hautpartie ausprobiert werden. Im Bereich von Schleimhäuten dürfen Enthaarungscremes nicht angewendet werden. Zeigen sich bei der Vorbereitung der Haut nach der Enthaarung Veränderungen wie Insektenstiche, Eiterpickel, Schuppenflechten etc., so ist dies unverzüglich dem behandelnden Arzt mitzuteilen.

- Abführende Maßnahmen sind in der Unfallchirurgie im Rahmen der Operationsvorbereitung nur selten erforderlich.
- Einhalten der Nahrungskarenz ca. 6–8 Stunden vor der anstehenden Operation, um Aspiration und Pneumonie bei Intubationsnarkosen zu vermeiden.
- Bereitstellen der Prämedikation auf Anweisung des Anästhesisten sowie Verabreichung wichtiger Medikamente (insbesondere Antiarrhythmika, Antihypertensiva).

Die Medikamente im Rahmen der Prämedikation dienen der Angstreduktion und haben einen sedierenden Charakter. Der Patient sollte nach Einnahme wegen Kollapsgefahr und weiterer Komplikationen nicht mehr alleine aufstehen. Toilettengänge sollten in Begleitung des Pflegepersonals vorgenommen werden. Eine Kontrolle der Vitalwerte (s. o.) ca. 15–20 Minuten nach Einnahme der Prämedikation ist sinnvoll.

Vor dem Transport zum Operationstrakt sollte kontrolliert werden, ob sämtlicher Schmuck entfernt wurde. Es muss abgeklärt werden, ob dieser evtl. im Stationszimmer der Pflegenden verschlossen werden kann. In diesem Fall ist eine ausreichende Dokumentation sämtlicher Wertgegenstände unter Beisein von Zeugen vorzunehmen. Anschließend wird ein frisches Operationshemd gereicht und Antithrombosestrümpfe (ATS) nach vorangegangener Größenbestimmung angezogen. Eine OP-Haube wird bereitgelegt, jedoch erst im OP-Trakt aufgesetzt.

Wichtig ist die Überprüfung der Krankenunterlagen unmittelbar vor Verlassen der Station. Vorhanden sein müssen neben der Patientenkurve sämtliche Laboruntersuchungen, Röntgenbilder, unterschriebene Aufklärungsbögen für Operation und Narkose, alte Krankenunterlagen und Patientenetiketten.

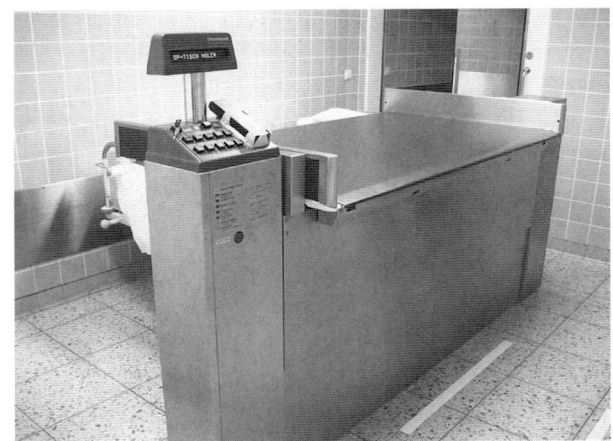

Abb. 7–1
Patientenschleuse im Operationstrakt. Körperschonendes Arbeiten wird hierdurch ermöglicht

Der Transport des Patienten sollte möglichst durch eine ihm bekannte examinierte Pflegeperson durchgeführt werden. Diese sollte sich ruhig verhalten und Hektik vermeiden, denn Ruhe vermittelt Sicherheit (Abb. 7–1).

Das Bett wird nach der Übergabe des Patienten mit frischer Bettwäsche bezogen und ggf. mit einem sauberen Laken abgedeckt. Um Verwechslungen zu vermeiden, muss überprüft werden, ob das Bett mit einem Patientennamen versehen ist. Postoperativ benötigte Hilfsmittel wie Schienen, Drainageständer etc., werden vorbereitet. An das Kopfende des Bettes wird eine Nierenschale gestellt, falls der Patient nach der Übernahme Übelkeit verspürt und erbrechen muss.

Gerade in der Unfallchirurgie sind Notfalloperationen häufig, so dass nicht immer alle oben aufgeführten Vorbereitungen zufrieden stellend durchgeführt werden können. Die beste Vorbereitung nutzt nichts, wenn der Patient dadurch lebensgefährliche Komplikationen erleidet.

In Abhängigkeit von der zur Verfügung stehenden Zeit zwischen stationärer Aufnahme und Abruf in den OP-Trakt muss auf aufwendige Maßnahmen zur OP-Vorbereitung verzichtet werden. So ist es gelegentlich nicht möglich die Nahrungskarenz einzuhalten oder abführende Maßnahmen einzuleiten. In manchen Fällen besteht auch nicht die Zeit für eine ordnungsgemäße Rasur oder bereits angelegte Schienen sind erst unmittelbar vor dem Eingriff im OP-Trakt abzunehmen. Im Vordergrund steht also immer die vitale bzw. bedrohliche Situation des Verunfallten. Das Operationsrisiko ist bei Notfallpatienten immer höher als bei planbaren Eingriffen.

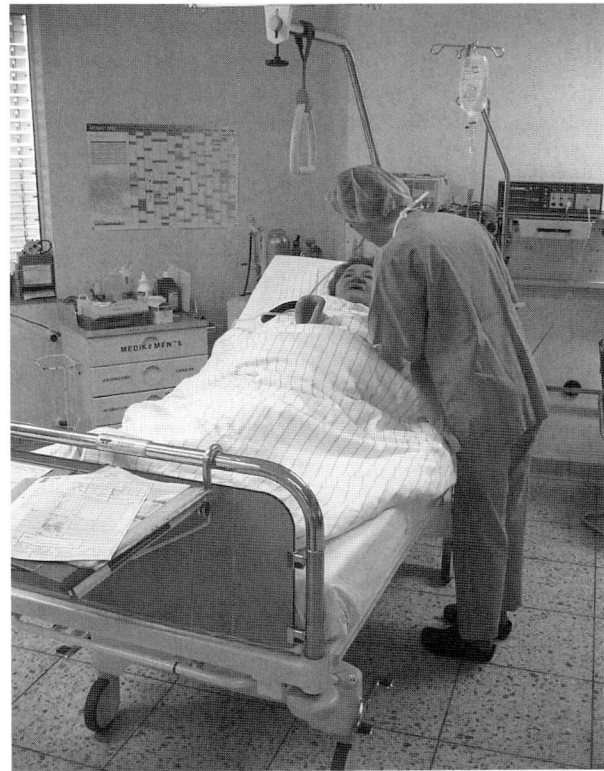

Abb. 7-2
Postoperativ werden die Vitalparameter vorübergehend und engmaschig im Aufwachraum kontrolliert. Dabei steht eine Monitorüberwachung zur Verfügung

7.2 Postoperative Pflege

Im Anschluss an kleine oder mittelschwere Eingriffe wird der Operierte zunächst in den Aufwachraum gebracht. Dort wird er unter ständiger Aufsicht eines Anästhesisten durch intensives Monitoring überwacht (Abb. 7-2). Diese Phase dauert in der Regel 1-2 Stunden, bis die Narkosenebenwirkungen größtenteils abgeklungen sind. Nach der Aufwachzeit kann der Patient auf die periphere Station zurückgelegt werden, wenn folgende Voraussetzungen erfüllt sind:

- Stabile Herz- und Kreislauffunktion
- Spontanatmung ist ausreichend vorhanden
- Der Patient ist bei vollem Bewusstsein
- Die Körpertemperatur hat sich normalisiert
- Keine wesentlichen Nachblutungen im Operationsgebiet.

Postoperative Pflege

Während der Zeit, die der Patient im OP-Trakt bzw. Aufwachraum verbringt, werden auf der Station alle Vorbereitungen für die Übernahme des Operierten getroffen. Benötigte Pflegematerialien, wie z. B. Urinflasche, Drainageständer, Nierenschale, Infusionshalterung sowie Pflegesets für Mund-Nasen- oder Augenpflege werden gerichtet. Auf eine ausreichende Belüftung und Temperierung des Patientenzimmers ist zu achten. Des Weiteren wird ein Überwachungsblatt sowie ein Blutdruckapparat bereitgelegt.

Wenn der Patient aus dem Aufwachraum abgeholt werden kann, so muss immer ein Beatmungsbeutel mitgenommen werden, um bei einer Ateminsuffizienz sofort eingreifen zu können. Es sollte immer eine examinierte Pflegekraft in Begleitung einer zweiten Person auch während des Rücktransportes zugegen sein, da sich der Zustand eines operierten Patienten plötzlich verschlechtern kann.

Bei der Übergabe im Aufwachraum sind folgende Aspekte wichtig:
- Name und Alter des Operierten sind mitzuteilen, um Verwechslungen zu vermeiden
- Mitteilung über Diagnose, Narkose, durchgeführte Operation und Verlauf
- Verlauf über die Zeit im Aufwachraum (objektive und subjektive Beschwerden → Blutdruck, Puls, Atmung, Übelkeit, Kopfschmerz, Wundschmerz, Medikamentengabe)
- Durchgeführte Maßnahmen wie z. B. O_2-Gabe, Infusionen, Transfusionen, Druckverbände
- Empfehlungen zur Nachbehandlung und Kontrollen (Vitalzeichen, Lagerung, weitere Sauerstoffgaben, Bedarfsmedikation und ggf. Fortführung der Antibiotikatherapie).

Wird der Operierte durch eine ihm nicht bekannte Pflegekraft abgeholt, so sollte sie sich ihm zunächst vorstellen. Dabei wird gleichzeitig auch das Bewusstsein überprüft, denn nicht ansprechbare Patienten sollten nicht übernommen werden. Drainagen, Urinbeutel und Infusionen müssen ausreichend gesichert sein, um beim Transport nicht unversehens herausgezogen zu werden. Des Weiteren muss auf eine ausreichende Abdeckung geachtet werden, um einerseits die Intimsphäre zu wahren und andererseits Infekte der oberen Atemwege zu vermeiden. Auch während des Transportes ist ständig auf den Bewusstseinszustand zu achten.

Im Patientenzimmer werden die Vitalparameter im vorbereiteten Überwachungsbogen eingetragen. Je nach Anordnung erhält der Operierte weiter Sauerstoff. Alle Katheter, Drainagen und Infusionsflaschen werden ordnungsgemäß versorgt und aufgehängt. Flüssigkeitsmengen über Drainagen sowie Ein- und

Ausfuhrkontrollen werden ebenfalls dokumentiert. Leere Infusionsflaschen werden durch neue ersetzt.

Ist eine spezifische Schienenlagerung indiziert und noch nicht erfolgt, so wird dies nachgeholt. Sinn und Zweck dieser Maßnahmen müssen dem Operierten erläutert werden.

In den ersten 2–3 Stunden nach einer Operation werden die folgenden Parameter zunächst halbstündlich und dann alle 1–2 Stunden kontrolliert und dokumentiert:

- Blutdruck und Herzaktion (Puls)
- Atmung (Rhythmus, Tiefe und Atemfrequenz)
- Bewusstsein (Ansprechbarkeit und Orientiertheit)
- Körpertemperatur (zunächst oft Unterkühlung, später Resorptionsfieber bis 38,5 °C)
- Nachblutungen (regelmäßige Kontrollen der Verbände und der Drainageflüssigkeit)
- Urinausscheidung (Spontanurin unbedingt in den ersten 6–8 Stunden postoperativ; Mengen dokumentieren)
- Schmerzäußerungen beachten (Art und Lokalisation des Schmerzes, Bedarfsmedikation erfragen und dokumentieren)
- Gipsverbände überprüfen und Zustand der Extremitäten kontrollieren (Einschnürungen beachten; Temperatur der Haut, Blässe, Zyanose, Schwellungszustände)
- Funktionelle Defizite frühzeitig erkennen (Motorik, Sensibilität und Durchblutung überprüfen)
- Verbände regelmäßig wechseln und ggf. datieren
- Labor- und Röntgenkontrollen nach Anordnung.

Treten im postoperativen Verlauf Komplikationen auf (z. B. Verschlechterung der Vitalwerte, starke Schmerzen, starke Nachblutungen), so wird unverzüglich der Stationsarzt oder der Dienst habende Arzt informiert (Tab. 7-1). Dem Pflegepersonal ist es untersagt, Auskünfte über den Verlauf der Operation zu geben. Diese Aufgabe obliegt ausschließlich dem ärztlichen Bereich.

Die pflegerischen Tätigkeiten ab dem 1. postoperativen Tag richten sich nach der Art der Operation und dem Allgemeinbefinden des Patienten. Alle grundpflegerischen Maßnahmen (Prophylaxen und Mobilisation) werden täglich dem Allgemeinzustand des Operierten angepasst und dokumentiert. Behandlungspflegerische Tätigkeiten werden in Absprache mit dem behandelnden Arzt durchge-

Postoperative Pflege

Tab. 7–1 Postoperative Komplikationen und Gegenmaßnahmen

Komplikation	Klinik und Symptome	Behandlungsmaßnahmen
Atemdepression (Ateminsuffizienz)	Flache unregelmäßige Atmung, Unruhe, Schweißausbrüche, Lippenzyanose Zunehmende Verwirrtheit, Koma	Oberkörperhochlagerung, Sauerstoffgabe Anästhesist informieren; ggf. Verabreichung von Antidots Ausschluss einer Lungenembolie, ggf. erneute Beatmung Kreislaufmonitoring
Akuter Harnverhalt (Imitation eines akuten Abdomens)	Fehlender Spontanurin, zunehmende abdominelle Beschwerden im Unterbauch bis zum akuten Abdomen Kreislaufdysregulation, vegetative Begleitsymptomatik	Oberkörperhochlagerung bzw. Aufrichten zur Miktion ggf. Parasympatholytikum (Stimulation der Blasenwand) auf Arztanordnung; bei Erfolglosigkeit Einmalkatheter
Blutdruckerhöhung (Hypertonie)	Kopfschmerz, Übelkeit, Erbrechen oft auch symptomloser Verlauf	Verabreichung von blutdrucksenkenden Medikamenten (falls idiopathisch) Symptomorientiert z. B. infolge von Blasenentleerungsstörungen bzw. Schmerzen (Blasenkatheter, Analgetika)
Durchgangssyndrom	Unruhe und Verwirrtheitszustände Teilweise aggressive Grundstimmung, Halluzinationen; oft bei alten Menschen	Kontrolle des Blutbildes (Hb, Hkt); Elektrolyte? Ggf. Volumensubstitution Verabreichung von Psychopharmaka anamnestisch Alkohol-/Drogenabusus? Fixierung auf ärztliche Anordnung
Darmparalyse und Obstipation	Gebähtes Abdomen (Meteorismus), Völlegefühl, Übelkeit, Erbrechen von Dünndarminhalt; fehlende Darmgeräusche, Atembeschwerden durch Zwerchfellhochstand; Blutdruckerhöhung	Stimulation der Darmtätigkeit (Medikamente), aktivierende Pflege; abführende Maßnahmen; ggf. Darmrohr und Magensonde

Tab. 7–1 Postoperative Komplikationen und Gegenmaßnahmen (Fortsetzung)

Komplikation	Klinik und Symptome	Behandlungsmaßnahmen
Thrombose und Lungenembolie	Massive Schwellung obere und untere Extremitäten; akute und plötzliche Luftnot bei der Mobilisation obere Einflussstauung, Tachykardie	Vollheparinisierung, ggf. Lyse oder Thorakotomie Markumarisierung bei erfolgreichem Verlauf
Pneumonie	Rasselndes Atemgeräusch, Schweißausbrüche Fieber, Luftnot, Sekretauswurf, Hustenreiz	Oberkörperhochlagerung, Sekretolytika Antibiotikagabe, Inhalation, Atemtherapie Mobilisation
Harnwegsinfekte	Brennen bei der Miktion bis zum Harnverhalt Trüber Urin, ggf. putride; Temperaturanstieg Schmerzen Unterbauch und Flankenregion	Erhöhte Flüssigkeitszufuhr; Antibiotikagabe Dauerkatheter wechseln, ggf. Entfernung eines Blasenkatheters

führt. Dabei wird festgelegt, wie oft Wund- und Verbandskontrollen vorgenommen werden und ob diese Tätigkeiten von Arzt und Schwester gemeinsam durchgeführt werden sollen.

Um eine für den Patienten optimal verlaufende postoperative Therapie gewährleisten zu können, ist die Kommunikation zwischen Arzt und Pflege von entscheidender Bedeutung.

B
Spezielle Unfallchirurgie/ Traumatologie

8 Schädelverletzungen

8.1 Schädel-Hirn-Trauma (SHT)

Stumpfe oder scharfe Gewalteinwirkungen können zu Schädelverletzungen unterschiedlicher Schwere führen. Das SHT ist charakterisiert durch eine Erinnerungslücke (Amnesie) im Zusammenhang mit einem stattgehabten Trauma, einer mehr oder weniger lang andauernden Bewusstseinsstörung oder auch zeitlich nicht begrenzter Hirnfunktionsstörungen. Begleitverletzungen, die auch für sich allein bestehen können, müssen davon abgegrenzt werden.

Ätiologie

Jede von außen einwirkende Kraft kann zu einem Schädel-Hirn-Trauma führen, wenn eine ausreichende Energie vorliegt. Dazu zählen:
- Verkehrsunfälle bei schwerem Aufprall, verbunden mit einer zusätzlichen Beschleunigungskomponente für Schädel- und Halsregion
- Impressions- und Quetschverletzungen:
  - Hiebverletzungen (tätliche Übergriffe)
  - Arbeitsunfälle im Produktionsbereich
- Offene Schädel-Hirn-Verletzungen durch scharfe und spitze Gegenstände oder im Rahmen von Schussverletzungen.

Einteilung

Die Einteilung des Schädel-Hirn-Traumas erfolgt in der Literatur uneinheitlich. Jedem bekannt ist die Unterscheidung von:
- *Commotio cerebri* (Gehirnerschütterung)
  Gedecktes Schädel-Hirn-Trauma mit kurzzeitiger Bewusstlosigkeit (bis maximal 60 min); keine Hirnsubstanzdefekte erkennbar
- *Contusio cerebri* (Gehirnquetschung)
  Häufig bei Beschleunigungstraumen mit plötzlicher Richtungsänderung der Kraftkomponente und unterschiedlich langer Bewusstlosigkeit; Hirnsubstanzdefekte mit oder ohne Dauerfolgen
- *Intrakranielle Blutungen* (unterschiedlicher Lage und Ausprägung)
  - Subarachnoidalblutung

Tab. 8-1 Merkmale der Glasgow-Coma-Scale bei der Beurteilung eines Schädel-Hirn-Traumas

Öffnungszustand der Augen (4 Punkte)	
Spontan	4
Auf Aufforderung	3
Auf Schmerzreiz	2
Augen geschlossen, keine Reaktion	1
Beste verbale Reaktion (5 Punkte)	
Konversationsfähig	
a) orientiert	5
b) desorientiert	4
Inadäquate Äußerungen (Wortsalat)	3
Unverständliche Laute (Stöhnen)	2
Keine verbale Kommunikation	1
Beste motorische Reaktion (6 Punkte) (seitengetrennte Angaben möglich!)	
Auf Aufforderung	6
Auf Schmerzreiz	
a) gezielt	5
b) normale Beugeabwehr	4
c) Beugesynergismen	3
d) Strecksynergismen	2
Keine Reaktion	1

- Epidurale Blutung
- Subdurale Blutung
- Intrazerebrale Blutung.

In den Traumazentren Deutschlands und der bedeutendsten westlichen Industrieländer erfolgt die Einteilung des SHT mittlerweile unter Zuhilfenahme der *"Glasgow Coma Scale (GCS)"* nach Teasdale. Die Bewertung des Bewusstseinszustandes erfolgt dabei nach 3 Kriterien unterschiedlicher Abstufung (Tab. 8-1).

Die klinische Einteilung erfolgt nach Herrmann (1991) in vier verschiedene Grade. Dabei wird ebenfalls auf die GCS zurückgegriffen:

Grad 0 Schädelprellung (keine Bewusstlosigkeit, keine Amnesie)
Grad 1 Kurzfristige Bewusstlosigkeit < 5 min
   Bei primärer Untersuchung ist der Verunfallte oft schon wach, ansprechbar und teilweise orientiert

Neurologische Störungen kommen vor (Abgrenzung von Alkohol- und Drogenkonsum erschwert)

Grad 2 Schwere Bewusstseinstrübung oder auch Verwirrtheitszustände

Grad 3 Patient unmittelbar nach dem Unfall im Koma
Eintrübung nach vorausgegangenem „freien Intervall".

Rückschlüsse auf die Schwere einer Schädel-Hirn-Verletzung ergeben sich aus der Dauer der Hirnfunktionsstörung. Erst 2 Tage nach dem akuten Stadium ist zumeist eine endgültige Klassifizierung möglich. Daher sollte ein Patient zur Verlaufsbeobachtung mindestens 48 Stunden in der Klinik verbleiben!

8.1.1 Commotio cerebri

Um definitionsgemäß von einer Commotio cerebri sprechen zu können, werden folgende Symptome zugrunde gelegt:
- Anfängliche kurz andauernde Bewusstlosigkeit (bis zu einigen Minuten)
- Erinnerungslücken (Amnesie)
- Erbrechen als vegetative Begleiterscheinung.

Es gibt verschiedene Formen von Erinnerungslücken, die von unterschiedlicher Dauer sein können. Zumeist betreffen sie das Unfallereignis selbst oder auch die letzten Eindrücke vor dem Trauma (*retrograde Amnesie*). Fehlt auch ein Teil der Aufwachphase bzw. der Zeitspanne nach dem Erwachen, so spricht man von *anterograder Amnesie*. Dies kommt allerdings viel seltener vor. Übelkeit und Erbrechen sind eher als unspezifische vegetative Dysregulationen anzusehen und für eine Commotio cerebri nicht obligat.

Therapie

Nach initialer Statuserhebung des Gesamtzustandes wird zunächst ein Beobachtungsbogen fortgeführt, wo der Bewusstseinszustand in regelmäßigen Abständen kontrolliert wird. Dabei werden Puls, Blutdruck, Atmung, Temperatur und auch die Ausscheidung kontrolliert. Eine Überprüfung der Pupillenreaktion erfolgt bezüglich Weite, Form, Seitengleichheit und die Reaktion auf Lichteinfall. Es gibt träge bis fehlende Lichtreaktionen und Seitenungleichheit (Anisokorie) bis hin zur Entrundung der Pupillen. Jede Zustandsänderung ist zu erfassen und genauestens zu dokumentieren. Die Verständigung des behandelnden Arztes ist unerlässlich, da diese Veränderungen zumeist CT-Untersuchungen erforderlich machen.

Im Übrigen wird die Commotio cerebri Symptom-orientiert behandelt. Analgetika werden beim Kopfschmerz und Antiemetika bei Übelkeit und Erbrechen verabreicht. Es empfiehlt sich eine kurzfristige Bettruhe mit körperlicher Schonung, Vermeiden anstrengender visueller Eindrücke (Fernsehen, Lesen, etc.) und vorübergehende leichte Kost. In der Regel wird eine stationäre Überwachungsphase von 2–3 Tagen eingehalten, um das Auftreten intrazerebraler Schäden frühzeitig erkennen zu können!

8.1.2 Contusio cerebri

Kontusionsverletzungen gehen mit irreversiblen Schädigungen der Hirnsubstanz einher. Ausschlaggebend für die Prognose ist das Ausmaß der Läsionen. Der posttraumatische Zustand reicht von Beschwerdefreiheit bis hin zu schwersten Dauerschäden bzw. zur Enthirnungsstarre (apallisches Syndrom).

Klinik

Das Anfangsstadium kann dem der Commotio sehr ähneln. Die Bewusstlosigkeit dauert in der Regel jedoch erheblich länger und beträgt dabei einige Stunden bis hin zu Tagen (komatöser Zustand). Eine Verschwellung der Hirnsubstanz führt häufig zur Entwicklung *zerebraler Herdstörungen*:

- Verhaltensveränderungen (Unruhezustände, Sprachstörungen, etc.)
- Änderungen der Vitalwerte (Atmung, Herzfrequenz, Blutdruck)
- Visuelle Symptome (Pupillendifferenz, Augenmuskelparesen, Sehstörungen)
- Veränderung des Bewusstseinszustandes (zunehmende Eintrübung)
- Neurologische Auffälligkeiten (Paresen und Parästhesien, Babinski-Zeichen, Nackensteifigkeit, erhöhte Krampfbereitschaft).

Nach länger andauernder Bewusstseinseintrübung können gehäuft Unruhezustände beim Patienten festgestellt werden. In diesen Fällen sollte der Verunfallte nicht unnötig sediert werden, da die Patienten verlangsamt und desorientiert sind. Oft treten gleichzeitig Angstzustände auf. Ausprägung und Dauer dieser Symptome, insgesamt auch *Durchgangssyndrom* genannt, richten sich nach der Länge der Bewusstlosigkeit.

Diagnostik

Die Aufnahmeuntersuchung wird bei dem Verdacht auf eine Schädel-Hirn-Beteiligung immer durch eine orientierende neurologische Statuserhebung ergänzt. Um begleitende Schädigungen erkennen zu können, wird bei suspektem Befund neben einer konventionellen Röntgendiagnostik auch ein Schädel-CT (CCT) angefertigt. Mit der Computertomographie können Blutungen erkannt bzw. ausgeschlossen werden. Jede neurologische Befundverschlechterung sollte durch ein Kontroll-CT abgeklärt werden, um so schnell wie möglich Gegenmaßnahmen ergreifen zu können.

Therapie

Die Sicherung der Vitalparameter steht an erster Stelle der Versorgung und beinhaltet folgende Maßnahmen:
- Sicherung und freihalten der Atemwege; möglichst stabile Seitenlagerung (Cave: Aspirationsgefahr!)
- Legen einer venösen Verweilkanüle (Infusionen, Blutentnahme)
- Bei andauernder Bewusstlosigkeit Intubation und kontrollierte Beatmung
- Flüssigkeitsbilanzierung.

Gefürchtet ist ein Anschwellen der Hirnsubstanz. Da die Schädelkalotte dem Druck von sich aus nicht nachgeben kann, drohen weitere Schäden mit Einklemmungserscheinungen einzelner Hirnanteile.

Wie kann der Entstehung von Hirndruckzeichen entgegengewirkt werden?
- Hochlagerung des Oberkörpers um 30°
- Verabreichung entwässernder Infusionen (z. B. Mannitol = Osmofundin®)

Die Verabreichung von Kortisonpräparaten ist umstritten und in ihrer Wirkung nicht eindeutig gesichert. Dennoch werden sie zumeist in der Anfangsphase hochdosiert verabfolgt!

Insbesondere im Stadium des Durchgangssyndroms muss dem Patienten viel Verständnis entgegengebracht werden. Eine psychosoziale Betreuung von Verunfallten und deren Angehörigen wäre wünschenswert.

Reine Kontusionsherde werden zumeist konservativ und im Verlauf symptomatisch behandelt. Kommt es nach einer Bewusstseinsstörung erneut zu einer Eintrübung, so können gravierende Blutungsherde zur Entlastungsoperation Anlass geben.

8.1.3 Intrakranielle Blutungen

Intrakranielle Blutungen können bei jeder Form eines Schädel-Hirn-Traumas auftreten. Kleinere Blutungen nach Commotio cerebri oder auch Schädelfrakturen können bei Beschwerdearmut leicht übersehen werden. Nicht nur Unfälle begünstigen das Auftreten von Hirnblutungen, sondern auch spontane Gefäßrupturen (z. B. Aneurysmablutungen), Schlaganfälle oder gravierende Gerinnungsstörungen. Bedeutung

Tab. 8-2 Intrakranielle Blutungen beim Schädel-Hirn-Trauma

Art der Blutung	Blutungsart und Lokalisation	Symptome	Diagnostik/Therapie/ Prognose
Epidurale Blutung	Arterielle Blutung zwischen Kalottenfläche und Dura mater	Rasch progrediente Hirndruckzeichen (meist 3-4 Stunden nach dem Unfall)	Diagnosesicherung durch CCT. Operative Druckentlastung durch Schädeltrepanation. Mehr als 80% der Verunfallten werden wieder arbeitsfähig bzw. versorgen sich selbst
Subdurale Blutung	Meist venöse Blutung zwischen Dura mater und Arachnoidea	Meist sofortige tiefe Bewusstlosigkeit (Koma) ohne Aufklaren in der Regel kein freies Intervall	Diagnosesicherung durch CCT. Operative Ausräumung des Hämatoms nach Lagelokalisation. Schlechte Prognose bei lichtstarren Pupillen und Streckkrämpfen
Intrazerebrale Blutung	Blutung innerhalb des Hirnparenchyms nach Kontusion; auch vorkommend bei Gefäßruptur (Aneurysma) oder Schlaganfall (Massenblutung)	Meist wie bei der Contusio cerebri. Tiefes Koma mit Herdsymptomen. Weite Pupillen weisen auf Einklemmung des Stammhirns hin	Nach CCT neurochirurgische Intervention; oft jedoch durch ungünstige Lage nicht möglich. Sehr schlechte Prognose

bei Unfallverletzten haben drei Blutungsarten, die im Folgenden weiter erläutert werden (Tab. 8-2).

Epidurales Hämatom

Temporo-parietal gelegene Schädelfrakturen sind zumeist die Ursache für Blutungen aus Ästen der A. meningea media. Dabei kommt es zur Einblutung zwischen Schädelkalotte und Dura mater. Zerreißungen anderer meningealer Arterien sind eher selten. Die entstehenden Hämatome können schnell an Größe zunehmen und verdrängend auf die übrige Hirnsubstanz einwirken. Mit Größenzunahme verstärkt sich auch die Symptomatik (Bewusstseinsstörung nach freiem Intervall). CT-morphologisch lässt sich eine bikonvexe Aufhellungszone nachweisen mit Auftreten einer Mittellinienverdrängung nach erneuter Eintrübung.

Nur mit einer sofortigen Entlastungsoperation kann der tödliche Ausgang abgewendet werden. Die erforderliche Schädeltrepanation wird derzeit überwiegend in neurochirurgischen Kliniken vorgenommen.

Die Überlebensrate ist abhängig von Entstehungsgeschwindigkeit, Lage, Alter und Ödementwicklung beim Verunfallten. Mit der Einführung der CT-Diagnostik konnte die Letalität auf 5–10% reduziert werden.

Subdurale Blutung

Beschleunigungs- und Rotationsmechanismen beim Unfalltrauma führen zur Läsion von Brückenvenen, Sinusverletzungen oder kortikalen Gefäßstrukturen. Dabei kommt es zur Einblutung zwischen Dura mater und Arachnoidea.

In einer Einteilung nach Frowein können drei verschiedene Arten unterschieden werden:

- *Akutes Subduralhämatom.* Auftreten am Unfalltag nach 0–24 Stunden; schweres Schädel-Hirn-Trauma
- *Subakutes Subduralhämatom.* Auftreten 2–10 Tage nach dem Unfallereignis; schweres bis mittelschweres SHT
- *Chronisches Subduralhämatom.* Auftreten 10 Tage bis 6 Monate nach dem Trauma; oft leichtes bis mittelschweres SHT oder Bagatellverletzungen.

Das Schädel-CT liefert die Diagnose und weist oft einen konkaven Saum zum Hirngewebe auf. Ein akutes bzw. subakutes subdurales Hämatom muss nach Diagnosestellung unverzüglich entlastet werden. Therapie der Wahl bei chronisch-subduralen Hämatomen ist die Bohrlochdrainage, die auch in Lokalanästhesie erfolgen kann. Nur selten (ca. 2%) muss die Entlastung über eine Trepanation erfolgen.

Die Prognose ist auch hier von der Geschwindigkeit der Hämatomentstehung und dem Auftreten von Herdsymptomen gekennzeichnet. Die Letalitätsrate akuter und subakuter subduraler Hämatome bewegt sich auch nach operativer Entlastung zwischen 50 und 90%.

Intrazerebrales Hämatom

Nach Unfällen entstehen intrazerebrale Blutungen als Kontusionsblutungen. Oft geht ein Aufprall oder ein Sturz auf den Hinterkopf voraus, so dass sich frontal und temporal Einblutungen unterschiedlichen Ausmaßes entwickeln.

Neben einer raschen Entwicklung neurologischer Ausfallserscheinungen sind auch längere symptomarme Intervalle möglich. Die Diagnosestellung erfolgt zur genauen Lagelokalisation wiederum mit Hilfe der Computertomographie.

Eine operative Entlastung ist abhängig von der Blutungsgröße, Bewusstseinszustand bzw. auftretender klinischer Befundverschlechterung. Die Sterblichkeitsrate infolge intrazerabraler Blutungen wird in drei Gruppen zusammengefasst:
- *Gruppe I (25 %)*   intrazerebrale Blutung
- *Gruppe II (50 %)*   intra- und extrazerebrale Blutungen
- *Gruppe III (75 %)* multiple intrazerebrale Blutungen.

8.1.4 Das kindliche Schädel-Hirn-Trauma

Der kindliche Schädel weist gegenüber dem des Erwachsenen einige anatomische Besonderheiten auf, die sich auf Schwere und Verlauf eines SHT auswirken können. So ist z. B. die Dicke der Schädelknochen wesentlich geringer und auch die Verbindung der einzelnen knöchernen Strukturen deutlich lockerer. Geringe Krafteinwirkungen von außen bewirken bereits Deformierungen des Schädels. Zusätzlich ist die Ödembereitschaft erhöht mit gesteigerter Empfindlichkeit gegenüber Sauerstoffmangelzuständen.

Welche Ursachen lösen hauptsächlich ein kindliches Schädel-Hirn-Trauma aus?
- Sturzereignisse vom Wickeltisch, vom Arm des Erwachsenen oder aus dem Kinderbett
- Sturz auf den Schädel bei ersten Geh- und Stehversuchen (Cave: steiniger Untergrund)
- Kindesmisshandlungen.

Symptome werden oft längere Zeit kompensiert, um dann plötzlich einzusetzen. Säuglinge und Kleinkinder weisen dabei einen vergleichbaren Verlauf auf. Nach kurzer Bewusstlosigkeit wird zunächst ein weinerliches und agitiertes Verhalten mit einsetzenden vegetativen Begleiterscheinungen registriert. Danach schlafen die Kinder oft ein. Wenn die Kinder aufwachen und das Verhalten in den nächsten 24 Stunden normal ist, so sind in der Regel keine weiteren Schäden zu befürchten. Das Einschlafen darf nicht mit einer allmählichen Eintrübung verwechselt werden. Eine engmaschige Kontrolle der Vitalparameter, unterstützt durch CT-Untersuchungen des Schädels, ist erforderlich.

Das sog. *Kephalhämatom* (Hämatom zwischen Knochenhaut und Schädelkalotte) sollte beachtet werden. Während sich Frakturen im Alter unter 2 Jahren am häufigsten finden, treten Kephalhämatome in der Altersgruppe von 10–16 Jahren vermehrt auf. Bei den intrakraniellen Blutungen zeigen sich vor dem 3. Lebensjahr häufig subdurale Hämatome. Danach können überwiegend epidurale Hämatome nachgewiesen werden.

Nach komatösen Zuständen wird oft noch längere Zeit ein regressives Verhaltensmuster festgestellt, was gelegentlich speziell ausgebildetem kinderpsychologischen Personal zugeführt werden muss. Funktionsstörungen und Dauerschäden hängen auch hier von der Verletzungsschwere ab sowie der Schnelligkeit des Eingreifens bei der Therapieeinleitung.

8.2 Schädelprellungen mit und ohne Weichteilschäden

Stumpfe Gewalteinwirkungen von außen z. B. durch Sturzereignisse oder tätliche Übergriffe müssen nicht unbedingt zu perforierenden Verletzungen der Kopfhaut führen. Je nach Alter und Verletzungsschwere treten zum Teil ausgedehnte Kopfschwartenhämatome auf. Punktuelle Kraftkomponenten (stumpfe oder spitze Gewalteinwirkungen) bewirken verschiedene offene Verletzungen wie Platz-, Riss-, Quetsch- oder Schnittwunden. Bei der Inspektion muss unter Berücksichtigung des geschilderten Unfallereignisses immer auch eine knöcherne Verletzung ausgeschlossen werden.

8.2.1 Hämatome der Kopfhaut

Einblutungen können entweder unter die Galea aponeurotica (flächenhafte sehnige Struktur zwischen M. frontalis und M. occipitalis, der Unterfläche der Haut fest anliegend) oder bei Kindern direkt unter die Knochenhaut erfolgen.

Hämatome unter der Galea können insbesondere bei Kindern erhebliche Ausmaße annehmen. Kleinere Hämatome werden allmählich folgenlos resorbiert. Größere fluktuierende Bezirke sollten unter Beachtung steriler Kautelen abpunktiert werden. Anschließend wird ein Druckverband angelegt.

Hat sich ein Hämatom unter der Knochenhaut entwickelt, so befindet sich dies innerhalb fester Grenzen. Das Zentrum ist eher weich und vermittelt den Eindruck einer Impressionsfraktur. Nach Ausschluss einer knöchernen Verletzung empfiehlt sich wiederum die Punktion. Vor allem bei Kindern droht ansonsten die Verknöcherung derartiger Hämatome mit persistierenden Beschwerden.

8.2.2 Offene Verletzungen der Kopfschwarte

Durch mehr oder weniger starke Blutungen können Wunden an der Kopfhaut leicht erkannt werden. Sie können Hinweise auf Form und Größe eines Gegenstandes geben und helfen mit, den Unfallhergang zu rekonstruieren. Durch die geringe Elastizität der Kopfhaut klaffen Kopfplatzwunden in der Regel nur wenig.

Kleinere Wunden werden in Lokalanästhesie, größere Kopfschwartenverletzungen (tief greifende Skalpierungsverletzungen) in Allgemeinnarkose versorgt. Vor Verschluss einer Wunde muss diese gereinigt und desinfiziert werden. Des Weiteren ist eine Inspektion nach Fremdkörpern anzuschließen und gelegentlich eine Wundrandexzision erforderlich. Die Wunden lassen sich anschließend mit tief greifenden Einzelknopfnähten verschließen. Mit leichtem Druck wird abschließend ein Kopfverband angelegt.

Zeigt sich bereits am Unfallort eine offene Schädelimpressionsfraktur, so wird die Wunde nur steril abgedeckt und ein Kompressionsverband angelegt. Die endgültige Versorgung wird in der Regel in neurochirurgischen Abteilungen vorgenommen. Bei größeren Hautdefekten muss gelegentlich die Galea mobilisiert oder die Wunde durch einen Verschiebelappen verschlossen werden.

8.3 Schädelfrakturen

Schädelfrakturen entstehen durch direkte oder indirekte Gewalteinwirkung von außen. Penetrierende Verletzungen mit Beteiligung der Dura mater werden auch als *offenes Schädel-Hirn-Trauma* bezeichnet.

In Abhängigkeit von der Frakturlokalisation am knöchernen Schädel wird unterschieden in:
- Kalottenfraktur (frontal, temporal, parietal und occipital)
- Schädelbasisfraktur
- Gesichtsschädelfraktur.

Die Art der einwirkenden Gewalt führt zu unterschiedlichster Ausdehnung der Kalottenfraktur. Neben Fissuren und Stückbrüchen können Impressions-, Biegungs- und Berstungsbrüche abgegrenzt werden.

8.3.1 Fraktur des Schädeldaches (Kalottenfraktur)

In Abhängigkeit vom Unfallgeschehen treten geschlossene und offene Frakturen auf. Bei intakter Kopfhaut sind oft nur Verschwellungen oder Einblutungen in die Haut auszumachen. Gelegentlich geben sicht- und tastbare Dellen Hinweise für eine mögliche Kalottenfraktur. Offene Frakturen setzen einen Hautdefekt voraus, der von Riss- bzw. Platzwunden bis hin zu großflächigen Skalpierungsverletzungen reichen kann.

Zur Diagnosefindung werden zunächst konventionelle Röntgenaufnahmen angefertigt und je nach Schwere des Traumas durch eine Computertomographie des Schädels erweitert.

Geschlossene Kalottenfrakturen sind im Verlauf zumeist unkompliziert, sollten jedoch für einige Tage stationär beobachtet werden, um Folgeschäden (intrakranielle Blutungen) nicht zu übersehen. Der Verunfallte sollte sich zunächst körperlich schonen und anfänglich ist auf eine sorgfältige Dokumentation der Vitalparameter zu achten. Verletzungen der Haut über einer Fraktur sind mit erhöhter Infektgefahr verbunden und bedürfen einer adäquaten Antibiotikabehandlung.

Impressionsfrakturen müssen operativ versorgt werden, wenn das Imprimat tiefer als Kalottendicke nach intrakraniell verlagert ist. Bei Mitverletzung der Dura mater wird diese nach Inspektion verschlossen, um Infektionen und damit gravierende Folgeschäden zu vermeiden.

Auch postoperativ steht die fachgerechte Kontrolle von Vitalwerten, neurologischer Status mit Bewusstseinslage und deren Veränderungen im Vordergrund. Zustandsänderungen werden durch das Pflegepersonal unverzüglich an den behandelnden Arzt weitergeleitet.

8.3.2 Schädelbasisfrakturen

Schädelbasisfrakturen entstehen durch Gewalteinwirkungen aus seitlicher und sagittaler Richtung. Es werden somit laterobasale bzw. frontobasale Schädelbasisfrakturen unterschieden. Auch hier lassen sich wieder offene und geschlossene Frakturen abgrenzen. Bei offenen Verletzungen kann über Ohr, Nase oder Rachen eine Verbindung zwischen Außenluft und Liquorraum bestehen.

Klinik und Diagnostik

Nach sagittalen Gewalteinwirkungen findet man gehäuft Monokel- und Brillenhämatome. Diese sind jedoch ebenso wenig beweisend für eine Schädelbasisfraktur, wie Blutungen aus Ohr, Nase und Mund. Sichere Hinweise für eine knöcherne Verletzung sind:
- Austritt von Liquor (Liquorrhoe) aus Ohr, Nase oder Mund:
  - offene Schädelbasisfraktur
- Neurologische Störungen durch Verletzung von Hirnnerven:
  - *N. facialis* (Überprüfung der mimischen Muskulatur)
  - *N. abducens* (Vorhandensein von Doppelbildern?)
  - *N. vestibulocochlearis* (Störungen von Gleichgewichts- und Hörorgan)
  - *N. opticus* (Sehstörungen mit Gesichtsfeldausfällen)
- Luftnachweis (Pneumozephalus) im Schädel-CT.

Die Schädelstruktur erschwert das Erkennen feiner Frakturlinien an der Schädelbasis, so dass die konventionelle Röntgentechnik trotz möglicher Spezialaufnahmen an ihre Grenzen stößt. Unerlässlich ist dann die CT-Untersuchung mit Darstellung des Canalis opticus und der Felsenbeinregion.

Therapie

Frakturen im Bereich der Schädelbasis werden überwiegend konservativ behandelt. Eine vorübergehende stationäre Überwachung mit Kontrolle der Vitalparameter steht zunächst im Mittelpunkt der Behandlung. Aufgrund der Gefahr aufsteigender (aszendierender) Infekte der Hirnhäute empfiehlt sich die Durchführung einer Antibiotikaprophylaxe.

Bei frontobasalen Verletzungen mit Anschluss an die Nasennebenhöhlen ist gehäuft mit folgenschweren Komplikationen (Meningitiden, Hirnabszessen) zu rechnen. Daher wird mit einem operativen Eingriff bei Duraverletzungen ein sicherer Verschluss mit einem Galea-Periost-Lappen oder einem freien Faszienlappen angestrebt. Kleinere Verletzungen lassen sich endoskopisch transnasal versorgen!

Liquorfisteln infolge laterobasaler Felsenbeinfrakturen verschließen sich oft wieder spontan. Bei Trümmerfrakturen ist ein Duraersatz anzustreben. Patienten mit Trommelfellläsionen oder auch Fazialislähmungen sollten zur weiteren Therapie in HNO-ärztliche Behandlung weitergeleitet werden.

8.3.3 Gesichtsschädelfrakturen

Je nach Verletzungsmuster ist eine Zusammenarbeit zwischen Unfallchirurgen, Mund-Kiefer-Gesichts-Chirurgen (MKG-Chirurgen), Augenärzten und HNO-Ärzten unerlässlich. Die Gesichtsschädelfrakturen werden in verschiedene Untergruppen eingeteilt:

Laterale Mittelgesichtsfrakturen

Hierzu zählen im Wesentlichen Orbita-, Jochbein- und Jochbogenfrakturen. Sie entstehen durch Gewalteinwirkungen auf das seitliche Gesicht.

Leitsymptom ist häufig das Monokelhämatom. Bei Orbitabodenfrakturen beobachtet man zum Teil ein Absinken des Augapfels in Richtung Kieferhöhle. Dadurch treten Sehstörungen (Doppelbilder) und Sensibilitätsstörungen infolge von Nervenläsionen an Oberlippe, Nasenflügel und Wange auf.

Die Diagnose wird radiologisch (konventionell und Gesichtsschädel-CT) gestellt. Dislozierte Frakturen sollten unter Hinzuziehung eines Spezialisten für MKG-Chirurgie oder nach Verlegung in einer kieferchirurgische Abteilung versorgt werden. An die Frakturreposition schließen sich hier zumeist Miniplattenosteosynthesen an.

Zentrale Mittelgesichtsfakturen

Zu den zentralen Mittelgesichtsfrakturen zählen zum einen die Nasenbeinfraktur und zum anderen Absprengungen des Mittelgesichtes in verschiedenen Ebenen (Einteilung nach LeFort). Kombinationsverletzungen mit Schädelbasis-, lateralen Mittelgesichts- und Unterkieferfrakturen können ebenfalls auftreten.

Die *Nasenbeinfraktur* ist die häufigste Gesichtsschädelfraktur und entsteht durch direkte Gewalteinwirkung auf die Nase. Klassische Beispiele sind der Faustschlag und der Kopfstoß beim Fußball. Die Folgen davon sind massive Verschwellungen, Nasenbluten und Behinderungen der Nasenatmung. Häufig fällt bereits bei der Inspektion eine Deviation der Nasenwurzel auf. Gleichzeitig muss auch auf das Nasenseptum geachtet werden, um Septumhämatome auszuschließen. Die Diagnostik wird radiologisch durch eine seitliche Nasenbeinaufnahme sowie eine Nasennebenhöhlenaufnahme (NNH-Aufnahme) komplettiert.

Die Therapie der Nasenbeinfraktur ist abhängig vom Dislokationsgrad. Grob dislozierte Frakturen werden in HNO-ärztliche Behandlung überführt. Nach Aufrichtung der Nase wird eine Nasentamponade eingelegt und ein Nasengipsverband angefertigt. Die Tamponade wird nach einigen Tagen gezogen und die Schiene für eine Woche Tag und Nacht belassen. Zum nächtlichen Schutz wird die Schiene dann noch für weitere 3 Wochen verwendet. Vorübergehende abschwellende Maßnahmen in Form von Nasentropfen und -salben verbessern die Nasenatmung.

Die *Absprengungen des Mittelgesichts* mit oder ohne Nasenbeteiligung werden nach *LeFort* (französischer Chirurg, 1869–1951) eingeteilt:
- *LeFort I*
Absprengung der Gaumenplatte vom restlichen Mittelgesicht
- *LeFort II*
Der Frakturverlauf weist von retromaxillär schräg nach medial und zieht nach kranial durch die Kieferhöhle, den Orbitaboden bis hin zur Nasenwurzel
- *LeFort III*
Bruchlinienverlauf von retromaxillär durch den Jochbogen bis zum lateralen Orbitarand und dann durch den Orbitatrichter zur Nasenwurzel. Liegt beidseits eine LeFort-III-Fraktur vor, so ist der gesamte Mittelgesichtskomplex aus dem Schädelskelett herausgesprengt. Insbesondere bei diesem Frakturtyp ist auf das Vorliegen eines offenen SHT zu achten.

Bei den LeFort-Frakturen des zentralen Mittelgesichtes sind gravierende Gewalteinwirkungen erforderlich. Daher kommt es zu ausgedehnten Weichteilschwellungen und -verletzungen, meist verbunden mit Blutungen aus Mund und Nase. Zusätzlich entstehen oft Sensibilitätsstörungen im Bereich des 2. Trigeminusastes sowie Monokel- und Brillenhämatome. Bei der manuellen Untersuchung des Mittelgesichtes besteht eine abnorme Beweglichkeit mit Nachweis von Stufenbildungen im Frakturverlauf. Besteht eine Verbindung zur Schädelbasis mit Verletzung der Dura mater, so lässt sich oft eine Rhinoliquorrhoe (Liquoraustritt aus der Nase) nachweisen.

Die Diagnostik erfolgt anhand klinischer Symptome und radiologischer Spezialaufnahmen in Nativtechnik. CT-Untersuchungen geben Rückschlüsse auf intrakranielle Verletzungen sowie Hinweise für ein offenes SHT.

Wie bei den Nasenbeinfrakturen besteht die Erstbehandlung zunächst meist im Stillen der Nasenblutung. Die Pflegekraft stellt zur Einlage einer Nasentamponade entsprechendes Hilfsmaterial bereit. Dazu gehört ein Nasenspreizer, Tamponadenzangen, eine Pinzette sowie mehrere Tamponadenstreifen mit einer Länge von ungefähr 30–40 cm. Die Durchführung der Maßnahme mit Säubern der Nase und Einführen der Tamponade obliegt dem behandelnden Arzt, während die Pflegekraft die Vitalparameter kontrolliert. Gleichzeitig können beruhigende und erklärende Worte zur Stabilisierung des Patienten beitragen.

Ziel der weiteren Therapie ist die anatomiegerechte Wiederherstellung des Mittelgesichtes ohne Okklusionsstörung (Zähne passen wieder aufeinander!). Diese komplexen Verletzungen bedürfen immer der Behandlung in einer Klinik für MKG-Chirurgie. Die Fixation des Repositionsergebnisses erfolgt durch Verdrahtung mittels Drahtbogenkunststoffschienen, Drahtaufhängungen oder Miniplattenosteosyntheseverfahren.

8.4 Dauerschäden und neurologische Rehabilitation

Hirnsubstanzdefekte infolge eines Traumas sind in der Lage, verschiedenste zerebrale Herdsymptome auszulösen. Weitere Einzelheiten können dem Kapitel 7.1.2 entnommen werden. Von großer Bedeutung sind auftretende zerebrale Anfälle, die im Folgenden näher betrachtet werden sollen.

8.4.1 Posttraumatische zerebrale Krampfbereitschaft

Das Auftreten von Krampfanfällen richtet sich im Wesentlichen nach Verletzungsschwere und Art der Hirnsubstanzschädigung. Dabei lassen sich Frühanfälle (1. Woche nach Trauma) und später auftretende Krampfanfälle unterscheiden. Das Anfallsrisiko bewegt sich bei leichten bis schweren gedeckten SHT zwischen 0,1 und 10%. Bei offenen Traumen beläuft es sich auf 20–60%.

Entscheidenden Einfluss auf die Entstehung posttraumatischer Anfallsleiden haben:
- Impressionsfrakturen mit Hirnsubstanzdefekten nach Schädigung der Dura mater
- Offene Schädel-Hirn-Traumen mit Beteiligung der Hirnstrukturen
- Anterograde Amnesien über 24 Stunden und Auftreten von Frühanfällen.

Bei schwersten Verletzungen mit Durabeteiligung wird die Einleitung einer frühen antikonvulsiven Prophylaxe empfohlen.

8.4.2 Neurologische Rehabilitation

Die Rehabilitation eines Verunfallten mit mittleren bis schweren Schädel-Hirn-Verletzungen gliedert sich in drei Phasen und richtet sich nach dem Bewusstseinszustand des Patienten:
- Frührehabilitation
- Gezielte klinische Rehabilitation
- Spezielle Rehabilitation (Rehazentren).

Frührehabilitation

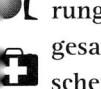

Unmittelbar nach dem Trauma sollte zügig abgeklärt werden, auf welche lagerungstechnischen Besonderheiten individuell geachtet werden muss. Durch das gesamte Spektrum prophylaktischer intensivpflegerischer und krankengymnastischer Maßnahmen sollen Sekundärschäden möglichst vermieden werden. Dazu gehören:
- *Pneumonieprophylaxen* (Abklopfen, Einsatz von Thoraxvibrationsgeräten, Sekretolyse, Absaugen von Schleimpfröpfen)
- *Thromboseprophylaxe* (ATS = Antithrombosestrümpfe, Auswickeln der Beine, passives und aktives Training der Muskulatur → Aktivierung der Muskelpumpe)

- *Lagerungsprophylaxen* (Umlagerung in engen und regelmäßigen zeitlichen Abständen, Antidekubitusmatratzen)
- *Infektionsprophylaxen* (Wundpflege und regelmäßige Verbandswechsel).

Gezielte klinische Rehabilitation

Sobald der Verunfallte bewusstseinsklarer wird, sind weitere Behandlungsschwerpunkte einzurichten. Neben dem Koordinationstraining sind häufig auch logopädische und ergotherapeutische Maßnahmen einzusetzen. Um den Patienten möglichst wieder in sein soziales Umfeld reintegrieren zu können, empfiehlt sich eine möglichst frühe Anschlussrehabilitation in einem neurologischen Zentrum.

Neurologische Rehazentren

Durch das Trauma entstandene Funktionsstörungen bedürfen einer zügigen und gezielten Behandlung. Sobald der Gesundheitszustand des Verunfallten dies zulässt, sollte die Verlegung vom Akutkrankenhaus in eine Rehastätte vorgenommen werden. Die Verunfallten werden hier logopädisch, feinmotorisch und krankengymnastisch intensiv betreut. Bisweilen sind aufgrund privater und psychischer Probleme verhaltenstherapeutische Maßnahmen unerlässlich. Bestehen größere neurologische Defizite, so muss auch frühzeitig über eine Umschulungsmaßnahme nachgedacht werden, um eine berufliche Reintegration zu erleichtern.

9 Wirbelsäulen- und Rückenmarksverletzungen

Die zunehmende Motorisierung unserer Gesellschaft im Verlauf der letzten Jahrzehnte, verbunden mit verändertem Freizeitverhalten (Teilnahme an Extremsportarten, etc.), lassen die zunehmende Bedeutung von Wirbelsäulenverletzungen bereits erahnen. Beim Verletzungsmuster kann zwischen diskoligamentären, spinalen und knöchernen Schädigungen unterschieden werden. Ca. 50% aller spinalen Läsionen lassen sich in Deutschland auf Verkehrsunfälle zurückführen. Ein weiteres Viertel sind Sportverletzungen, und ein großer Teil der Verletzungen erfolgt durch Sturz aus großer Höhe oder Sprünge in seichtes Wasser bei Badeunfällen.

Wirbelfrakturen können durch direkte Gewalteinwirkung von außen entstehen oder indirekt durch Stürze auf Kopf, Gesäß oder die gestreckten Beine. Wird die Wirbelsäule überbogen, so brechen oft die Wirbelbögen und -fortsätze. Lässt sich eine axiale Krafteinwirkung feststellen, können als Folge Deckplattenimpressionen der Wirbelkörper mit Beteiligung der Bandscheiben nachgewiesen werden. Bei letzterem Mechanismus sind am häufigsten der 12. Brustwirbel sowie 1. und 2. Lendenwirbel betroffen.

9.1 Anatomische Aspekte

Die Wirbelsäule, das so genannte Achsorgan des menschlichen Körpers, stellt das Bindeglied zwischen Kopf, Rumpf und Becken dar. Drei wesentliche Funktionen lassen sich abgrenzen!
- Lastübertragung auf die unteren Extremitäten
- Erhöhung der Rumpfbeweglichkeit
- Schutz der Rückenmarksstrukturen.

In Abhängigkeit von den Belastungen der einzelnen Wirbelsäulenabschnitte kann eine Größenzunahme der baulichen Komponenten von proximal nach distal festgestellt werden. Mit Ausnahme der oberen Halswirbelsäule (HWS) bestehen die Wirbel aus Wirbelkörper, Wirbelbögen sowie Quer- und Dornfortsätzen. Der ringförmige 1. Halswirbel besitzt als einziger Wirbel keinen Wirbelkörper. Eine Besonderheit des 2. Halswirbels stellt der Dens axis dar, ein Fortsatz des Wirbelkörpers nach kranial, der eine gelenkige Verbindung mit dem vorderen Wirbelbogen des 1. Halswirbels eingeht.

Der Verbund der Wirbel erfolgt durch das Vorhandensein von Bandstrukturen (ligamentäre Komplexe). Ein Lastausgleich zwischen den Wirbelbögen erfolgt durch eingelagerte Bandscheiben, die aus einem weichen Gallertkern und einem umgebenden Fasergeflecht aufgebaut sind.

Der Wirbelkanal umschließt das Rückenmark und befindet sich zwischen Wirbelkörper und Dornfortsatz. Das Rückenmark wird durch Liquorflüssigkeit umspült und gibt segmental Spinalnerven über die Foramina intervertebralia ab.

9.2 Diagnostik von Wirbelsäulenverletzungen

Die Anamnese des Unfallherganges kann wesentlich zur Diagnosefindung beitragen. Typische Verletzungsmuster in Abhängigkeit vom Unfallmechanismus können folgender Aufstellung entnommen werden:
- *Luxationstraumen der HWS* nach Anpralltraumen bei Verkehrsunfällen
- *Kompressionsverletzungen der Halswirbelkörper* durch Badeunfälle mit Sturz in seichtes Wasser oder auf den Kopf prallende Lasten mit Stauchung der HWS
- *Kompressionsverletzungen der Brustwirbelsäule (BWS)* nach Abstürzen aus großer Höhe (suizidale Absicht, Kletter- und Arbeitsunfälle)
- *Kompressionsverletzungen der Lendenwirbelsäule (LWS)* durch Sturzereignisse auf das Becken oder die unteren Extremitäten (Abb. 9–1).

Bei wachen Patienten können Schmerzangaben spontan oder nach Betasten der Wirbelsäule sowie neurologische Defizite bereits eine mögliche Schädigung eingrenzen. Der neurologische Status umfasst folgende Qualitäten:
- Muskuläre Kraftentfaltung segmentbezogener Kennmuskeln
- Überprüfung der Oberflächensenbilität
    - Berührungs-, Schmerz- und Temperaturempfindung
- Kontrolle der Tiefensensibilität
    - Bewegungs-, Lage- und Vibrationsempfinden
- Reflexstatus mit Nachweis normaler und pathologischer Körperreflexe.

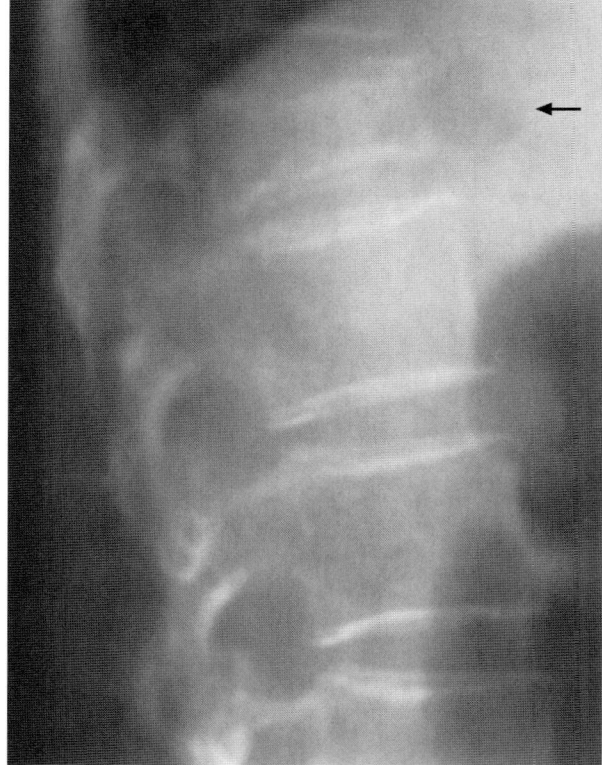

Abb. 9-1
Röntgenaufnahme mit erkennbarer Kompressionsfraktur eines Lendenwirbelkörpers (Pfeil)

Bei der Klassifikation der neurologischen Defizite hat sich die Einteilung nach Frandel durchgesetzt, wonach drei verschiedene Schädigungsmuster unterschieden werden!

- *Komplettes Querschnittssyndrom*
  Irreversibler kompletter motorischer und sensibler Ausfall unterhalb der Schädigungshöhe
- *Inkomplettes Querschnittssyndrom*
  Noch verbliebene motorische und sensorische Restfunktionen mit Chancen der Remission
- *Radikuläre Symptomatik*
  Vorkommen isoliert oder mit Rückenmarksschädigungen kombiniert.

Nach der klinischen Untersuchung schließt sich die apparative Diagnostik mit unterschiedlichen bildgebenden Verfahren an. Am Anfang steht die Röntgennativaufnahme, bei der bereits grobe Schädigungen der Wirbelkörper (Frakturen) oder auch diskoligamentäre Läsionen (Luxationen) nachgewiesen werden können. Jedes einzelne dargestellte Bewegungssegment muss systematisch betrachtet werden. Dabei macht man sich die Aufteilung des Wirbels in drei Segmente zunutze:

- *Ventrales Segment*
  Wirbelkörper ohne Wirbelkörperhinterkante
- *Mittleres Segment*
  Wirbelkörperhinterkante und vorderer Anteil des Wirbelbogens
- *Hinteres Segment*
  Hinterer Anteil des Wirbelbogens und Dornfortsatz.

Neben normalen Röntgenaufnahmen in zwei Ebenen können Spezialaufnahmen oder konventionelle Schichtaufnahmen angefertigt werden. Spezialaufnahmen sind z. B. Schräg- und Foraminalaufnahmen, Dens-Ziel- und Funktionsaufnahmen.

Die exakte Geometrieüberprüfung auch im Zusammenhang mit Weichteilschäden kann am genauesten mit CT- und MRT-Untersuchungen der Wirbelsäule erfolgen. Zur Operationsplanung können auch computerunterstützte 3-D-Rekonstruktionen erstellt werden.

9.3 Verletzungen der HWS

Die Verletzungen der Halswirbelsäule werden in einen oberen und einen unteren Bereich eingeteilt: Kondylenfrakturen des Hinterhauptsbeines am Übergang zur Halswirbelsäule entstehen zumeist durch Kompressions- und Translationsmechanismen und sind eher selten. Schädigungen des Rückenmarks direkt am Übergang zwischen Schädel und oberer HWS werden auch als atlanto-occipitale Dissoziation bezeichnet und verlaufen oft tödlich. Lagerung und Umlagerung am Unfallort sollten bei Verdacht auf HWS-Verletzungen immer unter leichtem Zug am Kopf erfolgen. Für den Transport muss eine Hals-Nacken-Stütze („Stiff-neck") angelegt werden.

9.3.1 Atlasfrakturen (1. Halswirbel)

Der vorwiegende Verletzungsmechanismus besteht in axialer Kompression (Stauchung) der oberen HWS. Gleichzeitig sind Torsions- bzw. Schermechanismen beim Frakturmuster von Bedeutung.

Aufgrund starker Schmerzen hält der Verunfallte den Kopf häufig mit beiden Händen fest. Die Diagnose wird röntgenologisch gestellt, wo sich oft ein verringerter Abstand zwischen Densspitze und Hinterhauptsregion darstellen lässt. Der genaue Frakturverlauf wird mit anschließender Typisierung durch eine CT-Untersuchung gesichert.

Therapie

Der größte Teil der Atlasfrakturen ist stabil und wird konservativ behandelt. Verschiedene Möglichkeiten stehen dabei zur Verfügung und richten sich nach dem Verletzungstyp:
- Vorübergehende Anlage einer Camp-Krawatte
- Ruhigstellung über einen Halo-Fixateur (Distraktionsvorrichtung).

Gegenüber früher zumeist eingesetzten Extensionsvorrichtungen (Crutchfield-Extension) bieten die angegebenen Vorrichtungen den Vorteil der sofortigen Mobilisation des Verunfallten. Thrombose-, Pneumoniegefahr sowie die Entwicklung von Dekubitalulzera werden herabgesetzt. Die Crutchfield-Extension wird nur noch vorübergehend bis zur endgültigen operativen Versorgung oder bei schlechtem Allgemeinzustand angelegt, um weitere Schädigungen zu vermeiden.

Ist die Ruhigstellung nicht ausreichend oder bestehen Kontraindikationen gegen den Einsatz des Halo-Fixateurs, so kann nach Reposition eine offene Stabilisierung mit vorgebogenen Plattenimplantaten oder Zugverschraubungen vorgenommen werden. Gelegentlich werden auch Fusionierungen mit Einbringen von Hohlschrauben und Knochenspanplatzierung eingesetzt.

9.3.2 Axisfrakturen (2. Halswirbel)

Die *Densfrakturen* sind die häufigsten Läsionen an der oberen HWS und entstehen durch Schermechanismen zwischen 1. und 2. Halswirbel. Insbesondere bei direkten Anpralltraumen des Kopfes muss an diese Verletzung gedacht werden.

Die zweithäufigste Läsion des 2. Halswirbels stellt die so genannte *„Hangedman-Fraktur"* dar. Sie entsteht durch eine Hyperextension, wie sie z. B. beim Erhängen mit dem Strick vorkommt. Daher auch der Name dieser Fraktur. Die Symptomatik ist ähnlich der bei Patienten mit Atlasfrakturen.

Therapie

Ist bei *Densfrakturen* nur die Densspitze betroffen, so kann von einer stabilen Fraktur ausgegangen werden. Eine Ruhigstellung für 4 Wochen in einem Camp-Kragen erscheint ausreichend. Die übrigen Frakturtypen werden zumeist durch eine direkte Densverschraubung über einen ventralen Zugang vorgenommen. Voraussetzung ist die gute Reposition sowie eine ausreichende Knochenqualität. Schräg nach vorn abgleitende Densfrakturen können durch eine Antigleitplatte stabilisiert werden. Bei Osteoporose und unzureichender Reposition wird über einen dorsalen Zugang vorgegangen. Hier kommen dann Verschraubungen und dorsale Fusionierungen zur Anwendung.

Die *Hangedman-Fraktur* wird ohne Dislokation für 6 Wochen im Camp-Kragen ausbehandelt. Gering dislozierte Wirbelbogenfrakturen konsolidieren sich nach 6-wöchiger Immobilisation mittels Halo-Fixateur. Bei höhergradiger Instabilität erfolgt eine Verschraubung des Axisbogens. Ist eine komplette diskoligamentäre Instabilität gegeben, so wird eine ventrale Verblockungsoperation zwischen C_2/C_3 vorgenommen.

9.3.3 Verletzungen der unteren HWS (C_3–C_7)

Verletzungen in dieser Region entstehen überwiegend durch Überbeugungs- und Stauchungsmechanismen. Stürze auf den Kopf bewirken eine Impression im Deck- und Grundplattenbereich einzelner Wirbel bis hin zu kompletten Zusammenbrüchen des Wirbelkörpers.

Leitsymptom bei isolierten Verletzungen der unteren HWS sind bewegungsabhängige Nackenbeschwerden. Tritt gleichzeitig eine Verletzung des Rückenmarks auf, so kann es zur Querschnittslähmung (Tetraplegie) kommen. Die bildgebenden Verfahren entsprechen denen der zuvor beschriebenen Verletzungen an der HWS. Damit können auch die begleitenden diskoligamentären Verletzungen aufgedeckt werden.

Therapie

Nicht dislozierte Frakturen bzw. Verletzungen der unteren HWS werden wiederum konservativ durch entsprechende Ruhigstellung behandelt, instabile Frakturen in der Regel standardmäßig über eine ventrale Stabilisierung. Hauptziel ist dabei die Dekompression des Spinalkanals mit Entfernung einzelner Frakturanteile. Danach wird eine Defektauffüllung über einen autogenen Knochenblock vorgenommen mit abschließender ventraler Verblockung. Neuere Implantattechniken und Materialien machen auch Stabilisierungen von dorsal möglich (Tab. 9–1).

Tab. 9-1 Verletzungen der Halswirbelsäule und der paravertebralen Muskulatur

Art der Verletzung	Klinik und Symptome	Behandlungsmaßnahmen
Atlasfrakturen (1. Halswirbel)	Schonhaltung des Kopfes Starke Nackenschmerzen Neurologische Ausfälle an den oberen Extremitäten bis hin zur Querschnittssymptomatik Ggf. Atemdepression bei Verletzung der unteren Halswirbelsäule Belastungsschmerzen	In Abhängigkeit vom Verletzungstyp Meist konservativ (Camp-Krawatte, Halo-Fixateur); ggf. operativ durch Fusionsmaßnahmen
Axisfrakturen (2. Halswirbel) Densverletzung Hangedman-Fraktur		Bei stabilem Frakturtyp konservativ (Camp-Kragen), Halo-Fixateur Densverschraubung, ggf. Antigleitplatte Verschraubung oder Verblockungs-OP beim Hangedman-Frakturtyp
Verletzungen untere HWS		Konservativ durch Ruhigstellung bei stabilen Frakturen Bei Instabilität ventrale Stabilisierung und Dekompression des Spinalkanals
HWS-Beschleunigungstrauma (HWS-Distorsion)	Paravertebrale Nackenschmerzen Kopfschmerzen, Bewegungseinschränkung bei Drehbewegungen des Kopfes (ein- und beidseitig) Muskuläre Beschwerden; Parästhesien der oberen Extremitäten	Kurzfristige Ruhigstellung (Camp-Kragen) Nichtsteroidale Antirheumatika (Salben, Tbl., Suppositorien) Muskelrelaxantien (kurzfristig Benzodiazepine) Physiotherapie

9.3.4 HWS-Beschleunigungstrauma mit Weichteilschaden

Bei diesem Verletzungsmechanismus handelt es sich um eine negative oder positive Beschleunigung der Kopf-/Halsregion. Der Kopf wird dabei in Abhängigkeit von der einwirkenden Kraft peitschenartig hin und her geschleudert (häufig bei Auffahrunfällen im Straßenverkehr). Knöcherne Verletzungen sind ebenso möglich wie Weichteilverletzungen. Letztere Läsionen stehen in diesem Kapitel im Mittelpunkt.

Hyperextension und -flexion der Halswirbelsäule führen zu plötzlichen Überdehnungen der Halsweichteile. Dabei können Hämatome unterschiedlicher Ausdehnung auftreten, die verdrängend auf die umliegenden Strukturen einwirken können. In der Muskulatur führen Muskelfaser- oder Muskelbündelrisse zu Nackenbeschwerden unterschiedlichster Intensität. Verschiedene Schweregrade lassen sich abgrenzen, wobei die Dauer des beschwerdefreien Intervalls eine besondere Bedeutung einnimmt. Je kürzer dieses Intervall ist, desto schwerwiegender ist die Symptomatik, die bis zu einer kompletten schmerzbedingten Unbeweglichkeit der Halswirbelsäule führen kann.

Es handelt sich im Wesentlichen um eine klinische Diagnose, die bei leichten Verläufen stark vom subjektiven Schmerzempfinden des Verunfallten abhängig ist. Röntgenaufnahmen der Halswirbelsäule in zwei Ebenen werden vorangestellt, um eine frische knöcherne Verletzung auszuschließen. Eine Steilstellung der HWS (Aufhebung der physiologischen Lordose) kann bereits Hinweise für ein stattgehabtes Trauma geben. Mit Funktionsaufnahmen der HWS lassen sich Verletzungen der Bandstrukturen aufdecken, die sich häufig im Bereich des vorderen oder hinteren Längsbandes befinden.

Treten neurologische Defizite auf, wie Parästhesien oder Lähmungserscheinungen im Bereich der oberen Extremitäten, ist der Patient unverzüglich einer neurologischen Untersuchung zuzuleiten. Hier wird über die Notwendigkeit weiterer Zusatzuntersuchungen entschieden, wie z. B. CT und MRT (Kernspinuntersuchung) der Hals-/Nackenregion. Insbesondere die MRT-Untersuchung zeichnet sich durch eine hervorragende Darstellbarkeit der Weichteilkomponenten aus. Feinste Unregelmäßigkeiten lassen sich damit nachweisen.

Ergeben sich klinisch und röntgenologisch keine Instabilitätszeichen, so wird eine konservative Behandlungsstrategie eingeleitet. Auch hier ist die Behandlung abhängig vom Schweregrad der Verletzung, d. h. von der Dauer des beschwerdefreien Intervalls:

- *Schmerzbeginn nach mehreren Stunden*
  Anlage einer Zervikalstütze (z. B. Schanz-Krawatte) → Behandlungsdauer für ca. 1–2 Wochen; vorübergehende analgetische und muskelrelaxierende Behandlung
- *Schmerzbeginn unmittelbar nach Unfallereignis*
  Zervikalstütze konsequent für 2–3 Wochen; anschließende intensive Übungsbehandlung aus der Schiene heraus. Unterstützende medikamentöse Therapie wie oben beschrieben.

Bei der Anlage einer Zervikalstütze wird diese zunächst als angenehm empfunden und ist daher in der unmittelbaren posttraumatischen Behandlungsphase unbedingt anzuraten. Danach ist eine übermäßig lange Ruhigstellung für die Haltefunktion der Nackenmuskulatur ungünstig. Die Muskulatur nimmt nicht aktiv an den Bewegungsprozessen teil und atrophiert. Kleinste Rüttelbewegungen können so zu einer Schmerzverstärkung führen.

Die Ausheilungsdauer einer Weichteilverletzung der HWS beträgt bei leichteren Beschleunigungsverletzungen zwischen 3 und 4 Wochen. Schwere Verletzungen weisen zum Teil noch nach 2–3 Jahren Restbeschwerden auf.

9.4 Verletzungen der BWS und LWS

Der ähnliche Aufbau der Brust- und Lendenwirbelsäule lässt eine Zusammenfassung der Schädigungsmuster für beide Regionen sinnvoll erscheinen.

Durch Sturz auf Rücken, Gesäß und gestreckte Beine gibt die Wirbelsäule dem Druck nach vorne nach. Es tritt eine Überbeugung der Wirbelsäule auf, so dass die Wirbelkörper komprimiert werden. Es können dabei folgende Frakturformen unterschieden werden:
- Impaktionsbrüche (Deckplattenimpressionen, Keilbrüche)
- Spaltbrüche (frontale und sagittale Spaltbrüche)
- Berstungsbrüche.

Deckplattenverletzungen mit Beteiligung der Wirbelkörpervorderkante können als stabile Verletzungen angesehen werden. Ist die Konvexität der Hinterkante nicht erhalten, dann können sich Fragmente in den Spinalkanal vorschieben und das Rückenmark verletzen. Es ist dann von einer instabilen Fraktur auszugehen.

Neben den Wirbelkörperverletzungen kann es auch zu Verletzungen der Wirbelbögen, Gelenkfortsätze sowie der Dorn- und Querfortsätze kommen. Diskoligamentäre Verletzungen treten durch Torsions- und Schermechanismen hinzu.

Klinik

Auch bei BWS- und LWS-Verletzungen steht der Spontanschmerz im betroffenen Segment beim ansprechbaren Patienten im Vordergrund. Dabei können oft lokale Muskelverspannungen nachgewiesen werden. Gleichzeitig lässt sich eine Druck- und Klopfschmerzhaftigkeit über den Dornfortsätzen der betroffenen Wirbel ausmachen. Neurologische Defizite (Lähmungen und Parästhesien) treten bei Beteiligung der Rückenmarksstrukturen auf.

Spezielle Symptome können bei Verletzungen im Bereich der LWS auftreten:
- Schocksymptomatik (innere Blutungen mit größeren retroperitonealen Hämatomen)
- Ileussymptomatik (vorübergehende Darmlähmung = paralytischer Ileus durch Irritation retroperitoneal gelegener vegetativer Nervengeflechte).

Die Diagnosestellung erfolgt wiederum über Röntgen und CT-Aufnahmen!

Therapie

Besteht nach einem Unfallmechanismus der Verdacht auf eine Wirbelkörperfraktur, so ist so lange davon auszugehen, bis das Gegenteil bewiesen ist. Der Verunfallte wird flach liegend und auf einer Vakuummatratze gelagert in die Klinik gebracht. Besteht eine instabile knöcherne Verletzung, dann kann bereits beim Umlagern eine Rückenmarksschädigung drohen.

Ergeben sich Hinweise für das Vorliegen einer Querschnittssymptomatik, so ist die Anlage eines Dauerkatheters obligat. Das weitere Vorgehen richtet sich danach, ob von einer stabilen oder instabilen Fraktur auszugehen ist.

Stabile Frakturen

- Analgosedierung (Analgetika plus Sedativa) und initiale Bettruhe
- Nach einigen Tagen Beginn mit einer zielgerichteten Physiotherapie im Bett
- 2 Wochen nach dem Trauma kann mit einer Mobilisation im Gehwagen begonnen werden
- Auf immobilisierende Stützmieder verzichten, da sonst eine weitere Schwächung der Rückenmuskulatur erfolgt
- Anleitung zum richtigen Aufstehen; längeres Sitzen vermeiden
- Falls möglich Einsatz von Wassergymnastik (Aufhebung der natürlichen Schwerkraft).

Instabile Frakturen

- Rückenschonende Lagerung und adäquate analgetische und muskelrelaxierende Therapie
- Operative Befundsanierung mit Ausräumen der Trümmerzone, Auffüllen mit Spongiosa und Anlage eines Fixateur interne (gebräuchlichstes Verfahren)
- Translaminäre Verschraubungen bei Wirbelbogenverletzungen
- Weitere Verfahren bestehen in transpedikulären Defektauffüllungen der Wirbelkörper durch Spongiosa oder Einbringen von kortikospongiösen Blöcken zur

Durchführung einer Spondylodese (Segmentversteifung)
- Sofortige Belastungsstabilität des Wirbelkörpers nach operativer Stabilisierung
- Belassen des Osteosynthesematerials bei hohem OP-Risiko.

9.5 Rückenmarksverletzungen

Schädigungen des Rückenmarks können durch verschiedene Verletzungen hervorgerufen werden. Dazu gehören:
- Knöcherne Wirbelverletzungen
- Diskoligamentäre Läsionen im Rahmen von Luxationsverletzungen
- Traumatische Bandscheibenschäden mit Prolaps in Richtung Spinalkanal.

9.5.1 Traumatische Querschnittslähmungen

Bei den traumatischen Querschnittslähmungen handelt es sich um eine komplette oder partielle Schädigung eines oder mehrerer Rückenmarkssegmente. Neurologische Ausfallserscheinungen können unterhalb der Verletzungshöhe ausgemacht werden.

Die häufigste Ursache traumatischer Rückenmarksverletzungen ist in Luxationsfrakturen einzelner oder mehrerer Wirbel zu sehen. Knöcherne Fragmente dringen bis zum Rückenmarkskanal vor und schädigen das Marklager. Auch Hämatome im Wirbelkanal können über eine Kompression von außen zu Funktionsausfällen führen.

Nichttraumatische Ursachen können dagegen sein:
- Angeborene Fehlbildungen der Wirbelkörper (Spina bifida)
- Entzündliche Veränderungen im Marklager
- Durchblutungsstörungen, gelegentlich auch operativ bedingt (z. B. Eingriffe an der Aorta bei Aneurysmen)
- Neubildungen (Tumoren).

Klinik

Wie bereits in Kapitel 9.2 beschrieben, können im Wesentlichen zwei Schweregrade abgegrenzt werden: kompletter und inkompletter Querschnitt.

Beim kompletten Querschnitt sind sämtliche motorischen, sensiblen und vegetativen Qualitäten unterhalb des verletzten Rückenmarkssegmentes unterbrochen. Dazu zählen:

- Vollständiger Verlust der Willkürmotorik
- Unterbrechung der gesamten Gefühlswahrnehmung (Ausfall der Oberflächen- und Tiefensensibilität)
- Blasen- und Mastdarmfunktionsstörungen
- Wärmeausgleich und Schweißproduktion sind gestört
- Ausfall der Sexualfunktionen.

Inkomplette Querschnittsbilder sind verbunden mit dem Erhalt von Restfunktionen unterschiedlichster Ausprägung. Abhängig ist dies vom Grad der Schädigung des Marklagers. Nicht immer ist die gesamte Querschnittsfläche des Rückenmarks geschädigt. Ein Beispiel ist das *Brown-Séquard-Syndrom* (Pariser Physiologe, 1817–1894), bei dem unabhängig von der auslösenden Ursache lediglich eine halbseitige Querschnittssymtomatik nachweisbar ist.

Da das Rückenmark bereits in Höhe LWK-I/LWK-II endet, stimmen Höhe der Rückenmarksschädigung und Segmenthöhe der Ausfallssymptomatik nicht überein. Eines ist jedoch sicher, je höher die Schädigung am Rückenmark aufgetreten ist, desto weitreichender sind die Folgen für den Verunfallten.

Kommt es zu einer Schädigung oberhalb von C_5 (Halssegment 5), so versterben die Patienten oft bereits am Unfallort aufgrund einer Atemlähmung (N. phrenicus → Versorgung des Zwerchfells; entspringt in Höhe C_4). Läsionen im unteren Halsmark führen nicht zum Tode, beinhalten jedoch einen Ausfall sämtlicher Extremitäten (Tetraplegie). Liegen Rückenmarksschädigungen im thorakalen oder lumbalen Bereich vor, so sind nur Rumpf- und untere Extremitäten gelähmt (Paraplegie). Unterhalb des endenden Rückenmarks ziehen die Spinalnerven in der so genannten Cauda equina weiter nach distal. Läsionen dort führen zum Reithosensyndrom mit schlaffer Lähmung der Beine, verbunden mit Sensibilitätsstörungen sowie Blasen- und Mastdarmstörungen.

Liegt am Unfallort eine Schädigung des Rückenmarks vor, so sind zunächst alle Rückenmarksfunktionen aufgehoben. Dieser Zustand wird dann auch als *spinaler Schock* bezeichnet. Da auch das vasomotorische System betroffen ist, tritt häufig als Folge ein Kreislaufschock auf. Im weiteren Verlauf erholt sich die Eigenreflextätigkeit segmental auf Rückenmarksebene, und es entwickelt sich allmählich aus einer schlaffen eine spastische Lähmung.

Das Stadium des spinalen Schocks kann einige Wochen andauern. Anschließend kommt es wie oben beschrieben zur Ausbildung einer kompletten oder inkompletten Querschnittslähmung. Je nach Unfallursache oder Schädigungsmuster ist auch eine Rückbildung der Symptomatik möglich. Diese schreitet dann von kranial nach kaudal fort.

Therapie

Die Behandlung Querschnittsverletzter bzw. Verunfallter mit drohendem Querschnitt stellen einen hohen Anspruch an ärztliches und pflegerisches Personal, wie auch an das Physiotherapeutenteam. Nach dem Einsatz lebensrettender Maßnahmen sollte ein zügiger Transport in ein Traumazentrum angestrebt werden. Die meist vorhandene Luftrettung der BG-Kliniken trägt im wesentlichen Umfang dazu bei.

In der ersten Phase der Behandlung geht es um eine mechanische und medikamentöse Dekompression des geschädigten Rückenmarkssegmentes. Dabei werden operative Maßnahmen mit Ausräumung vorhandener Trümmerzonen und Fusionierungen einzelner Wirbelabschnitte durchgeführt. Möglichst kurzstreckige und stabile Fusionen werden angestrebt, um den Patienten frühzeitig und ohne Korsett mobilisieren zu können. Medikamentös werden hochdosiert Kortikosteroide verabreicht. Durch das Fehlen eigenständiger Bewegungen besteht eine hochgradige Dekubitusgefährdung. Intensive Hautpflege und Umlagerungen nach Zeitplan sind daher besonders wichtig. Zur Arbeitserleichterung stehen auch spezielle Drehbetten zur Verfügung.

Noch bestehende Restfunktionen werden durch frühzeitige Physiotherapie trainiert und neue Funktionen erprobt, um verlorengegangene Fähigkeiten zu ersetzen. Damit kann das Selbstwertgefühl und die ohnehin schwer betroffene psychische Situation der Verunfallten verbessert werden. Besonders wichtig sind auch sämtliche Maßnahmen zur Thromboembolieprophylaxe. Urologische Komplikationen sind häufig und haben in der Regel erhöhte Restharnmengen zur Folge. Dadurch werden aszendierende Infekte und Parenchymschäden der Nieren begünstigt. Die erste Phase der Behandlung endet mit der ganztägigen Rollstuhlfähigkeit.

Die zweite Phase der Behandlung umfasst die weitere Förderung bestehender Restfunktionen und bereits erlernter Ersatzfähigkeiten. Während die erste Phase durch den besonderen Einsatz von ärztlichem und pflegerischem Personal gekennzeichnet ist, so verschiebt sich die Behandlung zunehmend in Richtung Physiotherapie bis hin zur ergotherapeutischen „Hilfe zur Selbsthilfe" (zunehmende Selbständigkeit bei alltäglichen Verrichtungen). Dies sollte aufgrund des intensiven Arbeitsaufwandes in speziell eingerichteten Rehakliniken erfolgen, da ein hoher Personalstand vonnöten ist. Ziel ist es, dem Verunfallten vor der Entlassung in die häusliche Umgebung eine möglichst große Selbständigkeit zu verschaffen. Private und häusliche Konfliktsituationen mit Zerstörung des Familienfriedens machen oft eine begleitende psychotherapeutische Behandlung erforderlich.

Der dritte Zeitabschnitt betrifft den der beruflichen Rehabilitation. Dabei muss überprüft werden, ob der Verunfallte im alten Beruf wieder einsetzbar ist und eventuell Hilfsvorrichtungen am Arbeitsplatz erforderlich sind. Kann eine Wiedereingliederung nicht mehr erfolgen, so ist in Abhängigkeit von Bildungsstand und den Restfunktionen abzuklären, ob Umschulungsmaßnahmen eingeleitet werden können oder eine Berufsunfähigkeit besteht. Ausschlaggebend sind dabei allerdings immer auch Alter und Motivation des Patienten.

Mit Entlassung in die häusliche Umgebung muss die Mobilisationsbehandlung abgeschlossen und der gesamte erforderliche Hilfsmittelstand vorhanden sein. Ein Pflegeplan muss erarbeitet werden, und die häusliche Umgebung sollte an die Bedürfnisse des Verunfallten angepasst sein. Häufig verzögern sich Entlassungen durch erschwerte Kommunikation mit den zuständigen Ämtern und Sozialträgern des Heimatortes.

Es schließt sich bei kompletter und inkompletter Querschnittssymptomatik eine lebenslange Nachsorge an. Erneute stationäre Behandlungsphasen ergeben sich am häufigsten durch urologische Komplikationen und Druckgeschwüre. Erhöhte Restharnmengen fördern die Bereitschaft aufsteigender Harnwegsinfekte sowie einen Reflux mit der Gefahr irreversibler Schädigungen des Nierenparenchyms. Regelmäßige Kontrolluntersuchungen in Form von Ablaufurogrammen sind erforderlich. Durch die fehlende Oberflächen- und Tiefensensibilität verspürt der Verunfallte keinen Auflagedruck. Gefährdet sind daher Hautbezirke über prominenten knöchernen Strukturen. Druckschädigungen werden dabei folgendermaßen eingeteilt:

Grad I   Wegdrückbare Rötungen der Haut
Grad II Blasenbildung und nässende Hautareale
Grad III Nekrosenentwicklung mit unterschiedlicher Tiefenausdehnung.

Nekrosen müssen frühzeitig abgetragen werden und eine Lagerung in Spezialbetten erfolgen. Gelegentlich sind plastische Operationen mit gestielten Muskellappen erforderlich, um tief greifende Defektareale zu decken.

9.5.2 Traumatische Bandscheibenschäden

Verletzungen der Wirbelsäule können immer auch Läsionen der Zwischenwirbelscheiben hervorrufen. Der Ausprägungsgrad der Schädigung ist abhängig von der Traumaschwere und den zugrunde liegenden Kraftkomponenten. Durch Quetschungen infolge Stauchungs- und Biegungsbeanspruchung kommt es zum Zerreißen der fibrösen Hülle der betroffenen Bandscheibe mit Austreten einer gallertartigen Flüssigkeit. Wird diese durch den Druck der Wirbelkörper nach hinten ausgedrückt, so kann eine Kompression auf die seitlich austretenden Spinalnerven oder das Rückenmark selber entstehen. Am häufigsten treten Bandscheibenschäden im Rahmen degenerativer Veränderungen oder Überlastungsreaktionen auf.

Klinik

In den betreffenden Segmenten werden starke Schmerzen angegeben, die bei Beeinträchtigung der Spinalnerven einen radikulären Charakter aufweisen. Es kommt zu einer Schonhaltung mit reflektorischen Verspannungen der paravertebralen Rückenmuskulatur.

Im Bereich der unteren BWS und der LWS wird der akute Kreuzschmerz auch als Lumbago bezeichnet. Neurologische Defizite können hier in Form von ischialgiformen Beschwerden mit Ausstrahlung in die Beine auftreten. Diese entstehen zumeist mit oder ohne Lähmungserscheinungen. Auch Cauda-equina-Syndrome sind bei dorso-medialem Prolaps unterhalb des Rückenmarkendes möglich.

Diagnostik

Nativaufnahmen der Wirbelsäule können bereits Verengungen der Zwischenwirbelräume aufweisen. Ausdehnung und Lokalisation des Bandscheibenprolaps werden durch CT, Myelographie und/oder MRT gesichert, um ggf. Rückschlüsse auf eine operative Intervention ziehen zu können.

Therapie

Die Behandlung richtet sich nach dem Ausmaß der Beschwerden und der zugrunde liegenden Schädigung:

Konservative Therapie

- Bei Lumboischialgien entlastende Lagerung des Patienten (ggf. Stufenbettlagerung)
- Lokale Wärmeapplikationen
- Infusionstherapie und lokale Injektionen paravertebral zur Schmerzlinderung
- Im Anschluss ans Akutstadium zunehmende Mobilisation und intensive Physiotherapie (Wassergymnastik, Schlingentisch, Kräftigung der Rückenmuskulatur, etc.)

Operative Therapie

- Stabilisierung eventuell vorliegender knöcherner Verletzungen
- Perkutane Diskektomien durch Punktion des Gallerkerns bei intaktem Faserring
- Bei gravierenden neurologischen Defiziten offene Diskektomie (Entfernung des prolabierenden Bandscheibengewebes).

10 Schultergürtel und Oberarm

Der Schultergürtel kann als Bindeglied zwischen Brustkorb (Thorax) und oberen Extremitäten angesehen werden. Der knöcherne Anteil besteht ventral aus der Klavikula und dorsal aus dem Schulterblatt, jeweils paarig angelegt. Neben Gelenkverbindungen wird die Stabilität des Schultergürtels vor allem durch Muskulatur und Bandstrukturen gewährleistet. Die Bedeutung der Muskulatur wird besonders sichtbar, wenn man den anatomischen Aufbau des Schultergelenkes betrachtet. Bei diesem Kugelgelenk ist der Oberarmkopf mehr als zweimal so groß wie die Gelenkpfanne. Die Gelenkpfanne wird zwar durch das Labrum glenoidale vergrößert, jedoch besteht es im Wesentlichen aus einer faserreichen Bindegewebsstruktur, die bei traumatischen Ereignissen einreißen und zur chronischen Instabilität führen kann.

Alle Bewegungen des Schultergürtels ziehen eine Parallelverschiebung des Schulterblattes an der dorsalen Thoraxfläche nach sich. Dabei ist das Schulterblatt in verschiedenen Muskelschlingen eingebettet und wird so in ihrer Position gehalten.

10.1 Verletzung der Klavikula

Das Schlüsselbein (Klavikula) kann vom Aufbau und bei der Umfelddiagnostik in drei Teilbereiche gegliedert werden: Medial geht sie eine gelenkige Verbindung mit dem Brustbein ein und wird auch als Sternoklavikulargelenk bezeichnet. Nach lateral folgt dem Klavikulaschaft das Akromioklavikulargelenk, bestehend aus Schulterhöhe und lateralem Schlüsselbein, das durch zusätzliche Bandstrukturen verstärkt wird.

10.1.1 Verletzung des Sternoklavikulargelenkes

Verletzungen in diesem Gelenk können durch verschiedene Unfallmechanismen hervorgerufen werden:
- Direkte Krafteinwirkung auf das mittlere Klavikuladrittel
- Indirekte Gewalteinwirkung durch Sturz auf die Schulter oder den abduzierten Arm.

Hierdurch kommt es zu einer kompletten Luxation oder Subluxation im Sternoklavikulargelenk. In Abhängigkeit von der Krafteinwirkung sind auch Kombinationen aus Luxation und gelenknaher Klavikulafraktur möglich. Oft werden Verletzungen in diesem Gelenk zunächst übersehen.

Klinik

Die Symptome sind eher unspezifisch und werden oft vom Verunfallten durch weitere Verletzungen zunächst nicht wahrgenommen. Bei Angabe punktueller Schmerzen muss unbedingt an eine zugrundeliegende Verletzung gedacht werden.

Diagnostik

Eine genaue Inspektion der Gelenkregion ist nach Verletzungen des Schultergürtels unerlässlich. Neben lokaler Druckschmerzhaftigkeit und Schwellung werden Schmerzen im Sternoklavikulargelenk vor allem durch Armbewegungen auf der betroffenen Seite hervorgerufen. Mit einer Röntgenaufnahme beider Sternoklavikulargelenke wird auf Asymmetrien geachtet. Schichtaufnahmen und ggf. CT-Diagnostik decken vordere und hintere Luxationen auf.

Therapie

Können keine wesentlichen Dislokationen festgestellt werden, so wird das weitere Vorgehen von konservativen Maßnahmen bestimmt. Die Ruhigstellung erfolgt zunächst über eine Armschlinge oder einen Gilchrist-Verband. Schwellungszustände werden mit lokalen Eisanwendungen und Antiphlogistika behandelt.

Luxationen im Sternoklavikulargelenk gehen zumeist mit einer Instabilität einher und sind in den seltensten Fällen ausreichend retinierbar. Gelingt es jedoch, so ist anschließend eine konsequente Ruhigstellung über 4–6 Wochen im Gilchrist-Verband indiziert. Gelingt die Reposition nicht, so muss eingehend über eine adäquate Versorgung nachgedacht werden. Nicht immer garantiert eine Operation eine dauerhafte Reposition. Des Weiteren können operationstechnisch bedingte Verletzungen der Pleura oder auch retrosternale Läsionen auftreten. Hintere Luxationen sollten jedoch aus gleichen Gründen offen reponiert und anschließend ruhiggestellt werden.

10.1.2 Klavikulafraktur

Die Klavikulafraktur stellt in nahezu jeder Altersklasse eine der häufigsten knöchernen Verletzungen überhaupt dar. Sie entsteht zumeist durch indirekte Gewalteinwirkung auf die Schulter oder auf den ausgestreckten Arm. Gelegentlich treten auch Frakturen bei Autounfällen durch die Einwirkung des Gurtes auf.

Einteilung

Das Schädigungsmuster ist nicht nur von Stärke und Richtung der einwirkenden Kraft, sondern auch vom Alter des Verunfallten abhängig. Dies betrifft vor allem die Gelenkverbindungen, die bei Erwachsenen durch zusätzliche Bandstrukturen gesichert werden.

Bei der Klavikulafraktur können drei Frakturtypen unterschieden werden:
- Gelenknahe mediale Klavikulafraktur mit und ohne Verletzung des Sternoklavikulargelenkes
- Schaftfraktur im mittleren Drittel (einfache Frakturen, Mehrfragmentfrakturen mit und ohne Perforationsgefahr der Haut)
- Laterale Klavikulafraktur mit und ohne Sprengung des Akromioklavikulargelenkes.

Klinik

Der Verunfallte betritt bei isolierter Klavikulafraktur Krankenhaus oder Arztpraxis häufig mit einer Schonhaltung des betreffenden Armes. Jede Bewegung verursacht durch Fortleitung auf das Schlüsselbein Schmerzen. Häufig lässt sich über dem verletzten Klavikulaanteil eine Weichteilschwellung ausmachen. Liegt eine Fraktur im mittleren Drittel vor, so kann ein Hochstand des zentralen Fragmentes durch Zugwirkung des M. sternocleidomastoideus sichtbar werden. Gleichzeitig fällt eine Verkürzung des Schultergürtels auf der betroffenen Seite auf.

Diagnostik

Neben den bereits klinisch ins Auge fallenden Veränderungen kann häufig durch Palpation eine Stufe ertastet werden. Durchspießungen der Haut weisen auf eine offene Fraktur hin. Bei gleichzeitiger Verletzung von Gefäßen und/oder Nerven kann es zu sensiblen oder motorischen Störungen des betreffenden Armes kommen.

Die Röntgenaufnahme des Schlüsselbeins im a.p.-(anterior-posterior)-Strahlengang führt am sichersten zur Diagnose. Spezielle Aufnahmen sind erforderlich, wenn der Verdacht auf eine Beteiligung des Sterno- oder Akromioklavikulargelenkes besteht.

Therapie

Die Klavikulafraktur im mittleren Drittel wird zumeist konservativ behandelt. Falls nötig, so wird vom Chirurgen zunächst ein Repositionsmanöver durchgeführt, wobei die Schulterblätter weit nach hinten geführt werden. Neben einer ausreichenden Reposition führt dies oft auch zu einer Schmerzlinderung. Danach wird ein Rucksackverband angelegt, der aufgrund der Gefahr der Auslockerung spätestens alle 2 Tage nachgezogen werden muss. Nach einer Woche sollte eine Röntgenkontrolle durchgeführt werden. Der Rucksackverband wird für insgesamt 4 Wochen belassen.

Die operative Versorgung wird bei folgenden Situationen vorgenommen:
- Offene Frakturen oder auch solche mit drohender Hautdurchspießung
- Neurologische Komplikationen
- Fehlverheilte Klavikulafrakturen (Pseudarthrosen) oder bei deutlicher Verkürzung des Schultergürtels > 2 cm
- Pathologische Frakturen.

Persistierende dislozierte Klavikulafrakturen um Schaftbreite im mittleren Drittel können durch eine Plattenosteosynthese versorgt werden. Mediale Frakturtypen in Kombination mit Luxationsverletzungen im Sternoklavikulargelenk erhalten durch Drahtcerclagen und Naht der Bandstrukturen wieder Stabilität.

Bei lateralen Klavikulafrakturen ist oft eine Instabilität durch die Mitbeteiligung des Bandapparates gegeben. Hier stehen verschiedene Verfahren zur Verfügung, z. B. die so genannte Hakenplatte, Drahtcerclagen oder auch kleine Winkelplatten (T-Platten).

Gefahrenmomente bei der Operation sind Schädigungen der A. und V. subclavia sowie des armversorgenden Plexus brachialis. Der Patient muss präoperativ darauf hingewiesen werden. Auffällige Befunde sind postoperativ unverzüglich an den Arzt weiterzugeben. Da die Schulter nicht immer ausreichend ruhiggestellt werden kann und oft nur eine dünne Hautschicht über der Klavikula anzutreffen ist, sind breite Narbenbildungen keine Seltenheit. Um die entstehenden Narben geschmeidig zu halten, sollten fetthaltige Salbenauflagen verwendet werden.

10.1.3 Verletzung des Akromioklavikulargelenkes (AC-Gelenk)

Diese Verletzungen entstehen durch direkte Traumen im Bereich der Schulterhöhe. Es handelt sich um eine häufige Sportverletzung, wo oftmals gegnerische Einwirkungen ein unkontrollierbares Sturzereignis herbeiführen. Auch Fahrradstürze ziehen oft eine Schultereckgelenkssprengung nach sich.

Betrachtet werden sollen im Folgenden die reinen Schultereckgelenksverletzungen (AC-Gelenkssprengung), obwohl auch Kombinationen mit lateralen Klavikulafrakturen vorkommen.

Einteilung und Klinik

Die Einteilung der Schultereckgelenkssprengung ist im Wesentlichen von der Klinik abhängig. Dabei ist das Höhertreten der lateralen Klavikula von besonderer Bedeutung. In unfallchirurgischen Abteilungen werden die Verletzungen in der Regel nach der „*Tossy-Klassifikation*" eingeteilt:

- *Tossy I*
  Zerrung des AC-Gelenkes mit Teilzerreißung des Bandapparates und der Gelenkkapsel. Stabiles Gelenk ohne Höhertreten der lateralen Klavikula.
- *Tossy II*
  Ruptur des akromioklavikulären Bandapparates. Teilruptur der korakoklavikulären Bänder. Bei Stressaufnahmen der AC-Gelenke zeigt sich ein Höhertreten der lateralen Klavikula um halbe Schaftbreite.
- *Tossy III*
  Ruptur sämtlicher Bandverbindungen zwischen Klavikula und Akromion sowie Klavikula und Korakoid. Höhertreten der lateralen Klavikula bei Stressaufnahmen um Schaftbreite.

Diagnostik

Unfallgeschehen und Inspektion führen oft schon zur Diagnose. Neben einer typischen lokalen Schwellung über der Schulterhöhe besteht ein starker Druckschmerz. Sind sämtliche Bandstrukturen zerrissen, so lässt sich im Seitenvergleich ein lateraler Klavikulahochstand feststellen (Abb. 10–1). Bei Druck kann ein federndes Schwingen nachgewiesen werden. Dies bezeichnet man auch als so genanntes „*Klaviertastenphänomen*".

Röntgenaufnahmen des AC-Gelenkes können bereits ein spontanes Höhertreten der lateralen Klavikula aufdecken. Um eine gesicherte Klassifikation vornehmen zu können, werden Stressaufnahmen der AC-Gelenke im Seitenvergleich angefertigt. Dazu nimmt der Verunfallte in beide herabhängenden Hände 10-kg-Gewichte.

Therapie

Tossy-I- und -II-Verletzungen werden funktionell-konservativ behandelt. Dabei wird zunächst nur eine vorübergehende Ruhigstellung (z. B. im Gilchrist-Verband) mit begleitender Schmerz- und lokaler Kryotherapie vorgenommen. In Abhängigkeit von den Schmerzen wird bereits nach einigen Tagen mit Bewegungsübungen der verunfallten Schulter begonnen und forciert weitergeführt. Schweres Heben und Kontaktsportarten sind noch für 6–8 Wochen zu meiden.

Verletzung der Klavikula

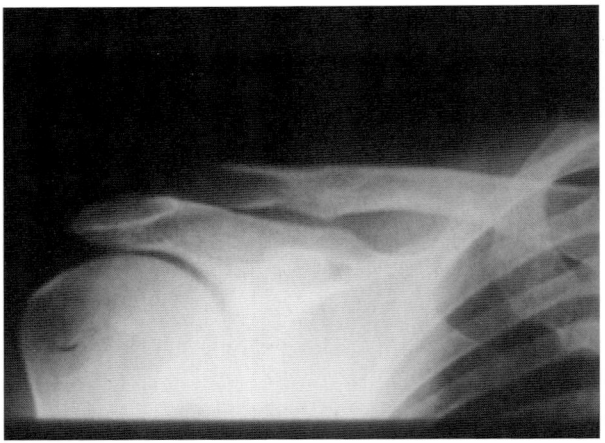

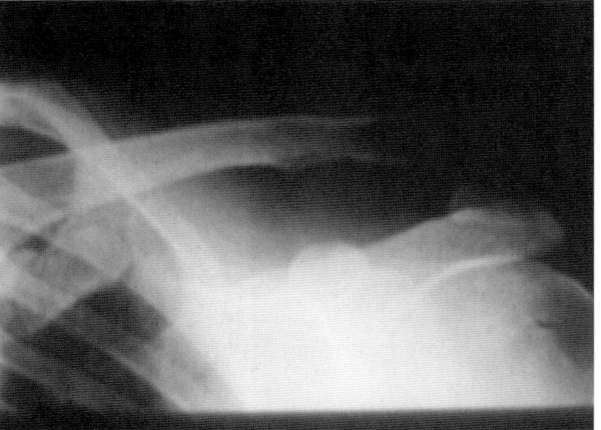

Abb. 10–1
a) Regelrechte und anatomiegerechte Stellung im rechten Akromioklavikulargelenk; b) Hochstand des lateralen Klavikulaendes im Sinne einer Tossy-III-Verletzung

Lässt sich ein erheblicher Hochstand der Klavikula nachweisen (Tossy-III-Verletzung), so besteht bei konservativem Vorgehen oft ein kosmetisches Problem. Da die Behandlungsergebnisse sowohl bei konservativer als auch operativer Therapie keineswegs einheitlich sind, muss die Vorgehensweise unbedingt mit dem Patienten besprochen werden. Wird operiert, so erfolgt eine offene Reposition des AC-Gelenkes, Naht der akromioklavikulären Bänder und eine Fixation mittels Hakenplatte oder auch Drahtcerclagen. Bei letzteren können Implantatlockerungen bzw. -brüche zu unbefriedigenden Ergebnissen führen. Hakenplatten sollten aufgrund der Gefahr einer zunehmenden Einsteifung im Schultergelenk oder eines auftretenden Impingements (Enge unterhalb der Schulterhöhe) frühzeitig nach ca. 3–4 Monaten wieder entfernt werden.

10.2 Fraktur des Schulterblatts (Skapulafraktur)

Das Schulterblatt ist wie bereits oben beschrieben in Muskelschlingen eingebettet und gleitet bei jeder Bewegung im Schultergelenk an der dorsalen Thoraxpartie entlang. Eine Verbindung zum vorderen Anteil des Schultergürtels erfolgt einerseits über Bandstrukturen (Lig. coracoclaviculare) und andererseits über das Akromioklavikulargelenk.

Frakturen des Schulterblatts im Rahmen von Verletzungen des Schultergürtels sind mit ca. 5–10 % selten, da sie in der Regel erst nach erheblichen Gewalteinwirkungen auftreten. Sie entstehen durch ein direktes Trauma, zumeist infolge von Verkehrsunfällen (Hochrasanztraumen) oder Sportverletzungen. Auch Arbeitsunfälle in Bergwerken, Minen, etc., die zu Verschüttungen führen, müssen in diesem Zusammenhang angeführt werden. Da die Kräfte nicht punktuell auf das Schulterblatt einwirken, finden sich häufig auch Begleitverletzungen an Thorax, Klavikula, Wirbelsäule und Oberarm.

Einteilung

In Abhängigkeit vom weiteren Vorgehen werden die Skapulafrakturen in fünf Gruppen eingeteilt:
- Frakturen des Schulterblattkörpers
- Fortsatzfrakturen des Schulterblatts (Randfrakturen, Korakoid- und Akromionfrakturen)
- Halsfrakturen des Schulterblatts (Frakturen in anatomischer und chirurgischer Halsregion)
- Frakturen mit Läsion der Schultergelenkspfanne (Glenoidfraktur)
- Kombinationen aus Schulterblatt- und Oberarmkopfbrüchen.

Die ersten 3 Gruppen lassen eine extraartikuläre Frakturlokalisation erkennen, während die letzten beiden Gruppen die Funktion des Schultergelenkes beeinträchtigen.

Klinik

Bei der Untersuchung eines Verunfallten muss immer auch die Unfallanamnese beachtet werden. Verschwellungen und Hämatomverfärbungen über dem Schulterblatt sowie Bewegungsschmerzen bei der Überprüfung der oberen Extremitäten sind oft wegweisend. Bei Begleitverletzungen können auch Läsionen des Plexus brachialis zur Bewegungseinschränkung an der betroffenen oberen Extremität führen.

Diagnostik

Schulterblattfrakturen treten gehäuft mit weiteren Verletzungen auf, die eine vitale Bedrohung darstellen können. Beim Polytrauma kann eine Mitbeteiligung des Schulterblatts somit leicht übersehen werden. Bei isolierter Verletzung ist eine konventionelle Röntgenuntersuchung für die Diagnosestellung in der Regel ausreichend. Dabei kommen eine a.p.-Aufnahme und eine weitere Tangentialaufnahme zur Anwendung. In seltenen Fällen ist bei Gelenkbeteiligung zur OP-Planung eine CT-Untersuchung erforderlich. Neurologische Defizite werden durch konsiliarische Untersuchungen beim Neurologen abgeklärt und ggf. eine EMG-(Elektromyelographie)-Untersuchung veranlasst.

Klinik

Die weitere Behandlung ist abhängig von der Frakturlokalisation. Am Beginn der Therapie steht jedoch die Schmerzreduktion. Dies kann einerseits medikamentös erfolgen, andererseits werden durch Arzt und Pflegende ruhigstellende Verbände angelegt. In letzter Zeit treten immer mehr Hilfsartikel auf den Markt, die eine Anlage des Verbandes deutlich erleichtern. Sehr beengend ist z. B. der Desault-Verband, der immer mehr durch industriell bereits vorgefertigte Bandagesysteme ersetzt wird. Zusätzlich werden abschwellende und kühlende Maßnahmen auch in den nächsten Tagen fortgesetzt.

In welchen Fällen wird nun eine operative Behandlung vorgenommen?
- Dislozierte Frakturen des Akromions (Muskelzug des M. deltoideus → drohendes Impingement/Einklemmung subakromial)
- Frakturen im Halsbereich der Skapula verbunden mit Klavikula- oder Spina-Skapulae-Frakturen (instabile Fraktur)
- Pfannenrand und Pfannenbrüche mit der Gefahr einer Instabilität im Schultergelenk (drohende Omarthrose).

Am häufigsten erfolgt die operative Versorgung bei Skapulahals- und Pfannenfrakturen. Dabei kann ein vorderer oder hinterer Zugang gewählt werden. Zur OP-Vorbereitung muss dies mit dem Pflegepersonal (→ Rasur!) und dem Anästhesisten (→ Lagerung, Tubuswahl) unbedingt besprochen werden. Bei der Materialwahl zur Osteosynthese kommen Schrauben sowie Rekonstruktionsplatten zur Anwendung.

In der Nachbehandlung wird die Schulter zunächst ruhiggestellt und nach Entfernung des Nahtmaterials mit passiven Bewegungsübungen begonnen. Aktive Bewegungsübungen werden erst nach gesicherter Wundheilung und in Abhängigkeit von weiteren knöchernen Verletzungen eingesetzt. Zum Zeitpunkt der Versorgung bereits vorliegende neurologische Defizite müssen ins Behandlungskonzept eingebaut werden!

10.3 Schultergelenksluxation

Die häufigste Verrenkung eines Gelenkes des menschlichen Körpers tritt am Schultergelenk auf. Begründet liegt dies in den anatomischen Besonderheiten dieses Gelenkes: Die Gelenkpfanne ist sehr klein und flach, während der Oberarmkopf flächenmäßig mehr als doppelt so groß ist.

Je nach einwirkender Kraftkomponente können Subluxationen mit ossären Destruktionen an Oberarmkopf und Gelenkpfanne oder auch komplette Luxationen auftreten. Oft sind indirekte Traumen mit Sturz auf den ausgestreckten Arm, verbunden mit Scherbewegungen, für die Entstehung der Schultergelenksluxation verantwortlich.

Einteilung

Der Oberarmkopf kann in verschiedenen Richtungen abweichen und es lassen sich drei Luxationsformen unterscheiden:
- Luxation nach vorn (häufigste Luxationsform ca. 95 %)
- Luxation nach unten in die Axilla (Cave → Plexusläsionen!)
- Luxation nach hinten (selten; kann am leichtesten übersehen werden; unbedingt 2. Ebene im Röntgen-Bild beachten!).

Treten Läsionen an der Pfannenrandlippe (Labrum glenoidale) auf, so kann es zu einer persistierenden Instabilität kommen. Bagatelltraumen sind dann in der Lage, erneute Luxationsereignisse zu begünstigen. Dies bezeichnet man dann als „*habituelle Luxation*".

Klinik

Nach dem Trauma klagt der Patient über stärkste Schmerzen im verunfallten Schultergelenk. Der Arm erscheint dabei leicht abduziert und wird in Schonhaltung vom gesunden Arm unterstützt. Bei der Inspektion des Schultergürtels fällt eine Deformi-

Schultergelenksluxation

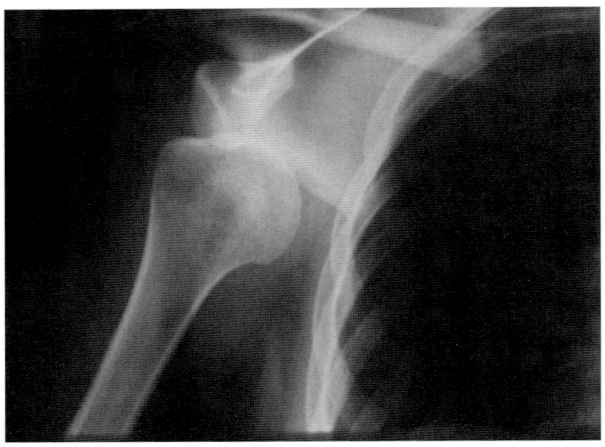

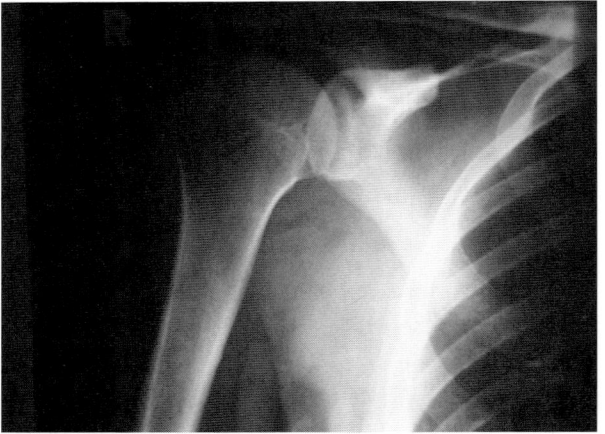

Abb. 10–2
a) Vordere untere Schultergelenksluxation; b) Schultergelenk nach erfolgter Reposition und wieder anatomiegerechter Stellung

tät des Schultergelenkes auf und es kann oft eine leere Schultergelenkspfanne ertastet werden. Der Oberarm lässt sich kaum bewegen und es wird dabei eine so genannte „federnde Fixation" festgestellt. Neurologische Defizite treten bei Plexusläsionen auf, die von Parästhesien bis hin zu Paresen reichen können. Abhängig sind die Symptome auch von Dauer und Lage der Schulterluxation.

Diagnostik

Neben den bereits wegweisenden klinischen Besonderheiten, erfolgt die Sicherung der Diagnose über Röntgenaufnahmen. Auf dem a.p.-Bild der Schulter kann häufig ein Tiefertreten des Oberarmkopfes nachgewiesen werden (Abb. 10–2). Gleichzeitig lässt sich schon eine Ventralverlagerung erahnen. Axiale Aufnahmen mit angehobenem Arm sind aufgrund starker Schmerzen nicht möglich. Stattdessen kann eine sog. Skapula-Y-Aufnahme angefertigt werden, wobei der Zentralstrahl parallel zur Spina scapulae auf die Schulterhöhe gerichtet ist. Damit sind Verlagerungen des Humeruskopfes nach ventral und dorsal erkennbar. Alternativ wird oft die transthorakale Aufnahmetechnik verwendet. Weitere bildgebende Verfahren sind vor Einleitung der Akuttherapie nicht erforderlich.

Besteht der Verdacht auf eine knöcherne Verletzung des Oberarmkopfes oder auch eine Verletzung der Pfannenrandlippe mit drohender Instabilität, so werden nach erfolgreicher Reposition weitere diagnostische Untersuchungen eingeleitet. Dazu gehört vor allem die MRT-Untersuchung oder auch das CT, wobei aufgrund der Strahlenbelastung im CT die Kernspinuntersuchung eindeutig favorisiert wird.

Therapie

Die Akuttherapie einer frischen Schultergelenksluxation besteht in der unverzüglichen Einleitung der Reposition. Am häufigsten kommt bei wachen Patienten die Methode nach Arlt zur Anwendung. Der Verunfallte wird dabei auf einem Stuhl mit höhenverstellbarer Lehne platziert. Anschließend Lagerung des betroffenen Armes über die Stuhllehne, die als Widerlager für einen gleichmäßigen Zug am Arm des Patienten eingesetzt wird. Vor dem Manöver kann zur Schmerzreduktion die Infiltration eines Lokalanästhetikums in die Pfannenregion durchgeführt werden. Anschließend wird ein gleichmäßiger Zug nach unten und seitlich ausgeübt. Oft kann bereits nach kurzer Zeit ein Schnappgeräusch ausgemacht werden. Mit der Reposition berichtet der Verunfallte über eine sofortige Erleichterung mit nachlassendem Druckgefühl.

Lässt sich bei wachem Zustand (starke Muskelanspannung, Agitiertheit des Patienten) keine Reposition erreichen, so muss diese in Narkose vorgenommen werden. Im Liegen wird entweder ein gleichmäßiger Zug am gestreckten Arm deckenwärts ausgeübt oder die Methode nach Hippokrates angewendet. Bei letzterer Maßnahme zieht der behandelnde Arzt am gestreckten sowie leicht abduzierten Arm und stemmt die Ferse eines Beines in die Axilla des luxierten Schultergelenkes.

Die operative Intervention ist erforderlich, wenn nach den beschriebenen Methoden eine Reposition nicht gelingt oder Begleitverletzungen nachweisbar sind. Dazu gehören:

- Große abgesprengte Pfannenfragmente des Schultergelenkes
- Mitbeteiligung der Rotatorenmanschette (häufig jenseits des 40. Lebensjahres; persistierende Schmerzsymptomatik).

Nach der Reposition sind Kontrollen auf Motorik, Sensibilität und Durchblutung erforderlich. Jede Befundänderung ist unverzüglich an den behandelnden Arzt weiterzuleiten. Nach erfolgter Repositionsmaßnahme muss der Befund wiederum mit einer Röntgenaufnahme gesichert und dokumentiert werden. Gelegentlich ergeben sich erst dann Hinweise für Begleitverletzungen.

 Das weitere konservative Vorgehen wird mit Anlage eines ruhigstellenden Verbandes eingeleitet. Für 3 Wochen werden dabei Desault-, Gilchrist-Verbände oder speziell angefertigte Armtücher angewendet. Nach einer Woche kann mit Pendelübungen und geführten Bewegungen aus dem Verband begonnen werden. Kombinierte Abduktions- und Rotationsbewegungen sollten für ca. 3 Monate unbedingt vermieden werden.

Alter und Beruf des Betroffenen bestimmen bereits nach der Erstluxation das weitere Vorgehen. Fast 90 % der Luxationen gehen mit einem Riss bzw. Teilabriss des Labrum-Kapsel-Komplexes einher und führen zu einer Instabilität im Schultergelenk unterschiedlichen Ausmaßes. Die Hälfte der Patienten unter 30 Jahren erleiden weitere Luxationen (habituelle Luxation). Pfannenrand- und Humeruskopfdefekte sind keine Seltenheit. Verschiedene Verfahren stehen zur Stabilisierung des Schultergelenkes zur Verfügung. Ziel ist dabei immer eine Refixation des lädierten Labrum-Kapsel-Komplexes und die Raffung einer bereits stark gedehnten Schultergelenkskapsel.

10.4 Rotatorenmanschettenruptur

Bei der Rotatorenmanschette handelt es sich um eine Sehnenplatte zwischen Oberarmkopf und Schulterhöhe. Sie setzt sich aus den z. T. konvergierenden Sehnen folgender Muskeln zusammen:
- M. subscapularis
- M. teres minor
- M. supra- und infraspinatus.

Zwischen Schulterhöhe und Rotatorenmanschette ist ein Schleimbeutel eingelagert, der einem übermäßigen Abrieb entgegenwirken soll. Welche Funktionen können der Rotatorenmanschette zugeordnet werden?
- Stabilisierung und Zentrierung des Humeruskopfes in der kleinen Schultergelenkspfanne
- Begünstigung von Einzelfunktionen wie Rotations- und Abduktionsbewegungen im Schultergelenk.

Einteilung

Grundsätzlich können zwei Arten einer Rotatorenmanschettenverletzung voneinander abgegrenzt werden, nämlich die Partialeinrisse und die komplette Ruptur. Partialeinrisse treten in der Regel durch den Abrieb an der Unterseite des Akromions auf und zeigen keine Verbindung zum Schultergelenk.

Die kompletten Rupturen werden in Abhängigkeit ihrer Defektgröße nach Bateman wie folgt eingeteilt:

- *Bateman Typ I* ≤ 1 cm
- *Bateman Typ II*   1–3 cm
- *Bateman Typ III*   3–5 cm
- *Bateman Typ IV* > 5 cm

Weitere Zuordnungen können in einzelne Sektoren und betroffene Sehnenanteile erfolgen.

Klinik

Die Rotatorenmanschettenverletzung tritt gehäuft im höheren Lebensalter und infolge zunehmender degenerativer Veränderungen auf. Anfängliche starke Ruhe- und Bewegungsschmerzen machen eine differenzierte Untersuchung oft erst nach Abklingen der Beschwerden möglich. Anhaltende Belastungs- und nächtliche Ruheschmerzen können zur Diagnose führen. Besonders schmerzhaft ist die Abduktion in einem so genannten „schmerzhaften Bogen" (Painful-arc) in Winkelgraden von 80–120°. Weitere Symptome sind abhängig von Größe und Rupturlokalisation. Kraftminderungen im Vergleich zur Gegenseite sind fast immer nachweisbar.

Diagnostik

Die genaue klinische Untersuchung unter Einsatz verschiedener Funktionstests lässt bereits die Verdachtsdiagnose einer Rotatorenmanschettenverletzung zu. Dabei sind Schmerzzustände bei unterschiedlichsten Bewegungen gegen Widerstand auslösbar, die bestimmten Sehnenabschnitten zugeordnet werden können.

Die konventionelle Röntgentechnik in zwei Ebenen wird hier lediglich zum Ausschluss knöcherner Verletzungen eingesetzt. Mit einer Arthrographie kann ein Kontrastmittelaustritt in die Bursa subacromialis als indirektes Rupturzeichen dargestellt werden.

Nichtinvasive diagnostische Verfahren sind die Sonographie und das weichteilspezifisch hochwertige MRT.

Therapie

Die Notwendigkeit der operativen Versorgung ist vielerorts umstritten. Es ist nachgewiesen worden, dass sich eine Defektzone im Laufe des Lebens weiter vergrößert und zu einer Zunahme der Symptome führt. Je früher eine Verletzung erkannt und versorgt wird, desto besser ist das mögliche funktionelle Ergebnis. Alter, subjektive Beschwerden, Lage und Größe des Defektes sind entscheidend für die Planung der chirurgischen Rekonstruktion der Rotatorenmanschette.

Im Akutstadium wird zunächst die betroffene Schulter ruhiggestellt. Eine Linderung der Schmerzen erfolgt durch lokale Kühlung sowie die Gabe von nichtsteroidalen Antiphlogistika (z. B. Voltaren®, Diclofenac®, VIOXX®, etc.). Anfänglich sollten schmerzauslösende Bewegungen vermieden werden. Bei weiterem konservativen Vorgehen soll die begleitende Krankengymnastik Bewegungseinschränkungen und Kapselschrumpfungen entgegenwirken.

Operationstaktisch kommen zwei Verfahren zur Anwendung:
- *Rekonstruktion der Rotatorenmanschette*
    - Bei allen frischen Sehnenrupturen unabhängig vom Alter des Verunfallten
    - Chronische Rupturen bei jungen und aktiven Patienten
    - Hochgradige Einschränkung bei Rotationsbewegungen
- *Offene Akromioplastik mit Erweiterung des Subakromialraumes*
    - Schmerzen bei guter Beweglichkeit im Gelenk und bekanntem Rotatorenmanschettendefekt
    - Schwer schließbarer chronischer Rotatorenmanschettendefekt alter Menschen.

10.5 Verletzungen des Oberarmes

Beim Oberarmknochen handelt es sich um einen Röhrenknochen, bestehend aus Oberarmkopf, Schaft und Kondylenbereich. Neben akuten Weichteilverletzungen treten knöcherne Läsionen zumeist infolge von Verkehrsunfällen, Arbeitsunfällen und Stürzen aus großer Höhe auf. Die Verletzung der langen Bizepssehne oder die seltene Trizepssehnenruptur entstehen zumeist auf dem Boden degenerativer Veränderungen und sind eher selten.

10.5.1 Proximale Humerusfrakturen

Oberarmkopfverletzungen treten durch direktes Trauma auf das Schultergelenk bzw. den proximalen Humerus auf. Sie kommen in jedem Alter vor. In jungen Jahren überwiegt die Anzahl komplexer Schädigungsmuster bei geringerer Verletzungshäufigkeit, während im Alter die Zahl der Patienten mit einem hohen Anteil nicht dislozierter Frakturen ansteigt.

Die Schwere der Verletzung wird durch die Anzahl der Fragmente bestimmt. Dislozierte Mehrfragmentfrakturen begünstigen Verletzungen der Gefäße (Aa. circumflexae) und somit die Entstehung einer Kopfnekrose.

Einteilung

Die gängigste Fraktureinteilung ist die Klassifikation nach Neer. Während in den Gruppen I-III die nicht dislozierten Frakturen zusammengefasst werden, beinhalten die Gruppen IV-VI stark verschobene Verletzungen:

- *Gruppe I*   Zusammenfassung aller Frakturtypen ohne Dislokation
- *Gruppe II*   Fraktur im Bereich der anatomischen Halsregion (Collum anatomicum)
- *Gruppe III*   Frakturverlauf im Collum chirurgicum
- *Gruppe IV-VI*   Dislozierte Frakturen einschließlich anteriorer und posteriorer Luxationsfrakturen.

Eine weitere Einteilung, die Klassifikation der Arbeitsgemeinschaft für Osteosyntheseverfahren (AO), unterscheidet zwischen extra- und intraartikulärem Frakturverlauf. Drei Frakturtypen können abgegrenzt werden:

- *Typ A*   extraartikuläre Frakturlinie (subkapital oder Tuberkulumabrissfrakturen)
- *Typ B*   Zwei Frakturlinien extraartikulärer Lage mit und ohne Dislokation
- *Typ C*   intraartikulärer Fakturverlauf gering disloziert bis hin zur Luxationsfraktur.

Klinik

Der Verunfallte klagt bereits bei geringen Bewegungen im Schultergelenk über stärkste Schmerzen. Ausgedehnte Verschwellungen und Hämatome sind keine Seltenheit, sagen jedoch nichts über die Frakturausdehnung. Insbesondere bei jungen Verletzten treten gehäuft dislozierte Frakturen auf, die erhöhte Schädigungsraten des N. axillaris und des Plexus brachialis hervorrufen.

Diagnostik

Gesichert wird eine frische knöcherne Verletzung durch Röntgenaufnahmen in zwei Ebenen. Die a.p.-Aufnahme wird wie bei der Schulterluxation durch eine Tangentialaufnahme des Schulterblattes oder eine transthorakale Aufnahme ergänzt. Axiale

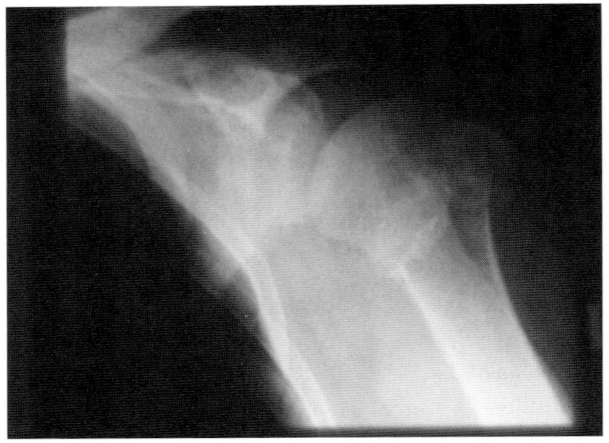
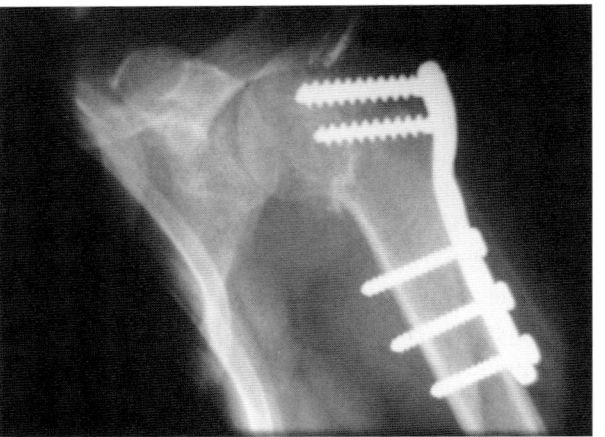

Abb. 10–3
a) Subkapitale Oberarmfraktur;
b) Operationsergebnis nach Osteosynthese mit winkelstabiler Platte

Röntgenaufnahmen mit abduziertem Arm werden wenn überhaupt nur im Liegen toleriert! Die angefertigten Röntgenbilder machen eine Fraktureinteilung überhaupt erst möglich (Abb. 10–3).

Klinisch muss unbedingt die Motorik, Sensibilität und Durchblutung geprüft werden, um vor allem Plexusschäden aufdecken zu können. Gegebenenfalls muss auch eine konsiliarisch-neurologische Untersuchung angeschlossen werden.

Therapie

Frakturen mit geringer Einstauchung bzw. Dislokation (ca. 80% aller Humeruskopffrakturen) werden zunächst in einem Armschlingenverband ruhiggestellt. Dies erfolgt zunächst bis zum Abklingen der Schmerzsymptomatik. Nach einer Woche wird aus dem Verband heraus mit Pendelübungen begonnen. Passive Bewegungsübungen unter krankengymnastischer Anleitung schließen sich an. Eine zu Beginn häufig intravenöse Analgetikatherapie kann oft zügig auf eine orale Medikation umgestellt werden.

Die operative Frakturversorgung ist abhängig vom Frakturtyp, Alter des Patienten und der Frakturdislokation. Versorgt werden sollten:

- Dislozierte Frakturen der Ansatzhöcker (Tuberculum majus/minus)
- Dislozierte 2-Segmentfrakturen in der anatomischen und chirurgischen Halsregion
- Dislozierte 3- und 4-Segmentfrakturen mit hoher Rate gefäß- und neurogen bedingter Läsionen.

Nach erfolgreicher Reposition stehen verschiedenste Fixationsmöglichkeiten zur Verfügung. Wenig dislozierte oder abrutschgefährdete Frakturen können bei Kindern und Jugendlichen durch perkutan eingebrachte Kirschner-Drähte fixiert werden. Gelingt eine Reposition im geschlossenen Zustand nicht, bzw. ist diese nicht zu erwarten, dann wird die blutige Reposition vorgenommen. Das Repositionsergebnis wird durch folgende Osteosyntheseverfahren gehalten:

- *Tuberkulumabrissfrakturen*
  Schraubenosteosynthese mit Unterlegscheibe oder Zuggurtungsosteosynthese
- *Zwei- und Mehrfragmentfrakturen*
  Winkelplatten oder winkelstabile Plattenosteosynthese (Schraubgewinde der Schrauben in der Platte versenkt).

Bei Trümmerfrakturen des Humeruskopfes, die aufgrund einer fortgeschrittenen Osteoporose zumeist in fortgeschrittenem Alter auftreten, besteht ein erhöhtes Risiko der Kopfnekrose. Daher empfiehlt sich hier primär eine Humeruskopfresektion mit Implantation einer Humeruskopfprothese.

Nach den Osteosyntheseverfahren wird der betroffene Arm ebenfalls zunächst in einem Gilchrist- oder Desault-Verband sowie weiteren Alternativverbänden ruhiggestellt, um eine Auslockerung mit erneuter Frakturdislokation zu vermeiden. Klinik und Röntgenbefund bestimmen die weitere Mobilisation, die mit Pendelübungen und passiven Bewegungsübungen in Abhängigkeit vom Osteosyntheseverfahren nach 8–10 Tagen beginnt.

Die Pflegekräfte müssen bei den Verbänden auf eine regelmäßige Hautpflege achten. Gerade bei adipösen Patienten kann durch Schwitzen ein feuchtes Milieu in der Achselhöhle aufrecht erhalten werden. Mykosen und Schweißdrüsenabszesse machen dann weitere Maßnahmen erforderlich.

10.5.2 Humerusschaftfrakturen

Auch Oberarmschaftfrakturen entstehen zumeist durch direkte Gewalteinwirkungen, die vor allem Patientengruppen bis zum jungen Erwachsenenalter sowie alte Menschen betreffen. Bei den jungen und mittleren Altersgruppen sind oft hohe Beschleunigungskräfte erfoderlich, die im Straßenverkehr, bei der Arbeit und während der Freizeitbetätigung (Sport!) auftreten können. Bei alten Menschen ist die Stärke der Gewalteinwirkung von untergeordneter Bedeutung. Hier stehen unsicheres Gangbild, Kreislaufdysregulation und Knochenschwund (Osteoporose) im Vordergrund. Das Resultat sind zumeist dislozierte Trümmerfrakturen.

Indirekte Mechanismen sind Stürze auf Ellenbogen- und Handgelenk, was jedoch selten ist und bereits ossäre Veränderungen (Zysten, Malignome, diffuse Osteoporose) voraussetzt.

Einteilung

Die AO-Klassifikation wird in den Traumazentren bevorzugt angewendet; es ergibt sich folgende Einteilung:
- *A-Frakturen*   Einfache Quer-, Schräg- oder Spiralfrakturen
- *B-Frakturen*   Ausbruch eines Dreh-, Biegungs- oder Keilfragmentes
- *C-Frakturen*   Mehrfragment-, Mehretagen- bis hin zu Trümmerfrakturen am Humerusschaft.

Klinik

Die Humerusschaftfraktur zeichnet sich neben einer oft starken Schwellneigung bereits zu Anfang durch eine Fehlstellung der anatomischen Oberarmachse aus. Es wird eine starke Bewegungseinschränkung der angrenzenden Gelenke festgestellt. Von besonderer Bedeutung ist die Möglichkeit einer Schädigung des N. radialis mit Ausbildung der typischen Fallhand. Er verläuft streckseitig und knochennah von medial nach lateral an der Rückfläche des Humerusschaftes und kann bei Schräg- und Spiralfrakturen des Humerus geschädigt werden. Oft können Läsionen durch posttraumatische Schwellungszustände vorgetäuscht werden. Die Symptome (Fallhand) bilden sich je nach Verletzungsschwere allmählich wieder zurück.

Diagnostik

Die Humerusschaftfraktur wird durch eine Röntgenaufnahme in zwei Ebenen abgebildet. Die angrenzenden Gelenke (Schulter- und Ellenbogengelenk) müssen röntgenologisch ebenfalls dargestellt werden, um Begleitverletzungen (Fraktur/Luxation) ausschließen zu können.

Therapie

Bei anatomiegerechter Frakturstellung ohne wesentliche Weichteilschäden und nach Ausschluss neurologischer Defizite können konservative Maßnahmen zur Anwendung kommen. Bis zum Rückgang der Schmerzen erfolgt eine Ruhigstellung im Desault-Verband oder Oberarmgips mit Schulterkappe. Nach Anlage eines Oberarm-Brace (abnehmbare Schiene mit Klettverschluss!) schließt sich eine funktionelle Übungsbehandlung an.

Frakturdislokation und neurologische Defizite bestimmen die Notwendigkeit und die Wahl des Osteosyntheseverfahrens. Lange Zeit war die Plattenosteosynthese die Therapie der Wahl bei dislozierten Oberarmschaftfrakturen. Zunehmende Bedeutung erlangen nunmehr die intramedullären Verfahren. Bei Kindern und Jugendlichen können zum Teil intramedulläre Drähte von distal nach proximal vorgeschoben werden, die mit exzellenten Repositions- und Ausheilungergebnissen einhergehen. Beim Erwachsenen werden von distal (retrograd) oder von proximal Verriegelungsmarknägel über die Frakturzone geschoben und durch Bolzen fixiert. Der Vorteil der intramedullären Verfahren liegt in der nur gering traumatisierenden Arbeitsweise. Gleichzeitig wird die Frakturzone im Verbund belassen und somit weitere Durchblutungsstörungen verhindert. Der Fixateur externe ist ausgedehnten Weichteiltraumen mit freiliegenden Frakturfragmenten vorbehalten.

Mit der offenen Frakturversorgung sollte eine Übungsstabilität erreicht sein. Bewegungsübungen helfen bei der Vermeidung von Gelenkkontrakturen und verhindern einen starken Abbau stabilisierender Muskelpartien. Bestehen gleichzeitig Radialis- oder Axillarisparesen, so ist unterstützend eine Elektrostimulation vorzunehmen. Bei der Fallhand wird am Unterarm eine Kunststoffschiene mit Dorsalextension im Handgelenk verordnet und angelegt.

10.5.3 Distale Humerusfraktur

Die distalen Humerusfrakturen können außerhalb des Ellenbogengelenkes, intraartikulär oder kombiniert aufteten. Extraartikuläre Verletzungsmuster sind beim Erwachsenen eher selten. Zumeist führen direkte Anpralltraumen von Abscherverletzungen bis hin zu komplexen Trümmerfrakturen mit Beteiligung weiterer Strukturen am proximalen Unterarm.

Einteilung

Die AO-Klassifikation teilt diesen Frakturtyp wiederum in drei Gruppen ein:
- *A-Frakturen*   Extraartikuläre Frakturen
- *B-Frakturen*   Partielle Gelenkfraktur mit Läsion des medialen oder lateralen Kondylus
- *C-Frakturen*   Komplexer Frakturtyp mit Beteiligung des medialen oder lateralen Gelenkanteils.

Klinik

Verletzungen des distalen Humerus gehen häufig mit massiven Weichteilschwellungen und schmerzhafter Bewegungseinschränkung einher. Fehlstellungen im Ellenbogengelenk und gelegentliches Knochenreiben ergeben die Verdachtsdiagnose.

Direkt durch das Trauma oder indirekt durch die Verschwellung können Gefäß- und Nervenläsionen auftreten. Dabei sind vor allem der N. ulnaris und der N. radialis betroffen, was zu peripheren motorischen und sensorischen Defiziten führt.

Diagnostik

Massive Schwellungszustände mit Fehlstellung und aufgehobener Ellenbogengelenksfunktion können bereits auf eine knöcherne Verletzung hinweisen. Gesichert wird die Diagnose durch konventionelle Röntgenaufnahmen in zwei Ebenen. Komplexe Gelenkverletzungen werden gelegentlich einer CT-Untersuchung mit dreidimensionaler Rekonstruktion zugeführt.

Therapie

Bei kindlichen Verletzungen mit nicht dislozierten distalen Humerusfrakturen reicht eine Ruhigstellung im Oberarmgips zumeist aus. Die Ausheilungsphase beträgt hier in der Regel 4–6 Wochen. Sekundäre Dislokationen kommen selten vor.

Frakturen Erwachsener können konservativ versorgt werden, wenn die Verletzungen nicht disloziert erscheinen bzw. einen extraartikulären und wenig verschobenen Verlauf aufweisen. Die Ruhigstellung erfolgt dann im Gilchrist-Verband oder Oberarmgips mit Schulterkappe. In speziellen Fällen ist auch die Verwendung eines Oberarm-Brace indiziert. Funtionelle Bewegungsübungen werden nicht vor Beginn der 3. Woche nach dem Trauma eingeleitet.

Die gelenknahen bzw. intraartikulär verlaufenden Frakturen müssen zum großen Teil operativ versorgt werden. Dazu stehen verschiedene Verfahren zu Verfügung! Einseitig erkennbare Frakturfragmente lassen sich nach Reposition durch Zugschrauben refixieren. Komplexe Verletzungen werden mit Kleinfragment-Rekonstruktionsplatten versorgt. Postoperative Komplikationen können in Form von Bewegungseinschränkungen oder gelenknahen Verkalkungen auftreten. Hier ist dann oft eine blutige Gelenkmobilisation (Arthrolyse) erforderlich.

Postoperativ werden abschwellende Maßnahmen verordnet. Dazu gehören Hochlagerung, Eisbehandlung sowie die Verabreichung antiphlogistischer Medikamente, um periartikuläre Verkalkungen zu vermeiden. Nach stabiler plattenosteosynthetischer Versorgung wird eine Mobilisation des Ellenbogengelenkes bereits wenige Tage postoperativ eingeleitet. Die postoperative Beweglichkeit hängt im Wesentlichen von einer exakten Gelenkstellung ab.

10.6 Ellenbogengelenksluxation

Das Ellenbogengelenk ist eines der kompliziertesten Gelenke des menschlichen Körpers. Es setzt sich aus drei knöchernen Anteilen zusammen, der Trochlea humeri des distalen Oberarmknochens sowie dem proximalen Ende von Speiche (Radiusköpfchen – Caput humeri) und Elle (Olekranon). Seitlich wird das Gelenk durch den medialen und lateralen Kollateralbandapparat stabilisiert. Es handelt sich insgesamt um ein Drehscharniergelenk.

Einfache Verrenkungen des Ellenbogengelenkes werden auch als Distorsion bezeichnet. Neben dem Ausschluss knöcherner Verletzungen muss immer auch der Bandapparat klinisch auf Rupturzeichen überprüft werden.

Verletzungen direkter und indirekter Art können bei plötzlicher Krafteinwirkung beim Erwachsenen zur Ellenbogengelenksluxation führen.

Einteilung der Ellenbogenluxation

Die weitaus häufigste Form der Luxation ist die dorsale Ausrenkung des Ellenhakens (Olekranon). Wesentlich seltener sind seitliche, vordere und so genannte divergierende Luxationen. Eine Besonderheit stellt im kindlichen Alter (1.-4. Lebensjahr) die Radiusköpfchenluxation (Chassaignac) dar.

Ellenbogengelenksluxation

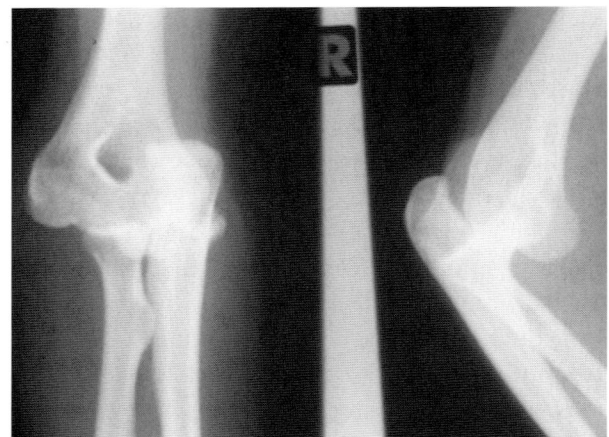

Abb. 10-4
Röntgenaufnahmen einer Ellenbogengelenksluxation im a.p. und seitlichen Strahlengang. Schwellung und Schmerzen verhinderten exaktere Aufnahmen!

Klinik

Die Beweglichkeit im Ellenbogengelenk ist bei der kompletten Luxation nahezu aufgehoben. Wie beim Schultergelenk ist oft auch hier eine federnde Fixation nachweisbar. Bei der dorsalen Luxation des Ellenhakens kann die gelenkbildende Fläche bei schlanken Personen ertastet werden. Des Weiteren wird eine mehr oder weniger ausgeprägte Fehlstellung im Gelenk sichtbar.

Diagnostik

Röntgenaufnahmen in zwei Ebenen stellen die Luxation ausreichend dar (Abb. 10-4). Gleichzeitig wird nach knöchernen Begleitverletzungen gefahndet. Der Bandapparat kann durch Bildwandleruntersuchungen funktionell überprüft werden. Gelegentlich geben auch sonographische Untersuchungen bei entsprechender Erfahrung Auskunft zu möglichen Verletzungen der Bandstrukturen. Eine wertvolle Ergänzung zur Aufdeckung von Weichteilverletzungen kann die Kernspintomographie (MRT) sein.

Therapie

Eine erkannte Luxation im Ellenbogengelenk muss unverzüglich reponiert werden. Je einfacher eine Reposition möglich ist, desto gravierender sind Gelenkschädigungen und die daraus resultierende Instabilität. Die Reposition kann unter entsprechender Analgosedierung noch in der Ambulanz vorgenommen werden.

Der Arzt umfasst den Oberarm mit zwei Händen und zieht daran bei gleichzeitigem Druck auf das zumeist nach dorsal luxierte Olekranon. Eine weitere Hilfsperson

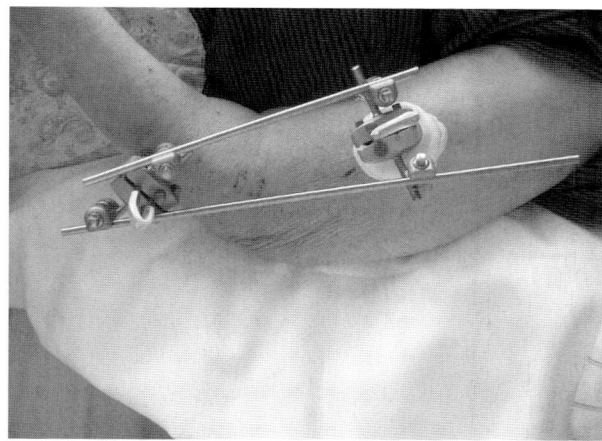

Abb. 10-5
Gelenküberbrückender Fixateur externe bei komplexer Ellenbogengelenksverletzung (Luxation mit begleitender Schädigung ossärer und ligamentärer Strukturen)

zieht bei gebeugtem Ellenbogengelenk am Unterarm. Die Reposition erfolgt somit nach dem Prinzip von Zug und Gegenzug, bis eine Schnappbewegung festgestellt wird. Anschließend wird ein Oberarmgipsverband angelegt. Lässt sich das Repositionsergebnis so nicht halten, muss eine offene Reposition vorgenommen werden. Dabei können gleichzeitig größere knöcherne Fragmente (z. B. abgesprengter Processus coronoideus ulnae) refixiert und komplett rupturierte Bandstrukturen durch Naht versorgt werden.

Nach der Reposition wird eine Röntgenkontrolle angefertigt, um die regelrechte und anatomiegerechte Stellung im Gelenk zu dokumentieren. Die Immobilisierung erfolgt je nach Schädigungsgrad zwischen 1 und 3 Wochen.

Komplexe Verletzungsmuster machen gelegentlich die Anlage eines gelenküberbrückenden Fixateur externe erforderlich. Dieser wird zumeist 3–4 Wochen belassen mit dann einsetzender funktioneller Übungsbehandlung (Abb. 10-5).

Die (Sub-)Luxation des Radiusköpfchens im Kindesalter lässt sich in der Regel bereits bei der klinischen Untersuchung reponieren. Eine Hand umgreift das Ellenbogengelenk, anschließend wird der Unterarm bei gleichzeitiger Supinationsbewegung forciert gebeugt. Mit der einen Hand am Ellenbogen verspürt man während der Reposition ein feines Klicken. Der Erfolg der Therapie lässt sich schnell durch den Gebrauch des vorher schlaff herabhängenden Armes prüfen, indem man dem Kind einen Gegenstand hinhält, nach dem es aus Neugier greift. Eine Immobilisierung entfällt in der Regel bei diesem Luxationstyp, der zumeist nur durch eine Subluxation gekennzeichnet ist.

11 Unterarm- und Handverletzungen

Die knöchernen Strukturen des Unterarmes sind aus Elle (Ulna) und Speiche (Radius) zusammengesetzt. Proximal artikulieren Anteile zusammen mit dem distalen Humerus im Ellenbogengelenk und distal mit den Handwurzelknochen im Handgelenk. Im Schaftbereich gibt es eine Verbindung über eine bindegewebige Brücke (Membrana interossea). Die Bewegung des Unterarmes wird durch die Beuge- und Streckermuskulatur unterstützt.

11.1 Proximale Unterarmfrakturen

Verletzungen der proximalen Ulna oder auch des Radius können isoliert, kombiniert oder im Zusammenhang mit Luxationsverletzungen im Ellenbogengelenk auftreten. Ursächlich können auch hier wieder direkte und indirekte Unfallmechanismen angeführt werden.

Einteilung

Favorisiert wird auch hier wieder die AO-Klassifikation. Danach kann folgende Einteilung vorgenommen werden:
- *A-Frakturen*   Extraartikuläre Frakturen eines Knochens oder kombiniert (Elle und Radius)
- *B-Frakturen*   Artikuläre Einstrahlung der Frakturlinie isoliert bei Ulna oder Radius; Ulna und Radiusfrakturen, eine davon mit Gelenkbeteiligung
- *C-Frakturen*   Ulna- und Radiusfraktur mit Gelenkbeteiligung.

Klinik

Die Verletzungsschwere korreliert streng mit dem Ausmaß der begleitenden Weichteilschädigung. Das Ellenbogengelenk ist in seiner Beweglichkeit schmerzbedingt stark eingeschränkt. Nervenläsionen können zu motorischen und neurologischen Defiziten führen.

Diagnostik

Röntgenaufnahmen des Ellenbogengelenkes in zwei Ebenen sind zur Sicherung der Diagnose ausreichend. CT- und MRT-Untersuchungen werden lediglich bei komplexen Verletzungsmustern durchgeführt.

Therapie

 Nicht dislozierte Frakturen des Radiusköpfchens ohne Begleitschäden können im Oberarmgips für ca. 3–4 Wochen ruhiggestellt werden. Anschließend erfolgt eine funktionelle Übungsbehandlung mit zunehmenden aktiven Bewegungsübungen. Mit Röntgenkontrollen muss die Frakturstellung zwischenzeitlich überprüft werden.

Operative Maßnahmen sind bei dislozierten Frakturen mit und ohne Begleitschäden erforderlich.

- *Radiusköpfchenfraktur*
  Nach offener Reposition werden kleinste Implantate verwendet. Dazu gehören Kirschner-Drähte, Ethi-Pins und Minischrauben. Anschließend Gipsruhigstellung für ca. 3 Wochen.
- *Olekranonfraktur*
  Meist Dislokation des Frakturfragmentes durch Sehnenzug der Oberarmstrecker nach proximal. Nach Reposition Osteosynthese durch Zuggurtung. Danach ebenfalls Gipsruhigstellung für ca. 3 Wochen.
- *Monteggiafraktur*
  Es handelt sich um eine proximale Ulnaschaftfraktur kombiniert mit einer Radiusköpfchenluxation. Die Ulna wird nach Frakturreposition durch Plattenosteosynthese versorgt. Anschließend ggf. Naht oder plastischer Ersatz des Ligamentum anulare (Ringband) bei persistierender Radiusköpfchenluxation.

Bezüglich der Diagnose der proximalen Ulna- und Radiusfrakturen mit Gelenkbeteiligung gilt das Gleiche wie für die distalen Humerusfrakturen. Die Ausheilung ist auch hier abhängig vom Verletzungsmuster. Trümmerfrakturen ziehen oft Gelenkkontrakturen oder periartikuläre Verkalkungen mit Bewegungsdefiziten nach sich.

11.2 Unterarmschaftfrakturen

Dieser Verletzungstyp bezeichnet einen gleichzeitigen Bruch von Ulna und Radius im diaphysären Bereich. In Abhängigkeit von Richtung und Energie der einwirkenden Kraft können auch isolierte Schaftfrakturen von Radius oder Ulna auftreten.

Aufgrund der Aktivität gehören die Unterarmfrakturen zu den häufigsten Verletzungen im Kindes- und Jugendalter. Neben kompletten und dislozierten Frakturen sind altersabhängig auch inkomplette Frakturverläufe möglich. Diese werden auch „Grünholzfrakturen" genannt. Dabei ist die Konvexseite des abgeknickten Knochens komplett durchbrochen, während der Periostschlauch auf der Konkavseite unverletzt ist.

Bei Kindern erfolgt die knöcherne Verletzung zumeist indirekt, nämlich durch Sturz auf die ausgestreckte Hand. Daher ist der Weichteilschaden häufig nur gering. Erwachsene erleiden Knochenbrüche des Unterarmschaftes in der Regel durch direkte Gewalteinwirkungen. Dabei stehen Quetschungen (Arbeitsunfälle) und Unfälle im Straßenverkehr im Vordergrund. Nach tätlichen Übergriffen findet man gehäuft Schaftverletzungen der Ulna im Sinne einer „Parierverletzung".

Einteilung

Die Diaphysenfrakturen von Ulna und Radius werden in den Traumazentren ebenfalls nach der AO-Klassifikation eingeteilt:

- *A-Frakturen*   Einfache Frakturen von Ulna und/oder Radius
- *B-Frakturen*   Frakturen mit keilförmig ausgesprengtem Fragment aus Ulna und/oder Radius
- *C-Frakturen*   komplette Unterarm-Schaftfrakturen mit Trümmerzone in Ulna und/oder Radius.

Die C-Frakturen weisen gehäuft ausgedehnte Weichteilschäden auf. Daher sind relevante Begleitverletzungen an Gefäß- und Nervensystem nicht selten.

Klinik

Komplette Unterarmschaftfrakturen imponieren bereits bei der Inspektion zumeist durch eine erkennbare Fehlstellung. Verschwellung und Schmerzhaftigkeit führen zum weit gehenden Funktionsverlust der Unterarmbeweglichkeit. Ausgedehnte Weichteilschäden können massive Einblutungen (Hämatomverfärbung) oder neurologische Defizite nach sich ziehen.

Diagnostik

Die Diagnosestellung erfolgt durch Röntgenaufnahmen in zwei Ebenen. Immer sollten die angrenzenden Gelenke mit einbezogen werden, um Fehlstellungen oder weitere knöcherne Läsionen ausschließen zu können. Gelegentlich macht ein Frakturverdacht konventionelle Schichtaufnahmen erforderlich.

Therapie

Verletzungen im Kindesalter werden auch nach Frakturreposition überwiegend konservativ behandelt, sofern eine tolerable Frakturstellung erreicht werden kann. Um das traumatische Erleben des Kindes so gering wie möglich zu halten, empfiehlt es sich, die Frakturreposition in einer Kurznarkose durchzuführen. Danach wird eine Oberarmgipsschiene angelegt und eine Röntgenaufnahme angefertigt. Kurzfristige Kontrollen zu Beginn der Behandlung lassen frühzeitige sekundäre Dislokationen erkennen.

Primär und sekundär dislozierte Frakturen, die sich nicht stabil einrichten lassen, werden im Wachstumsalter mit frakturfern eingebrachten dynamischen intramedullären Drähten geschient und für ca. 8–12 Wochen belassen. Der Arm wird in einer Oberarmgipsschiene ruhiggestellt.

Frakturen bei älteren Kindern und Jugendlichen werden nach offener Frakturreposition durch Kleinfragmentplatten stabilisiert, wobei man sich die interfragmentäre Kompression zunutze macht. Intramedulläre Schienungen werden bei Erwachsenen nur in Ausnahmefällen vorgenommen, da eine eingeschränkte Übungsstabilität besteht und die Entwicklung von Pseudarthrosen häufig ist. Der Fixateur externe wird ebenfalls selten bei ausgedehnten Weichteilschäden und offenen Frakturen angelegt. Die Unterarmdrehung begünstigt Pinlockerungen und Pininfekte. Nach Plattenosteosynthesen wird eine Gipsschiene nur für einige Tage oder bis zur gesicherten Wundheilung angelegt. Danach sind bereits funktionelle Bewegungsübungen möglich.

Eine Sonderform der Unterarmfraktur stellt die so genannte *Galeazzi-Fraktur* dar. Dabei handelt es sich um eine distale Radiusschaftfraktur kombiniert mit einer zusätzlichen Luxation im distalen Radioulnargelenk. Die Therapie besteht in einer offenen Reposition der Radiusschaftfraktur und Osteosynthese mittels Kleinfragmentplatte. Das distale Radioulnargelenk wird über eine vorübergehende Transfixation mittels Kirschnerdraht gesichert.

11.3 Distale Unterarmfrakturen

Handgelenksnahe Brüche des Unterarmes gehören zu den häufigsten Frakturen überhaupt. Sie kommen in jeder Altersgruppe vor. Zumeist geht der Schädigung ein Sturzereignis voraus, bei der ein Verunfallter mit der gebeugten oder gestreckten Hand auf dem Boden aufkommt. Der Mensch ist immer bestrebt im Sinne einer Schutzbewegung den Sturz abzufangen, um weitere Schädigungen zu vermeiden.

Übersteigt die Energie des Sturzes die Stabilität im Handgelenk, so treten Frakturen an den distalen Unterarmknochen auf.

Während vor einigen Jahren noch ein Großteil der distalen Unterarmfrakturen nach der Reposition konservativ behandelt wurde, strebt man nun eine möglichst individuell abgestimmte Behandlungsstrategie an. Die Verletzung kann vom Wulstbruch im Kindesalter bis hin zu Trümmerfrakturen beim alten Menschen reichen.

Einteilung

Ohne weitere Differenzierung kann die distale Unterarmfraktur nach Stellung des distalen Fragmentes in zwei Typen eingeteilt werden:
- *Colles-Typ*   distales Fragment steht nach dorsal (Extensionsfraktur)
- *Smith-Typ*   Abweichung des distalen Fragmentes nach palmar (Flexionsfraktur).

Nach der AO-Klassifikation können wiederum drei Hauptgruppen unterschieden werden:
- *A-Frakturen*   extraartikuläre Fraktur von Speiche oder Elle
- *B-Frakturen*   partielle oder vollständige Gelenkfrakturen der Speiche
- *C-Frakturen*   vollständige Gelenkfraktur der gelenknahen Speiche.

Klinik

Hinweise für eine frische knöcherne Verletzung gibt bereits eine Fehlstellung des distalen Unterarmes. Dabei kann in folgende Dislokationstypen eingeteilt werden:
- *Bajonett-Fehlstellung*
  Dislokation des distalen Fragmentes nach radial
- *Fourchette-Fehlstellung*
  Dislokation des distalen Fragmentes nach dorsal (z. B. Radiusextensionsfraktur).

Die Beweglichkeit im Handgelenk ist durch auftretende Verschwellungszustände und Schmerzen nahezu aufgehoben. Nervenläsionen können im Versorgungsgebiet des N. medianus oder auch der Nn. radialis und ulnaris im Handbereich auftreten.

Diagnostik

Neben den klinisch sicheren Frakturzeichen werden auch hier wieder Standardröntgenaufnahmen in zwei Ebenen angefertigt, um Frakturausdehnung und Dislokationsgrad zu sichern. Besteht der Verdacht auf eine Begleitverletzung im Handwurzelbereich, speziell des Os naviculare (Kahnbein), so werden zusätzliche Spezial- bzw.

Schrägaufnahmen angefertigt. Zur Operationsplanung sind gelegentlich bei Trümmerfrakturen CT-Untersuchungen sinnvoll.

Therapie

Nicht oder wenig dislozierte Frakturen können bei Erwachsenen und Kindern mit oder ohne Reposition und anschließende Gipsbehandlung zur Ausheilung gebracht werden. Eine Gipsschiene wird in Abhängigkeit vom Alter für 3–6 Wochen belassen. Röntgenkontrollen schließen sich in regelmäßigen Abständen an.

Stärker verschobene Frakturen sollten bei Kindern wenn möglich in Narkose reponiert werden, um das weitere traumatische Erleben so gering wie möglich zu halten. Bei Erwachsenen kommen neben der Intubationsnarkose auch die Techniken der Leitungsanästhesie und Infiltrationsanästhesie (Bruchspaltnarkose) zur Anwendung. Die verunfallte Extremität wird durch Zug und Gegenzug sowie gleichzeitigen Druck auf das dislozierte Fragment reponiert. Kräftesparend ist der Einsatz des sog. „Mädchenfängers": Zwei oder drei Finger werden in Hülsen aus Korbmaterial befestigt und anschließend aufgehängt. Der Arm wird 90° im Ellenbogengelenk gebeugt und am Oberarm über eine Manschette ein nach unten ziehendes Gewicht von 2–3 kg angebracht. Stellt sich die Fraktur stabil ein, so reicht wiederum ein Gipsverband zur weiteren Frakturheilung.

Operative Maßnahmen zur Frakturversorgung sind vielfältig und variieren in Abhängigkeit von Alter, Frakturtyp und Dislokationsgrad.

- *Kirschner-Drähte*
  Einsatz nach Frakturreposition bei kindlichen Frakturen unter Schonung der Wachstumsfugen. Auch bei älteren Menschen ist diese Minimalosteosynthese mit exzellenten Ergebnissen verbunden.
- *Schraubenosteosynthese*
  Nach Stichinzision häufig verwendet bei Abrissfrakturen des Processus styloideus radii.
- *Plattenosteosynthese (T-Platte)*
  Extensions- und insbesondere Flexionsfrakturen des Radius mit häufig mehreren Fragmenten (Abb. 11–1)
- *Fixateur externe*
  Trümmerfrakturen und offene Frakturen mit zumeist ausgedehnten Weichteilschäden.

Die oben beschriebenen Verfahren kommen einzeln aber auch in Kombination zur Anwendung. Nach der Osteosynthese kann es zu einer sekundären Frakturdisloka-

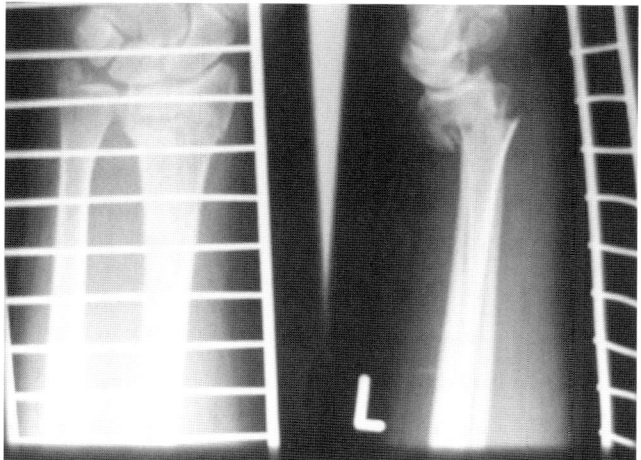

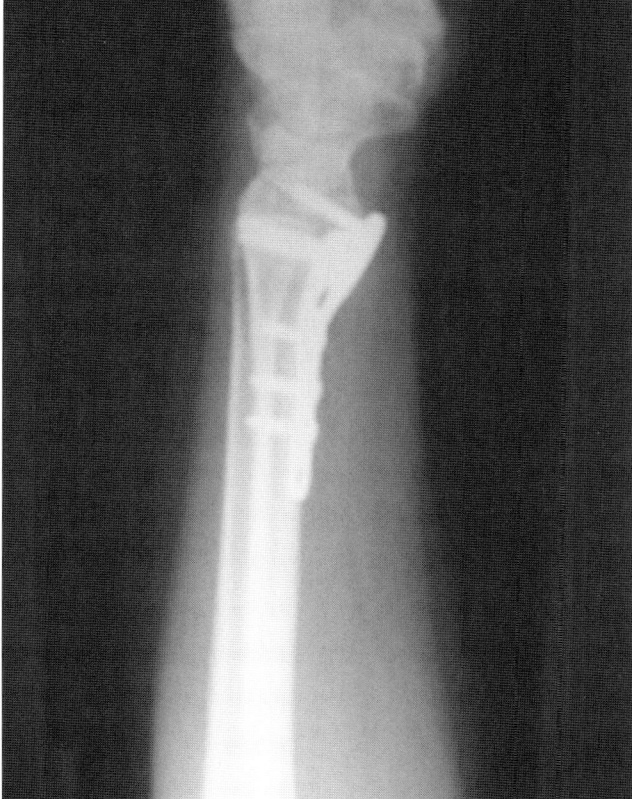

Abb. 11-1a, b
a) Unfallbild nach Sturzereignis und Verletzung der handgelenksnahen Unterarmknochen; b) Osteosynthese der Speichenfraktur mit winkelstabiler Platte (seitlicher Strahlengang)

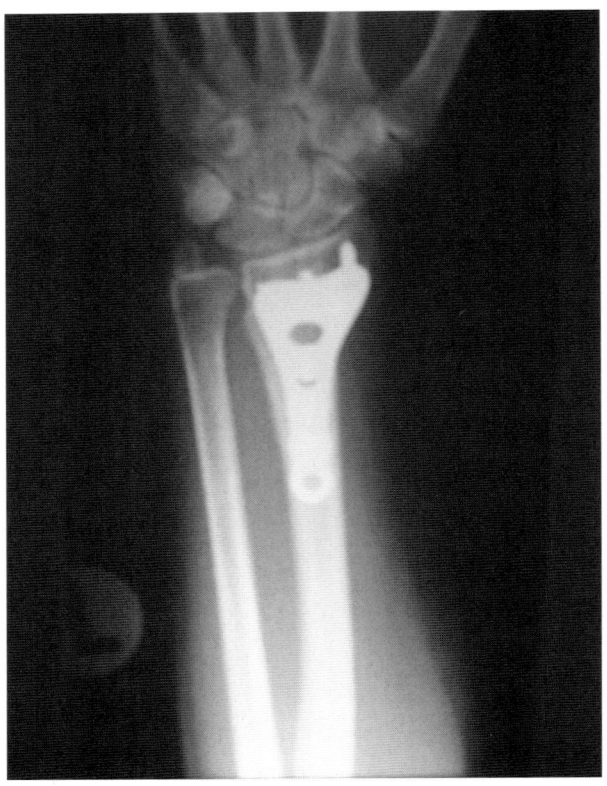

Abb. 11–1c
Achsengerechte Frakturstellung der distalen Unterarmfraktur auch im a.p. Strahlengang

tion kommen, so dass engmaschige Befund- und Röntgenkontrollen unerlässlich sind. Die Gipsbehandlung erfolgt bei stabiler Plattenosteosynthese nur bis zur Wundheilung. Wichtig ist die Übungsbehandlung der Fingergelenke, von Ellenbogen aber auch Schultergelenk, um Einsteifungen zu verhindern.

Auf einige wesentliche Komplikationsmöglichkeiten muss im Zusammenhang mit distalen Unterarmfrakturen hingewiesen werden:
- Einengung des N. medianus im Karpaltunnel durch narbige Veränderungen infolge der osteosynthetischen Versorgung
- Sekundäre Dislokation der Fraktur durch allergische Reaktionen (Nickel-Kobalt-Allergie)
- Reflexdystrophien (Sudeck-Dystrophie) zumeist nach mehrfachen Repositionsversuchen
- Osteomyelitis infolge offener Frakturen.

Das funktionelle Ergebnis der Behandlung ist abhängig von Frakturform, Qualität der Therapie sowie von der Schwere der Begleitverletzungen. Der Patient trägt mit seiner Motivation und seinem Engagement im Hinblick auf die krankengymnastische Übungsbehandlung wesentlich zur Genesung bei.

11.4 Frakturen und Sehnenverletzungen der Hand

Die Hand ist ein sehr komplexes Gebilde, das aus einer größeren Zahl ossärer Strukturen zusammengesetzt ist. Eine Vielzahl gelenkiger, sehniger, bandartiger und muskulärer Verbindungen ermöglicht die Fähigkeiten feinster Bewegungen. Oberflächen- und Tiefensensibilität sowie Wärme- und Kälteempfinden sind aufgrund einer großen Menge an Rezeptoren, insbesondere in der Region der Fingerkuppen gut ausgebildet. Das Handgelenk setzt sich aus der proximalen Handwurzelreihe und den distalen Unterarmknochen zusammen. Nach distal schließen sich weitere Handwurzel-, Mittelhandknochen und die Phalangen an. Neben knöchernen Verletzungen sind vor allem die Sehnenrupturen von besonderer Bedeutung und werden im Folgenden dargestellt.

11.4.1 Frakturen der Handwurzel

Die Besonderheit der Handwurzelknochen besteht darin, dass sie größtenteils aus Gelenkflächen bestehen. Untereinander sind sie zudem über Bandstrukturen miteinander verbunden. Am häufigsten sind das Kahnbein (Os naviculare) und das Mondbein betroffen. Die Verletzungen entstehen zumeist durch Stürze auf die ausgestreckte Hand. Knöcherne Verletzungen führen aufgrund der Gefäßversorgung nicht selten zu nekrotischen Veränderungen der Handwurzelknochen. Im Bereich der distalen Handwurzelreihe stehen Band- und knöcherne Abscherverletzungen im Vordergrund. Hier sind ursächlich vor allem Quetschverletzungen zu nennen.

Klinik

Die Symptome und Veränderungen der Handwurzel hängen von Trauma und Verletzungsmuster ab. Deformitäten sind vor allem bei Luxationsfrakturen nachweisbar. Besondere Bedeutung hat hier die Luxation des Mondbeines (sog. perilunäre Luxation). Die häufigste knöcherne Verletzung ist die Kahnbeinfraktur, die starke Schmerzen über der radialseitigen Handwurzel verursachen kann, jedoch oft auch einen symptomarmen Verlauf annimmt.

Diagnostik

Bei isolierten Verletzungen kann die auftretende Verschwellung gering sein. Ein starker Druckschmerz im Bereich der Tabatière (zwischen den Sehnen von M. abductor pollicis longus et brevis) kann auf eine Kahnbeinfraktur hinweisen.

Röntgenaufnahmen in zwei Ebenen lassen nicht immer eine sichere Diagnosestellung zu. Spezialaufnahmen, z. B. das so genannte „Kahnbeinquartett" (zusätzliche Schrägaufnahmen) sind oft erforderlich. Bleibt die Situation weiter unklar, so sind Kontrolluntersuchungen in konventioneller Röntgentechnik nach 2 Wochen oder eine Computertomographie angezeigt.

Therapie

Jede nicht dislozierte Fraktur wird zunächst konservativ behandelt. Bei der Kahnbeinfraktur ist eine ca. 3-monatige Gipsbehandlung mit Daumeneinschluss erforderlich, wobei in den ersten 6 Wochen zur absoluten Ruhigstellung ein Oberarmgips angelegt wird. Da dieser Knochen fast nur aus Gelenkfläche besteht, ist die Durchblutung kritisch. Kahnbeinpseudarthrosen sind daher keine Seltenheit.

Das spezielle Vorgehen einiger ausgewählter Fälle wird im Folgenden dargestellt:

- *Dislozierte Kahnbeinfraktur*
  Offene Reposition und Osteosynthese durch eine Schraube mit beidseitigen Gewindegängen (sog. Herbert-Schraube). Anschließend Gipsschiene mit Freigabe des Handgelenkes oft nach der 3. postoperativen Woche. Volle Einsatzfähigkeit des Handgelenkes nicht selten bereits nach der 6. p.o.-Woche.

- *Kahnbeinpseudarthrose*
  Freilegung und Spanverblockung nach Matti-Russe. Entnahme eines kortikospongiösen Blockes vom Beckenkamm des Verunfallten. Anschließend wieder Gipsbehandlung für 3 Monate.

- *Perilunäre Luxation*
  In den ersten 6 Stunden oft geschlossen reponierbar. Anschließend Gipsruhigstellung für 3–4 Wochen. Gelingt die Reposition nicht, so erfolgt die Freilegung mit Naht zerrissener Kapselanteile. Gelegentlich zusätzliche und vorübergehende Kirschner-Draht-Verblockung, um das Repositionsergebnis zu sichern. Gipsbehandlung für 5–6 Wochen.

- *Luxationsfraktur des Kahnbeines (de-Quervain-Luxationsfraktur)*
  Offene Reposition und Osteosynthese des Kahnbeines mit versenkter Schraube. Selten sind zusätzliche Kirschner-Draht-Fixierungen. Gipsruhigstellung für ca. 6 Wochen, dann intensive oft mehrmonatige Physiotherapie.

11.4.2 Frakturen der Mittelhandknochen

Knöcherne Verletzungen der Mittelhand entstehen durch direkte und indirekte Gewalteinwirkungen von außen. Quetschungen und Einwirkungen von Werkzeugen (Hammer, Sägen, etc.) führen meist zu Schaftfrakturen, während Biege- und Stauchungsmechanismen gelenknahe Verletzungen hervorrufen. Am 5. Mittelhandknochen treten dislozierte subkapitale Frakturen häufig nach Schlägereien auf.

Einteilung

An den Mittelhandknochen II-V werden Köpfchenfrakturen, subkapitale Frakturen, Schaftfrakturen und basisnahe Verletzungen mit und ohne Gelenkbeteiligung unterschieden. Eine Besonderheit stellt die Mittelhandbasisfraktur I dar. Hier erfolgt eine Einteilung in drei Typen:

- *Bennett-Fraktur*
  Abriss eines schräg verlaufenden Fragmentes mit Einstrahlung ins Daumensattelgelenk
- *Winterstein-Fraktur*
  Auch Pseudo-Bennett genannt; basisnahe und extraartikuläre Schrägfraktur
- *Rolando-Fraktur*
  Y-förmiger Frakturlinienverlauf an der Mittelhandknochenbasis mit Gelenkflächenbeteiligung.

Klinik

Durch den Muskelzug an den knöchernen Fragmenten fällt häufig schon eine Fehlstellung handflächenwärts auf. Dies betrifft vor allem die subkapitalen Mittelhandfrakturen. Häufig kann eine starke Verschwellung am Handrücken mit zum Teil erheblicher Einblutung ins Subkutangewebe festgestellt werden. Verkürzungen und Rotationsfehler erleichtern ebenfalls die Diagnosestellung.

Diagnostik

Aufnahmen in zwei Ebenen sind für die Diagnosesicherung ausreichend. Dabei wird die streng seitliche Aufnahme durch Schrägaufnahmen ersetzt, um die einzelnen Strukturen besser voneinander abgrenzen zu können.

Therapie

Die unverschobenen knöchernen Verletzungen werden konservativ durch Gipsanlage behandelt. Dabei ist auf die korrekte Stellung von Fingern und Hand zu achten.

Das Handgelenk befindet sich dabei in Hyperextensionsstellung, während die Fingergrundgelenke 70–80° gebeugt werden. Die Gipsruhigstellung erfolgt dann in Abhängigkeit von Klinik und Röntgenbefund für ca. 3–4 Wochen.

Die operative Behandlung richtet sich nach dem Ausmaß der Dislokation und der Lage der knöchernen Verletzung. Folgende Verfahren stehen zur Verfügung:

- *Mittelhandköpfchenfrakturen*
Häufig wird eine retrograde Schienung über eingebrachte flexible Kirschner-Drähte angewendet. Die eigentliche Frakturzone wird nicht freigelegt. Gelegentlich werden auch Miniplättchen (T-Plättchen) und Verschraubungen eingesetzt. Vorübergehende Gipsruhigstellung bis zur Wundheilung und frühzeitige funktionelle Nachbehandlung.
- *Mittelhandschaftfrakturen*
Die Osteosynthese erfolgt nur bei starken Achs- und Rotationsfehlern sowie gravierenden Verkürzungen. Schräg- oder Spiralfrakturen werden durch Minischrauben oder dorsale Kleinfragmentplatten versorgt. Nachbehandlung wie bei den Köpfchenfrakturen.
- *Mittelhandbasisfrakturen*
Die *Bennett-Fraktur* kann nach geschlossener Reposition durch einen perkutan eingebrachten Kirschner-Draht refixiert werden. Eine zusätzliche Transfixation zwischen Mittelhandknochen I und II mittels eines weiteren K-Drahtes erscheint sinnvoll. Anschließend Daumen-Unterarm-Gips für 5–6 Wochen. Eine Zugschraubenosteosynthese empfiehlt sich nach Freilegung bei größeren zentralen Fragmenten.
Die *Winterstein-Fraktur* wird durch eine Mini-T-Platte gestellt und fixiert, bei der *Rolando-Fraktur* werden ebenfalls nach Freilegung Miniplättchen, Schrauben oder K-Drähte eingebracht. Bei letzterer Fraktur ist eine Gipsbehandlung für ca. 5 Wochen erforderlich.

11.4.3 Fingerfrakturen

Am häufigsten entstehen die Fingerverletzungen durch direkte Gewalteinwirkung in Form von Quetschungen oder Arbeitsunfällen (Hammerschlag, Kreissägen- und Fräsenverletzungen). Dabei ist ein mehr oder weniger großer Weichteilschaden nachweisbar. Distorsionen und Stauchungsverletzungen bewirken gelenknahe Verletzungen bis hin zu Luxationen in den Fingergelenken. Letztere lassen sich ohne knöcherne Beteiligung leicht unter Zug und Gegenzug reponieren.

Klinik und Diagnostik

Die Verschwellung ist bei geringem Weichteilmantel nur sehr begrenzt. Es kann sich schnell ein enormes Spannungsgefühl im Gewebe entfalten, was zu heftigsten Schmerzbekundungen führen kann. Fehlstellungen oder auch offene Frakturen führen schnell zur Diagnose. Die Röntgendiagnostik erfolgt in gleicher Weise wie beim Verdacht von Mittelhandfrakturen.

Therapie

Konservativ behandelt werden gering dislozierte Frakturen vor oder nach Reposition und solche im Endgliedbereich ohne Gelenkbeteiligung. Bei der Gipsanlage wird darauf geachtet, dass sich die Langfinger in Streckstellung befinden und die Grundgelenke 70–80° gebeugt werden.

Absolute OP-Indikationen stellen folgende Situationen dar:
- Knöcherne Verletzungen mit Zerstörung der Gelenkfläche und Neigung zur Luxation
- Frakturen mit konservativ nicht zu haltenden Rotations- und Achsabweichungen
- Offene Frakturen.

Je nach Frakturlokalisation kommen K-Drähte, Miniplatten und -schrauben zum Einsatz, die perkutan oder nach partieller Freilegung eingebracht weden. Das weitere Vorgehen entspricht dem der konservativen Behandlung. Funktionelle Übungsbehandlung dann nach 3–4 Wochen.

11.4.4 Ulnare Seitenbandverletzung

Die Verletzung ist im Volksmund auch unter dem Begriff des Skidaumens bekannt. Schläge und Stürze auf der Skipiste aber auch bei anderen Sportarten sowie im Alltag führen zu Distorsionen im Daumengrundgelenk. Übersteigt die Krafteinwirkung die Festigkeit des Bandapparates, so kommt es schließlich zum Riss des stabilisierenden ulnaren Seitenbandes.

Klinik

Der Verunfallte klagt über einen starken Bewegungsschmerz im Bereich des Daumengrundgelenkes. Daneben findet sich ulnarseitig oder über dem gesamten Daumengrundgelenk eine mehr oder weniger starke Verschwellung mit Hämatomverfärbung. Neurologische Defizite bestehen nicht.

Diagnostik

Anamnese und Schmerzangabe führen bereits zur Verdachtsdiagnose. Mit Röntgenaufnahmen des 1. Fingerstrahls können Abrissfrakturen sichtbar gemacht werden. Bei kompletten intraligamentären Rissen sind auch spezielle Funktionsaufnahmen im Seitenvergleich möglich.

Therapie

Zerreißungen in Bandmitte sind oft kombiniert mit dem akzessorischen Bandapparat und sollten auch getrennt vernäht werden. Knochennahe Risse oder Abscherfrakturen werden zumeist mit transossären Ausziehnähten refixiert. Ab einer entsprechenden Fragmentgröße sind auch K-Draht-Fixationen möglich. Postoperativ erfolgt eine Ruhigstellung im Daumen-Unterarm-Gips für ca. 4–5 Wochen. Dabei sollte das Daumenendgelenk nicht eingeschlossen werden.

Nach Gipsentnahme muss heftiges Zupacken noch für weitere 3–4 Wochen vermieden werden. Danach schließt sich eine intensive physiotherapeutische Behandlung an.

11.4.5 Beugesehnenverletzungen der Hand

Die Beugung der Langfinger erfolgt durch ein oberflächliches und tiefes Beugesehnensystem. An den Fingern II–V tritt in Höhe des Grundgliedes die tiefe Beugesehne durch die sich teilende oberflächliche Beugesehne hindurch, um an der Basis des jeweiligen Endgliedes anzusetzen. Am Daumen erfolgt die Beugung durch die Sehnen des M. pollicis longus et brevis.

Die Beweglichkeit der Fingerglieder (Finger II–V) kann folgenden Sehntätigkeiten zugeordnet werden:

- *Endgliedbeugung*   Tiefe Beugesehne
- *Mittelgliedbeugung*   Kombinierte Funktion von oberflächlicher und tiefer Beugesehne
- *Grundgliedbeugung*   Kombination beider Sehnensysteme und zusätzliche Tätigkeit der Sehnen der Handbinnenmuskulatur.

Damit die Sehnen bei der Beugung der Langfinger am Ort ihres Verlaufes bleiben und nicht luxieren, besteht ein komplexes System aus Kreuz- und Ringbändern.

Sehnenverletzungen an der Hand können traumatisch bedingt sein, z. B. durch Schnitt- oder Stichverletzungen oder degenerativer Natur, wo bereits Bagatelltraumen ausreichen. „Spontane" Rupturen treten auch in der Folge rheumatischer Erkrankungen auf. Es lassen sich somit offene von geschlossenen Sehnenverletzungen abgrenzen.

Einteilung

Die Gesamtheit der Beugesehne in der Hohlhand wird in Abhängigkeit von der Lokalisation in verschiedene Zonen aufgeteilt (Zone I-VII). Prognose bzw. Ausheilung der einzelnen Sehnenverletzungen ist abhängig von der Lokalisation im Bereich der Hand. So zeigen Verletzungen in Höhe von Mittel- und Grundgliedern der Langfinger eine erhöhte Inzidenz von Sehnenverklebungen mit dem Resultat einer eingeschränkten Fingerbeweglichkeit.

Klinik und Diagnostik

Das Leitsymptom der Beugesehnenruptur besteht in der Unfähigkeit einzelne Glieder der Finger zu beugen. Die Bewegungseinschränkung ist abhängig von der Höhe der Sehnenverletzung. Sehr häufig gehen oberflächliche Verletzungen auch mit Teilrupturen von Sehnenstrukturen einher. Bei allen Schnittwunden an der Haut muss eine genaue Revision der Wunde durchgeführt werden, um das Verletzungsausmaß erkennen zu können.

Therapie

Verfeinerte Sehnennahttechniken ermöglichen es, Verklebungen in allen Zonen gleichermaßen durch eine primäre Sehnennaht zu versorgen. Bei Abriss an der Endgliedbasis ist gelegentlich eine transossäre Fixation erforderlich. Am Handgelenk muss bei Verletzung mehrerer Sehnen die genaue Zugehörigkeit abgeklärt werden, was exakte anatomische Kenntnisse des Operateurs voraussetzt.

Postoperativ wird der Unterarm in einer Gipsschiene ruhiggestellt und dynamisch nach Kleinert nachbehandelt. Die Gipsschiene wird dorsal so angelegt, dass sie im Handgelenk um 50° und im Bereich der Grundgelenke um 30° gebeugt ist. Die gleichzeitige intraoperative Anlage einer Zügelung ermöglicht es, ab dem 1. postoperativen Tag die betroffenen Finger aktiv zu strecken. Danach gleiten sie über die Zügelung wieder in die Beugung zurück. Damit soll eine Verklebung der Sehnen mit dem umliegenden Gewebe verhindert werden.

Sind bereits mehr als 8 Stunden nach dem Trauma vergangen, steht zunächst die Wundbehandlung im Vordergrund. Innerhalb der ersten 14 Tage nach dem Trauma kann bei sauberen Wundverhältnissen eine sekundäre Sehnennaht gute Ergebnisse aufweisen. Danach verschlechtert sich die Prognose durch einsetzende Schrumpfungsvorgänge. Drei Wochen nach der Verletzung wird zumeist eine Sehnenrekonstruktion durch Transplantation der Palmaris-longus-Sehne vorgenommen. Ersetzt wird dabei nur die tiefe Beugesehne!

11.4.6 Strecksehnenverletzungen der Hand

Auch bei den Strecksehnen kann anatomisch gesehen ein komplexes Sehnengeflecht ausgemacht werden. Das Grundglied wird neben den Strecksehnen ebenfalls von Sehnenanteilen der Handbinnenmuskulatur bewegt. Hier wird das so genannte Streckerhäubchen gebildet, das den Grundgliedknochen zu zwei Drittel umfasst. Nach distal findet man bei den Langfingern II-V einen Mittel- und einen Seitenzügel. Während der Mittelzügel an der Basis des Mittelgliedes ansetzt, ziehen die Seitenzügel nach Vereinigung zur Basis des Endgliedes. Daneben gibt es mehrere kleinere Verbindungsstränge zwischen den Zügeln.

Am Daumen gibt es zwei Sehnen, nämlich die des M. extensor pollicis longus, die bis zum Endglied zieht und die des M. extensor pollicis brevis, welche für die Streckung im Daumengrundgelenk mitverantwortlich ist.

Neben offenen Verletzungen sind auch hier wieder degenerative Veränderungen von Bedeutung, so dass Bagatellverletzungen (Stauchungen, etc.) zur Sehnenruptur führen. Dabei ist die subkutane Strecksehnenruptur in Fingerendgliednähe an erster Stelle zu nennen.

Einteilung und Klinik

Wie bei den Beugesehnenverletzungen können auch hier die Rupturen in einzelne Zonen eingeteilt werden:

- *Zone I/II*
  Komplette Durchtrennung über Endgelenk und Endglied: spontane Beugung um 60° im Endgelenk, aktive Streckung im Endgelenk nicht möglich
- *Zone III*
  Strecksehnenverletzung über dem Mittelgelenk: klinisch Entwicklung einer so genannten „Knopflochdeformität" als Folge der Anspannung der Seitenzügel
- *Zone IV*
  Selten komplette Durchtrennung der Streckerhaube über dem Grundglied: häufig nur Kraftminderung bei Fingerstreckung
- *Zone V*
  Vollständige Durchtrennung über dem Fingergrundgelenk: Streckung im End- und Mittelgelenk erhalten durch die Handbinnenmuskulatur
- *Zone VI*
  Verletzung der Sehnen am Handrücken: Nur geringer Funktionsverlust und leichtes Zurückziehen der Strecksehnen der Finger II-IV; starkes Zurückweichen bei Daumen und Kleinfinger

- *Zone VII/VIII*
  Durchtrennung über Handgelenk und Unterarm: kompletter Streckverlust im betroffenen Fingergrundgelenk.

Therapie

Bei offenen Verletzungen am Fingerendgelenk und -endglied wird eine primäre Sehnennaht vorgenommen. Anschließend Ruhigstellung über einen vorübergehend eingebrachten Kirschner-Draht (passagere Transfixation im Endgelenk). Strecksehnenverletzungen im gleichen Bereich, die degenerativer Natur sind, werden zumeist durch Anlage einer Stack-Schiene (ca. 6 Wochen) konservativ behandelt. Große abgesprengte knöcherne Fragmente können durch transossäre Ausziehnähte refixiert werden.

In den übrigen Zonen wird bei offenen Verletzungen ebenfalls wenn möglich eine primäre Sehnennaht vorgenommen mit unterschiedlich langer Ruhigstellung (Wundheilung bis zu 5–6 Wochen). Spezielle Schienen erlauben auch hier die dynamische Nachbehandlung.

11.5 Amputationen im Bereich der Hand

Amputationen im Bereich der Hand oder der Finger treten zu einem Großteil bei der Berufsausübung (Metallverarbeitung, Holzverarbeitung, Bergwerkstätigkeit unter Tage, etc.) oder kleineren handwerklichen Tätigkeiten in der Freizeit auf.

Vor allem bei Amputationsverletzungen im Handgelenk ist das oberste Prinzip der Erhalt eines möglichst funktionellen Handrestes, damit natürliche Greiffunktionen erhalten bleiben oder aber künstliche Greifformen gewährleistet werden können.

Die Funktion des Daumens sollte in sämtliche Überlegungen mit einbezogen werden. Er dient bei allen Greiffunktionen als Widerlager. Daher sollte bei Teilamputationen des Daumens dessen Stumpf so lang wie möglich erhalten bleiben, auch wenn dieser unbeweglich ist. Immerhin kann er so seinen Zweck als Gegenspieler der übrigen Finger wenigstens teilweise erfüllen.

Folgende Kriterien sind für eine mögliche Replantation unbedingt von Bedeutung (s. auch Kap. 18. S. 317):
- Auffinden und sachgemäße Lagerung des Amputates
- Zeitraum zwischen Amputation und OP möglichst < 4 Stunden halten
- Schaffen oder Erhalt sauberer Wundverhältnisse
- Möglichst Vorliegen glatter Wundränder
- Keine Replantation bei erkennbaren Infektzeichen.

Kontraindikationen bzw. Situationen bei denen keine Replantation vorgenommen werden sollte sind:
- Chronische Erkrankungen, z. B. Diabetes mellitus, Atherosklerose
- Beschädigung des Amputates
- Unsachgemäße Lagerung des Transplantates über Stunden
- Ausgedehnte Schädigungen an der verletzten Extremität oder Deformitäten (z. B. Polyarthritiden).

Kann keine Replantation durchgeführt werden, so sollte wie oben beschrieben möglichst mit Rücksicht auf die Funktionalität operiert werden.

Postoperativ muss besonderes Augenmerk auf Durchblutung und Sensibilität des replantierten Körperteils oder die Amputationsstelle gerichtet werden. Regelmäßige Verbandswechsel sind erforderlich, ebenso auch Kontrollen auf Wärme und Farbe der Haut. Je nach Schwere der Verletzung (Fingerkuppen bis hin zur kompletten Amputation der Hand) benötigt der Patient auch Hilfe bei grundpflegerischen Fertigkeiten. Wenn nötig oder möglich, sind auch prothetische Versorgungen so früh wie möglich anzustreben und eine Wiedereingliederung ins Alltagsleben voranzutreiben. Dabei können eventuell auch erste Schritte zur beruflichen Reintegration eingeleitet werden.

11.6 Infektionen an der Hand

In Abhängigkeit von der Eintrittspforte der Erreger treten Infektionen an Fingern, Hohlhand oder Handrücken auf. Größere Hautdefekte begünstigen selten die Entstehung von Infektionen. Häufig führen Bagatellverletzungen im Nagelbereich oder Rhagaden zwischen den Fingern zu ausgedehnten Weichteilinfekten. Am Handrücken erfolgt aufgrund des lockeren Bindegewebes eine schnelle subkutane Ausbreitung der Erreger. Hohlhandseitig verhindern eine feste Kutis sowie die Palmaraponeurose eine starke Verschwellung. Auch hier kann jedoch eine schnelle Ausbreitung der Infektionskeime über die Sehnenscheiden und Faszienlogen festgestellt werden.

Besonders virulente Keime werden bei folgenden Verletzungen übertragen:
- Zerkleinern von ungekochten Fleischwaren (Eindringen von Fremdeiweiß ins Wundareal)
- Verletzungen durch Tier- und Menschenbisse.

Einteilung

An der Hand können je nach Lokalisation verschiedene Infekttypen unterschieden werden:
- Infektion an Handrücken und Hohlhandfläche (Hohlhandphlegmone)
- Infekte an den Fingern
  - Paronychie (Infektion des Nagelwalls)
  - Panaritium (Infektion des Fingers; sämtliche Lokalisationen möglich, wie Nagelbett, Haut und Unterhaut, Sehnenloge, ossäre Beteiligung, etc.).

Klinik

Die Symptomatik ist wiederum abhängig von der Lokalisation des Infektes. Beugeseitig treten aufgrund geringer Weichteilschwellung zügig erhöhte Druckverhältnisse auf, die bereits in der Frühphase starke Schmerzen verursachen. Am Handrücken besteht schnell eine starke Verschwellung. Ein roter Streifen an Unter- und Oberarm, im Volksmund auch Blutvergiftung genannt, weist auf eine Infektion der aufsteigenden Lymphgefäße hin. Man bezeichnet sie auch als Lymphangitis. Sind auch die anschließenden Lymphknotenstationen in Ellenbeuge bzw. Axilla betroffen, so liegt eine Lymphadenitis vor.

Dehnt sich ein Infekt weiter zum Körperstamm hin aus, so kann es schnell zu einer Streuung in andere Organe kommen. Verschiedene Manifestationsformen sind bekannt:
- Herzmuskelentzündungen mit Herzrhythmusstörungen
- Herzklappenschäden durch Klappenersatz und Infektionserreger
- Abszedierungen in Oberbauchorgane.

Diagnostik

Die Klinik an sich weist oft bereits auf eine Infektion hin. An der Hand kommt es bereits früh zu einer Schonhaltung mit leichter Beugestellung der Finger. Die Streckung verursacht bei ausgedehnten Infekten bereits starke Schmerzen.

Wundinfekte mit Sekretabsonderung sollten im Rahmen der Revision auch mikrobiologisch untersucht werden. Die häufigsten Erreger sind der Staphylococcus aureus und die Streptokokken. Staphylokokken verursachen in der Regel abszedierende Verletzungen, während Streptokokken eher flächige Rötungen und ödematöse Veränderungen aufweisen.

Immer stellt sich auch die Frage einer Beteiligung der knöchernen Strukturen. In der Frühphase eines Infektes können keine knöchernen Läsionen ausgemacht werden. Diese stellen sich erst nach einigen Wochen dar und lassen Aufhellungszonen und Arrosionen an den Knochen erkennen. Röntgenaufnahmen in zwei Ebenen sollten unbedingt immer vorgenommen werden, auch Verlaufskontrollen nach Infektsanierung.

Therapie

Im Vordergrund der Behandlung steht bei allen Infekten an der Hand eine frühzeitige Entlastung abszedierender Veränderungen. Damit soll eine Erregerausbreitung in den Sehnenfächern sowie ossäre Destruktionen vermieden werden. Sämtliche Weichteilnekrosen müssen entfernt und eine großzügige Drainage vorgenommen werden. Eine i. v.-Antibiose ist unverzüglich einzuleiten und nach Antibiogramm (intraoperativer Wundabstrich) gegebenenfalls angepasst werden.

Nach der Entlastung durch Inzision erfolgt die Ruhigstellung mit einer Unterarm-Gipsschiene. Dabei werden die Finger ähnlich gelagert wie bei den Fingerfrakturen (Intrinsic-plus-Stellung). Hochlagerung des Armes, Eisbehandlung (Kryotherapie) und eine unterstützende orale Medikation (Antiphlogistika, etc.) führen zu einem weiteren Rückgang des Reizzustandes.

Mit einer intensiven Physiotherapie kann erst nach Abklingen der akuten Entzündungszeichen begonnen werden.

11.7 Pflegeschwerpunkte obere Extremitäten

Nach einem vorgegebenen Behandlungsplan des zuständigen Arztes werden regelmäßige Wundkontrollen und Verbandswechsel durchgeführt. Dabei müssen gleichzeitig volle Drainageflaschen gewechselt und insbesondere auf die Hautverhältnisse geachtet werden. Dies erfordert eine gewisse Erfahrung im Umgang mit Hautwunden. Schwellungszustände, die durch einen mangelnden Ablauf von Wundsekret oder Nachblutungen hervorgerufen werden können, müssen unbedingt dokumentiert und mitgeteilt werden. Hautrötungen können auf einen lokalen Infekt hinweisen, der sich je nach Keimart rasch in eine fortschreitende phlegmonöse Entzündung mit septischer Begleitkomponente umwandeln kann.

Verbandssysteme müssen jederzeit korrekt anliegen und bei Fehllage unverzüglich korrigiert werden (Abb. 11-2). Bei Gipsverbänden muss auf Druckstellen geachtet werden. Dabei sind knochennahe Vorsprünge besonders gut abzupolstern. Hautreizungen durch die Verbandsmaterialien können bei feuchtem Milieu (z. B. Achselhöhle) Anlass zur Entwicklung von Hautdermatosen und Pilzinfektionen geben. Auch hier sind vorbeugende Maßnahmen einzuleiten oder bei Auftreten derartiger Veränderungen Lösungsansätze bereit zu halten.

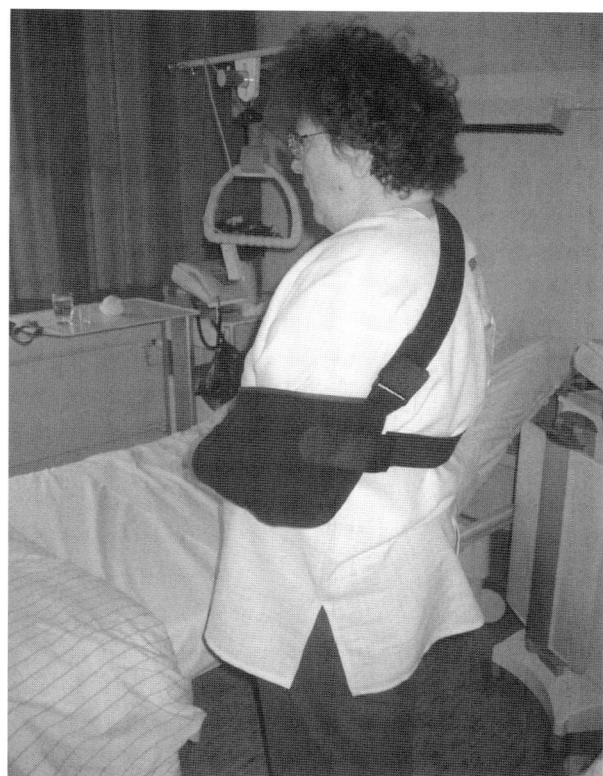

Abb. 11-2
Ruhigstellung des Schultergelenkes in einem speziellen Oberarmtuch, das mit Riemen und Klettverschlüssen am Körper befestigt wird. Sie werden in unterschiedlichen Größen vom Orthopädiefachhandel zur Verfügung gestellt

Eine Hochlagerung verletzter Extremitäten ist zur Verbesserung des venösen Rückstromes und Ableiten von Lymphflüssigkeiten sinnvoll. Dabei kommen Lagerungskissen zur Anwendung. Gipsverbände können über die Handfläche hinaus verlängert werden, damit sie z. B. an einem Infusionsständer oder einer Bettvorrichtung hochgehängt werden können. Dies kann durch weitere abschwellende Maßnahmen wie Antiphlogistika, pflanzliche Medikamente oder Verwendung von Eispackungen ergänzt werden.

Sind die Patienten gezwungen kurzzeitig oder längerfristig Bettruhe einzuhalten (Polytraumata, leichteres Schädel-Hirn-Trauma, altersbedingt reduzierter Allgemeinzustand), so ist vorübergehend eine Thromboseprophylaxe (medikamentös, Antithrombosestrümpfe) durchzuführen. Die Maßnahmen können mit zunehmender Aktivität wieder abgesetzt werden.

Insbesondere bei alten Menschen ist immer wieder zu beobachten, dass die Aktivität sehr stark von der Motivation und dem Allgemeinzustand abhängt. Befinden sie sich im Krankenhaus, dann sind sie im Glauben so krank zu sein, dass sie sich den größten Teil des Tages im Bett aufhalten. In diesen Fällen und bei einschränkenden Verbänden (Desault-, Gilchrist-Verband) ist eine adäquate Bewegungstherapie unter Einschluss der bekannten Pneumonieprophylaxen unerlässlich. Zusätzlich empfiehlt sich die Verabreichung von sekretlösenden Substanzen.

12 Thoraxverletzungen

Verletzungen des Brustkorbes reichen von oberflächlichen Schädigungen (Prellungen, Schürfungen) über Rippenfrakturen bis hin zu komplexen Schäden mit Beteiligung intrathorakaler Strukturen, wie z. B. Lunge oder Herz. In Abhängigkeit von der Verletzungsschwere kann es bereits zum Tod am Unfallort kommen. Häufig stellt die Thoraxverletzung aber auch nur einen Teilaspekt eines komplexen Verletzungsmusters infolge eines Polytraumas dar (s. Kap. 17, S. 311).

Bei den Thoraxverletzungen lassen sich grundsätzlich zwei verschiedene Verletzungsarten unterscheiden:
- Stumpfes Thoraxtrauma
- Offene Thoraxtraumen.

Am häufigsten ist mit fast 90% das stumpfe Thoraxtrauma vor allem nach Sturzereignissen oder Verkehrsunfällen. Auch bei sportlichen Betätigungen sind Thoraxverletzungen keine Seltenheit. Der größte Teil der penetrierenden (offenen) Thoraxtraumen sind Folge von Gewalteinwirkungen wie Messerstich- und Schussverletzungen. Die Verletzungsschwere hängt bei all diesen Verletzungstypen einzig und allein von den Begleitverletzungen ab.

Bei einem schweren Thoraxtrauma, das sich bereits aus dem Unfallhergang vermuten lässt, ist die Prognose vom schnellen Handeln der Ersthelfer bestimmt. Atmung und Kreislauf stehen dabei im Vordergrund sämtlicher Bemühungen. Tritt eine schwere Atembehinderung auf, so spricht man auch von einer respiratorischen Insuffizienz (Ateminsuffizienz). Die bedeutendsten Maßnahmen zur Beherrschung einer respiratorischen Notsituation sind:
- Intubation und Beatmung (Abb. 12–1)
- Anlage von Thoraxdrainagen.

12.1 Verletzungen der Thoraxwand

Die Thoraxwand setzt sich aus folgenden Strukturen zusammen, die in unterschiedlichem Grade verletzt sein können:

Verletzungen der Thoraxwand

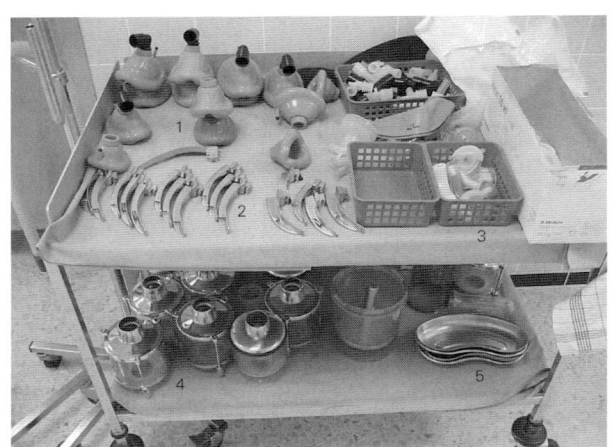

Abb. 12-1
Vorbereitungen zur Intubation (Beatmung) eines Patienten im Operationstrakt
1 Beatmungsmasken unterschiedlicher Größen
2 Laryngoskopspatel
3 Guedel-Tuben
4 Filter für das Beatmungsgerät
5 Nierenschalen

- Brustwandmuskulatur
- Rippen, Brustbein und Atemhilfsmuskulatur
- Brustfell (Pleura parietalis).

Nach vorne sind die Rippen mit dem Brustbein verbunden, nach dorsal bestehen Verbindungen zu den Brustwirbeln. In den seltensten Fällen treten Schädigungen im Bereich der Verbindungsstellen auf. Die Elastizität des Brustkorbes nimmt mit zunehmendem Alter ab, so dass schon geringe Traumen zu knöchernen Verletzungen führen.

12.1.1 Rippenfrakturen

Verletzungen der Rippen sind nicht immer mit einem erkennbaren Weichteilschaden verbunden. Gelegentlich kann eine Prellmarke ausgemacht werden, manchmal weisen ausgedehnte Hämatomverfärbungen auf eine knöcherne Beteiligung hin.

Am häufigsten betroffen sind die Rippen 4–10. Erhöhte Rigidität des Brustkorbes und der meist auch unterschiedlich stark ausgeprägte Osteoporosegrad begünstigen beim alten Menschen die Entstehung von Rippenfrakturen, während bei jungen Menschen oft erhebliche Gewalteinwirkungen erforderlich sind. Die oberen Rippen sind durch Schlüsselbein und Schulterblatt geschützt, so dass hier seltener Frakturen auftreten. Bei Verletzungen der unteren frei endenden Rippen muss immer auch an eine Mitbeteiligung von Leber, Milz und Nieren gedacht werden.

Die Einteilung der Rippenfrakturen erfolgt nach der Anzahl der verletzten Rippen. Es gibt Einzelfrakturen sowie solche zweier benachbarter Rippen. Sind drei oder mehr Rippen verletzt, so handelt es sich um eine Rippenserienfraktur. Ist einseitig die gesamte Thoraxwand betroffen oder auch eine nahezu komplette Verletzung beider Seiten vorhanden, so entsteht ein instabiler Thorax mit Zeichen zunehmender respiratorischer Insuffizienz. Bei direkter Gewalteinwirkung von außen lassen sich gelegentlich auch Stückbrüche einzelner Rippen abgrenzen.

Klinik

Liegen Verletzungen geringeren Ausmaßes vor, so betritt der Verunfallte die Ambulanz zu Fuß und berichtet von einem lokalen Druckschmerz, verbunden mit Schmerzen beim Einatmen (Inspiration). Gelegentlich wird auch bei Drehbewegungen ein Knochenreiben angegeben. Im Bereich des verletzten Thoraxwandabschnittes können Prellmarken ausgemacht werden oder eine leichte Verschwellung bestehen.

Eine instabile Thoraxwand bei Rippenserienfrakturen führt zu einer geringeren Ausdehnung der Lungenabschnitte und damit zu einer Beeinträchtigung des Gasaustausches. Lippenzyanose sowie erschwerte In- und Exspiration deuten auf eine zunehmende Ateminsuffizienz hin. Begleitverletzungen der Lunge, des Brustfells und auch der übrigen Atemwege müssen ins therapeutische Vorgehen einbezogen werden.

Diagnostik

Atembehinderungen (Dyspnoe) nach einem Thoraxtrauma können erste Hinweise für knöcherne Verletzungen sein. Beim Betasten der verletzten Region lassen sich gelegentlich Frakturenden gegeneinander verschieben (Nachweis eines Knochenreibens). Die Auskultation kann bei abgeschwächtem bzw. fehlendem Atemgeräusch Lungen- und Pleuraverletzungen aufdecken.

Unter den bildgebenden Verfahren ist die Anfertigung knöcherner Thoraxaufnahmen zu nennen, mit denen Lage der Frakturen und Verletzungsmuster erkennbar werden. Mit einer Ultraschalluntersuchung lassen sich Einblutungen im Sinne eines Hämatothorax nachweisen bzw. ausschließen.

Therapie

Frakturen einzelner Rippen oder Rippenserienfrakturen ohne Ateminsuffizienz sind die Domäne der konservativen Therapie. Häufig ist eine adäquate Schmerztherapie in Form von Schmerztabletten oder -tropfen erforderlich. Verabreicht werden Paracetamol, Acetylsalicylsäure-haltige Medikamente oder auch nichtsteroidale Antirheumatika. Gelegentlich kommen auch Lokalanästhetika zum Einsatz, mit denen Interkostalblockaden durchgeführt werden. Früher übliche zirkuläre Verbände sollten unbedingt vermieden werden. Sie behindern die Thoraxexkursionen und begünstigen eine oberflächliche Atmung des Verletzten. Die Folge sind Lungenentzündungen mit weiterer Zunahme respiratorischer Störungen.

Insbesondere ältere Menschen müssen bei Rippenserienfrakturen meist stationär behandelt werden, da eine reduzierte Immunabwehr häufiger zu pulmonalen Komplikationen führt. Bei der Aufnahme von Thoraxverletzungen sollte eine Kontakt- bzw. Begleitperson dabei sein, die den älteren Patienten zu allen ausstehenden Untersuchungen begleitet. Sie wirkt einerseits beruhigend auf den Verunfallten ein, andererseits lassen sich so Veränderungen des Allgemeinbefindens frühzeitig erkennen.

Auf der Station wird ein Patient mit Thoraxverletzungen mit erhöhtem Oberkörper gelagert, um eine möglichst große Atemoberfläche zu schaffen. Gelegentlich macht es auch Sinn, wenn bei Rippenserienfrakturen eine Lagerung auf die verletzte Seite erfolgt. Sie verringert die Schmerzen bei der Inspiration, so dass dem Verunfallten das Einatmen leichter fällt. Oft sind die Atemexkursionen deutlich tiefer. Unter Zuhilfenahme der Physiotherapeuten werden folgende weitere Maßnahmen eingeleitet:
- Physikalische Therapie (Atemgymnastik mit Triflow und CPAP-Geräten)
- Pneumonie- und Atelektaseprophylaxen durch manuelle Stimulation von Seiten des Pflegepersonals
- Verabreichung sekretlösender Medikamente
- Forcierte Mobilisation des Patienten
- Heparinhaltige Salben und antiphlogistische Gelauflagen (teilweise kühlender Effekt).

Operative Maßnahmen kommen äußerst selten zur Anwendung. Selbst bei instabilem Thorax, verbunden mit einer respiratorischen Insuffizienz, führen Langzeitbeatmungen äußerst selten zu pulmonalen Komplikationen. Beidseitige parasternale Verletzungen in Kombination mit Klavikulafrakturen werden zur Vermeidung intrathorakaler Organverletzungen thorakotomiert. Eine Stabilisierung erfolgt mit Platten, Stahlschienen („Rib Struts") sowie Drahtcerclagen.

12.1.2 Sternumfrakturen

Das Brustbein (Sternum) besteht aus drei Abschnitten:
- Schwertgriff (Manubrium sterni)
- Schwertkörper (Corpus sterni)
- Schwertfortsatz (Processus xiphoideus).

Es stellt die vordere Begrenzung des Brustkorbes dar und nimmt jeweils seitlich die knorpeligen Anteile der Rippen I-X auf. In jungen Jahren werden so Schläge und Stöße von vorne gut abgepuffert. Dies ändert sich mit zunehmendem Alter und fortschreitender Kalkeinlagerung. Der gesamte Brustkorb wird starrer, und Frakturen können bereits bei geringerer Gewalteinwirkung auftreten.

Ursächlich für Sternumfrakturen sind direkte Anpralltraumen von vorn, beispielsweise Lenkradverletzungen bei Auffahrunfällen. Insgesamt sind Sternumfrakturen jedoch selten. Da auch Begleitverletzungen an Herz- und Lunge auftreten können, die zunächst nicht erkannt werden, empfiehlt es sich, den Verunfallten vorübergehend stationär zu überwachen.

Klinik

Der Verunfallte klagt im Zusammenhang mit einer Sternumverletzung über ein starkes Druckgefühl hinter dem Brustbein bis hin zu heftigen und ziehenden Schmerzen. Häufig sind die Verletzungen als Querfrakturen im mittleren Drittel des Brustbeinkörpers lokalisiert. Neben einer leichten Schwellneigung kann gelegentlich bereits kurz nach dem Unfall ein Hämatom nachgewiesen werden, das sich mit oder ohne Gurtmarken über die entsprechende Thoraxseite fortsetzen kann. Bei der Inspiration gibt der Patient oft Atembeschwerden an, die sich in einer oberflächlichen Atmung äußern können.

Gefürchtet sind höhergradige Herzrhythmusstörungen, die plötzlich und unerwartet den Allgemeinzustand des Verunfallten wesentlich beeinträchtigen können. Da sich das Herz mit dem rechten Vorhof unmittelbar hinter dem Brustbein befindet, können Kontusionsverletzungen mit Perikardergüssen auftreten. Dies führt schließlich zu Pumpleistungsstörungen des Herzens, was in schwerwiegenden Fällen in einer Herzinsuffizienz münden kann.

Diagnostik

Klinik und Unfallmechanismus führen bereits zur Verdachtsdiagnose einer Sternumfraktur. Gesichert wird die Verletzung mit einer Spezialaufnahme des Sternums aus streng seitlicher Richtung. Betrachtet man den ventralen und dorsalen Knochenrand, so lassen sich dort mehr oder weniger ausgeprägte Stufenbildungen erkennen. Gelegentlich ist ein Teil des Brustbeins auch weit intrathorakal eingedrückt.

Zum Ausschluss kardialer Komplikationen in Form von auftretenden Herzrhythmusstörungen empfehlen sich EKG und echokardiographische Kontrolluntersuchungen.

Therapie

Der überwiegende Teil der Sternumfrakturen kann konservativ behandelt werden, d. h. nach kurzzeitiger Beobachtungsphase von 1–2 Tagen erfolgt bereits wieder die Entlassung.

Bei geringsten kardialen Auffälligkeiten empfiehlt sich ein vorübergehendes Monitoring auf der Intensivstation. Treten höhergradige Herzrhythmusstörungen auf, so sind manchmal auch Kardioversionen erforderlich. Eine Herzbeuteltamponade, hervorgerufen durch einen ausgeprägten Perikarderguss, kann zum Herzversagen führen und muss durch Perikardpunktion entlastet werden.

Der Verunfallte sollte im Bett mit erhöhtem Oberkörper gelagert werden, um Inspiration und Abhusten zu erleichtern. Zusätzlich empfiehlt es sich, Sekretolytika zu verabreichen, um pulmonale Komplikationen zu vermeiden. In allen Fällen ist eine adäquate Schmerz-, Atem- und Physiotherapie angezeigt.

12.2 Pulmonale Komplikationen nach Thoraxverletzungen

In diesem Abschnitt werden sämtliche Verletzungen der Atemwege im weitesten Sinne zusammengefasst: Verletzungen des Brustfells (Pleura), des Lungenparenchyms und der übrigen intrathorakalen Atemwege (Trachea, Bronchien). Eine Schädigung dieser Organstrukturen muss nicht nur durch penetrierende Verletzungen von außen hervorgerufen werden. Erhöhte Drücke von außen und innen können zu einer Verletzung der Atemwege oder des Lungenparenchyms führen.

Zum Verständnis der weiteren Zusammenhänge ist es wichtig, Bedeutung und Funktion des Brustfellraumes (Pleurahöhle) voranzustellen. Bei der Pleurahöhle handelt es sich um eine geschlossene seröse Höhle, die das eigentliche Lungenparenchym umgibt. Das so genannte Brustfell (Pleura) besteht aus zwei Blättern und bildet die Pleurahöhle. Eines umgibt das Lungenparenchym als Pleura viscerale, das andere kleidet die Thoraxwand von innen aus (Pleura parietale). In der Pleurahöhle befinden sich normalerweise nur wenige Millimeter seröser Flüssigkeit und die Pleurablätter liegen dicht aneinander, so dass sich eine Verschiebeschicht bildet. Durch einen Unterdruck von wenigen mmHg im Pleuraspalt wird das Lungengewebe mit seiner feingliedrigen Struktur in entfaltetem Zustand gehalten.

12.2.1 Pneumo- und Hämatothorax

Beide Verletzungstypen gehen mit einer Schädigung des Brustfells einher, sind Komplikationen eines mehr oder weniger ausgeprägten Thoraxtraumas und treten nicht selten gemeinsam auf. Messerstichverletzungen infolge tätlicher Übergriffe sind dabei seltene Ursachen. Viel häufiger sind indirekte Schädigungen durch scharfkantige Rippenfragmente nach Frakturen. Neben einer Schädigung der Pleura parietale treten bei Dislokationen Anspießungen der Pleura viscerale auf. Besteht nun eine offene Verbindung zwischen Atemwegen und Pleurahöhle, so kommt es zu einem Zusammenbruch des stabilisierenden Unterdrucks und Luft dringt in die Pleurahöhle ein. Die Lungenhälfte kann komplett in sich zusammenfallen und geht dann als Atemoberfläche dem Verunfallten verloren. Blutungen aus der verletzten Lungenoberfläche können dann zu Einblutungen Anlass geben. Wird dies röntgenmorphologisch sichtbar, so spricht man von einem Hämatothorax.

Zusammenfassend kann folgende Einteilung des Pneumothorax vorgenommen werden:

- *Äußerer Pneumothorax*
  Durchspießungsverletzung der Thoraxwand durch Messerstichverletzungen oder andere penetrierende Gegenstände
- *Innerer Pneumothorax*
  Schädigung der Lungenoberfläche durch dislozierte Rippen. Auch Hilfsmaßnahmen, wie z. B. die Anlage eines Subklaviakatheters können einen inneren (geschlossenen) Pneumothorax zur Folge haben.
- *Spannungspneumothorax*
  Sonderform des inneren Pneumothorax. Die Luft gelangt zwar in die Pleurahöhle, jedoch nicht mehr zurück in die Atemwege. Ohne Entlastung nimmt der Druck weiter zu, so dass auch die Gegenseite durch eine Mediastinalverschiebung beeinträchtigt wird.

Klinik

Adhäsionen der Lungenoberfläche mit der Thoraxinnenwand führen nicht immer zu einem Komplettkollaps der Lunge. Daher kann ein Patient mit einem Pneumothorax im Ruhezustand asymptomatisch sein.

Ein vollständiger Kollaps einer Lungenhälfte zeigt in der Regel folgende Charakteristika:

- Asymmetrische Thoraxexkursionen
- Atemabhängige Beschwerden
- Luftnot bereits bei geringeren Belastungen (Dyspnoe).

Die Beschwerden beim Hämatothorax sind praktisch identisch!

Gelangt die Luft bei Verletzungen der Pleura in die Haut der Thoraxwand, so kann bei der Palpation der Haut mit den Fingern ein Knistern nachgewiesen werden. Dies wird auch als Hautemphysem bezeichnet!

Diagnostik

Die klinische Untersuchung steht zunächst im Mittelpunkt der Diagnostik, wenn es um die Versorgung eines Verletzten am Unfallort geht. Mit der Palpation im Seitenvergleich weist die verletzte Lungenhälfte einen „Schachtelton" (hypersonorer Klopfschall) auf. Das Atemgeräusch ist gegenüber der gesunden Lungenhälfte abgeschwächt. Das Knistern der Hautoberfläche beim Hautemphysem wurde bereits erwähnt.

In der Klinik wird der Pneumothorax durch die Röntgenaufnahme der Lunge gesichert. Wesentliche morphologische Besonderheiten sind:
- Abhebungen der Lunge von der Thoraxwand, z. B. partiell im Sinne eines *Mantelpneu*
- Komplettkollaps mit und ohne Mediastinalverschiebung zur Gegenseite
- Lufteinlagerungen in der Thoraxwand (gefiederte Streifung) beim Hautemphysem.

Der Hämatothorax infolge von Einblutungen in die Thoraxwand zeigt andere Charakteristika, die eher unspezifisch sind. Durch die mehr oder weniger stark ausgeprägte Flüssigkeitsansammlung ist der Klopfschall abgeschwächt. Differentialdiagnostisch kommen ausgedehnte Thoraxwandhämatome, intrapulmonale Einblutungen, Lungenabschnitte fehlender Belüftung (Atelektasen) sowie Medialstinalverbreiterungen in Frage. Röntgenmorphologisch zeigt sich eine Verschattung der betroffenen Lungenhälfte, zum Teil mit Nachweis einer Spiegelbildung.

Therapie

In Abhängigkeit von der Ausdehnung eines Pneumo- bzw. Hämatothorax wird eine Drainagebehandlung zur Entlastung eingeleitet. Bei schweren Thoraxtraumen, die eine respiratorische Insuffizienz nach sich ziehen, muss sie bereits am Unfallort angelegt werden. Ist nämlich bei Vorliegen eines Pneumothorax eine Beatmung notwendig, so wird bei fehlender Drainage ein Spannungsthorax begünstigt. Ein Hautemphysem für sich allein bedarf keiner speziellen Therapie. Regelmäßige Verlaufskontrollen mit Röntgenaufnahmen der Lunge sind erforderlich. Folgenden Indikationen lassen sich für die Anlage einer Thoraxdrainage abgrenzen:

- Mantelpneu über 2 cm Breite
- Offener Pneumothorax mit anschließender Überdruckbeatmung der Lunge
- Jeder symptomatische Hämatothorax.

Die Drainagen sollten einen möglichst großen Durchmesser haben (24–32 Charr), damit sie nicht verstopfen oder abknicken. Ein kontinuierlicher Sog wird angelegt, so dass sich eine kollabierte Lunge wieder gut entfalten kann.

Ein Spannungspneumothorax stellt eine akute lebensbedrohliche Situation dar, so dass auch ohne Diagnostik eine sofortige Drainageanlage erforderlich wird. Hinweise gibt die Ruhedyspnoe ohne Einflussstörungen sowie ein begleitendes Hautemphysem.

Zur Entlastung eines Hämatothorax wird eine hintere Thoraxdrainage ausreichender Dicke eingelegt. Da zumeist eine Kombination mit einem Pneumothorax vorliegt, wird auch hier eine Saugvorrichtung angelegt. Verletzungen der Lungenoberfläche können so wieder mit dem parietalen Pleurablatt verkleben und weitere Einblutungen verhindern. Gelangen auch nach Ablassen der Blutung über die Drainage weiterhin mehr als 400 ml Blut pro Stunde in die Drainagebehälter, so besteht eine absolute Operationsnotwendigkeit.

Auch nach Konsolidierung der Blutung empfiehlt sich eine Hämatomausräumung, wenn im Computertomogramm eine Breite von mehr als 5 cm nachgewiesen wird. Dies kann in der 1.-2. Woche nach dem Unfall und nach erfolgter Stabilisierung des Patienten vorgenommen werden. Dabei kommen zumeist minimal-invasive Verfahren in Form der thorakoskopischen Operation zur Anwendung. Es soll die Entstehung ausgedehnter Pleuraschwarten verhindert werden, die sonst zu Entfaltungsstörungen der Lunge (restriktive Lungenerkrankung) führen.

12.2.2 Anlage und Versorgung von Thoraxdrainagen

Die Anlage einer Thoraxdrainage, auch Bülau-Drainage genannt, erfolgt zumeist in der vorderen bis mittleren Axillarlinie der betroffenen Lungenhälfte mit Eingehen in den 4. oder 5. Zwischenrippenraum (Interkostalraum = ICR). Eine tiefere Drainageanlage begünstigt die Entstehung von Zwerchfell- und Organverletzungen. Die vordere Drainage wird medioklavikular im 2. Interkostalraum eingebracht. Sie ist kosmetisch ungünstiger und erfasst nicht immer ausreichend den Lungenspitzenbereich.

Wie bereits erwähnt, sollte eine Thoraxdrainage angelegt werden, wenn die Ausdehnung eines Mantelpneus mehr als 2 cm, ein Komplettkollaps der Lunge oder ein ausgedehnter Hämatothorax vorliegt. Ziel ist es, Blut bzw. Luft komplett aus der

Pleurahöhle zu entfernen und eine Wiederanlage der Lungenoberfläche an die innere Thoraxwand herbeizuführen. Bei Erwachsenen sollte die eingelegte Drainage mindestens einen Durchmesser von 28 Charr (1 Charrière = 1/3 mm Durchmesser) haben. Anschließend wird eine Saugvorrichtung angeschlossen, mit der in der Regel ein Sog zwischen 15 und 30 cm Wassersäule eingestellt wird. Die genaue Vorgabe erfolgt durch den behandelnden Arzt.

Liegt am Unfallort bei Anlage einer Thoraxdrainage kein Ableitungssystem vor, so wird zunächst ein so genanntes „Heimlich-Ventil" an den Drainageschlauch angeschlossen. Nachstellen kann man dies auch mit dem Fingerling eines sterilen Handschuhs, in den man einen feinen Spalt schneidet. Er wird auf die eigentliche Drainage aufgesetzt, so dass Luft nach außen gelangt, ohne wieder in die Pleurahöhle zurückzugleiten. Die Entstehung des lebensgefährlichen Spannungspneumothorax wird so verhindert!

In der Klinik wird der sekretableitende Drainageschlauch mit einem so genannten Dreikammersystem verbunden, bevor es an eine Saugvorrichtung angeschlossen wird. Dabei stehen fast überall sterile Einmalsets zur Verfügung. Sie setzen sich aus einem Auffangbehälter, dem erforderlichen Wasserschloss (gefüllt mit destilliertem Wasser) und einem Sogbegrenzer zusammen. Die letzte Kammer ist mit einer Skalierung versehen und die Saugstärke ist abhängig vom Füllungszustand der Kammer.

Die Thoraxdrainage wird vom Arzt immer unter Assistenz einer Pflegekraft angelegt. Das benötigte Material muss zuvor gerichtet und auf Vollständigkeit überprüft werden. Dazu gehören:
- Hautdesinfektionsmittel und sterile Handschuhe
- Steriles Abdecktuch (Lochtuch, Basistuch)
- Sterile Spritzen und Kanülen für die Injektion eines Lokalanästhetikums
- Absaugsystem
- Vorbereiten der Saugvorrichtung und Kontrollieren des Wandanschlusses
- Sterile Kornzange
- Steriles Nahtmaterial, Kompressen und Pflaster.

Wenn alle Materialien bereitgestellt und die Räumlichkeiten vorbereitet sind, so wird der Patient über die anstehenden Maßnahmen informiert. Das Hautareal, in dem die Drainage gelegt werden soll, wird dann rasiert und der Patient in eine halb sitzende Position gebracht. Die Pflegekraft übernimmt während der Drainageanlage die Beobachtung der Vitalparameter. Da häufig intravenös zusätzlich Schmerz- und Beruhigungsmittel (Sedativa) verabreicht werden, müssen Atmung und Bewusstseinskontrollen in regelmäßigen Abständen durchgeführt und dokumentiert werden. Gelegentlich muss die Pflegekraft zusätzlich beruhigend auf den Verunfallten einwirken. Nach der Anlage der Drainage muss erneut die Saugvorrichtung auf regelrechte Funktion überprüft werden. Anschließend ist zur Lagekontrolle der Drainage eine Röntgenkontrolle erforderlich.

Im weiteren Verlauf, ob auf der Intensiv- oder Normalstation, sind engmaschige Kontrollen hinsichtlich der Funktion des Drainagesystems oder möglicher Nachblutungen notwendig. Folgende Aufgaben kommen auf die Pflegekräfte zu:
- Hilfestellungen bei grundpflegerischen Tätigkeiten
- Prophylaxen wie Pneumonie-, Thrombose- und Dekubitusprophylaxen
- Kontrollen der Vitalparameter (Blutdruck, Puls, Atmung, Temperatur)
- Verbandswechsel unter sterilen Kautelen; dabei Betrachten der Haut bezüglich Infektzeichen, Hämatome, Schwellung und Emphysembildung
- Kontrolle der ab- und zuleitenden Drainageschläuche auf Durchlässigkeit und Abknicken, da sonst die Sogstärke verändert wird
- Kontrolle der Saugstärke
- Wasserstand im Wasserschloss muss konstant gehalten und gegebenenfalls nachgefüllt werden (nur bei unterbrochener Saugung!)
- Sekretmengen kontrollieren und dokumentieren
- Lage und Fixierung der Drainage beachten.

Gleitet eine angelegte Drainage heraus, so muss unverzüglich ein steriler Verband aufgelegt werden. Der behandelnde Arzt wird danach sofort informiert. Zumeist wird mit einer erneuten Röntgenkontrolle der Lunge über eine Neuanlage der Thoraxdrainage entschieden.

Bei der Lagerung ist auch nach Drainageanlage ein leicht erhöhter Oberkörper von Vorteil. Regelmäßige Umlagerungen bewirken ein geregeltes Abfließen der Sekretmengen beim Hämatothorax. Mit den neuen Drainagesystemen kann der Betroffene auch aus dem Bett mobilisiert werden. Es sollte jedoch immer darauf geachtet werden, dass der Auffangbehälter tiefer steht als der Körper des Patienten, um ein Zurückfließen des Sekretes in den Thoraxraum zu verhindern.

Neben dem Bett des Patienten sollten immer 2 Klemmen bereitgelegt werden. Sie werden bei Zwischenfällen in entgegengesetzter Richtung auf den Drainageschlauch aufgebracht.

Dies erfolgt bei:
- Plötzlichem Lösen der Verbindung zwischen Drainageschlauch und Absaugvorrichtung

- Auftreten von Atemnot zunächst unklarer Ursache
- Vollem Sekretauffangbehälter.

Wird in diesen Situationen der Drainageschlauch nicht abgeklemmt, so kann Luft in die Pleurahöhle eindringen und erneut die Gefahr eines Pneumothorax heraufbeschwören. Vor der endgültigen Entfernung wird die Drainage 24 Stunden abgeklemmt und durch Röntgenkontrolle die regelrechte Ausdehnung der Lungen kontrolliert. Bei unauffälligem Verlauf wird dann die Drainage in tiefer Inspiration entfernt und ein abdichtender Verband in der Regel mit Betaisodona-Salbe aufgelegt. Geht der Patient schließlich nach Hause, so wird er über die Fortführung einer intensiven Atemtherapie angewiesen.

12.2.3 Verletzungen des Lungengewebes

Durch die Gewalteinwirkung von außen kommt es bei Einrissen der Lungenoberfläche auch immer zu mehr oder weniger ausgedehnten Lungenquetschungen (Lungenkontusionen), die ein intrapulmonales Hämatom unterschiedlichster Ausprägung zur Folge haben. Zu Beginn der stationären Behandlung kann ein Patient neben bestehenden Schmerzen einen recht symptomlosen Verlauf haben. Röntgenaufnahmen der Lunge zeigen ebenfalls zunächst keine wesentlichen Veränderungen.

Gefürchtet sind Gasaustauschstörungen, die erst 24–48 Stunden nach stattgehabtem Trauma auftreten und bis zur respiratorischen Insuffizienz führen. Hierfür werden eine Vermehrung von Entzündungsmediatoren sowie ein „Surfactant-Mangel" (oberflächenaktive Substanz der Lunge, sog. Antiatelektasefaktor) verantwortlich gemacht. Es entsteht das „Syndrom der weißen Lunge", das auch als Schocklunge oder ARDS (adult respiratory distress syndrome) bezeichnet wird. Wesentliche Verlaufsparameter bestehen in Messungen der Sauerstoffsättigung, des Sauerstoffpartialdruckes sowie kurzfristigen Röntgenkontrollen der Lunge.

Droht ein Lungenversagen im Sinne einer Schocklunge, so muss der Patient rechtzeitig intubiert und mit positivem PEEP (positiver endexspiratorischer Druck) beatmet werden (Abb. 12–2). Des Weiteren ist auf eine ausreichende Flüssigkeitsbilanzierung zu achten, um weitere Komplikationen zu vermeiden. Die Prognose betroffener Patienten ist schlecht, da nur Spezialzentren aus Kostengründen mit Therapiemaßnahmen wie Radikalfängern sowie apparativer CO_2-Elimination aufwarten können.

Schwere Quetschungen mit Ateminsuffizienz oder instabilem Thorax sollten frühzeitig einer maschinellen Beatmung zugeführt werden. In Abhängigkeit von Be-

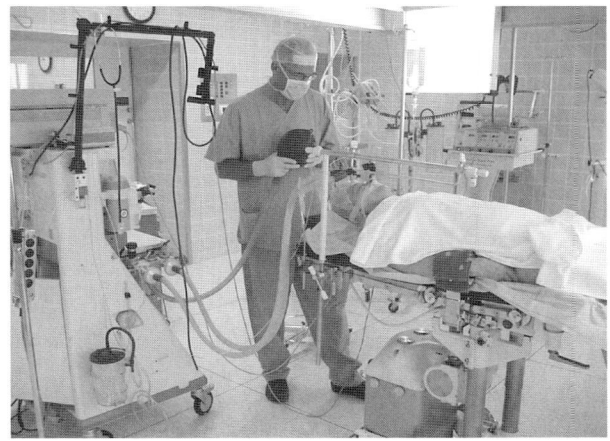

Abb. 12–2
Intubierter und beatmeter Patient unter der Aufsicht eines Anästhesisten. Die Aufwachphase hat bereits begonnen, was sich an der Verwendung des „Ambu-Beutels" feststellen lässt

gleiterkrankungen der Lunge wird häufig eine Thoraxdrainge angelegt (s. Kap. 12.2.2). Eine ergänzende Antibiotikaprophylaxe wird empfohlen, da sich infolge der Minderbelüftung des Lungengewebes gehäuft pneumonische Infiltrate bilden.

In folgenden Fällen sollte eine operative Vorgehensweise gewählt werden:
- Blutverlust über 400 ml/h über liegende Thoraxdrainagen
- Verminderung des Atemminutenvolumens von mehr als 20–30 % über die Drainagevorrichtung
- Der Hämatothorax ist nicht drainierbar (massive Koagelbildung)
- Die Lunge dehnt sich trotz Drainage nicht aus
- Massive bronchiale Blutungen, die bronchoskopisch nicht unterbunden werden können.

12.2.4 Sonstige Verletzungen der Atemwege

Verletzungen der Bronchien oder auch der Luftröhre (Trachea) sind eher selten. Sie kommen nur nach sehr schweren Traumen vor und verlaufen je nach Lokalisation der Schädigung zum Teil dramatisch.

Folgende Symptome kennzeichnen das Vorliegen eines Bronchus- oder Trachealeinrisses:
- Bluthusten
- Mediastinal- und Hautemphyseme
- Pneumothorax, der sich auch mit korrekt angelegter Thoraxdrainage nicht entfaltet.

Die Diagnosesicherung erfolgt über eine Bronchoskopie, mit der gleichzeitig durch Spülung und Absaugung eine Reinigung der Atemwege vorgenommen werden kann.

Gravierende Trachealeinrisse bedürfen einer operativen Sanierung, kleinere und gedeckte Rissformationen sollten vor allem antibiotisch abgedeckt werden, um lokalen Infekten oder auch einer drohenden Entzündung des Mediastinums (Mediastinitis) entgegen zu treten.

12.3 Herzverletzungen

Unfallopfer mit schweren Herzverletzungen versterben oft bereits am Unfallort und erleben den Transport in eine Klinik nicht mehr. Ursächlich kommen für eine Herzverletzung stumpfe und auch penetrierende Verletzungsmuster in Frage. Diese treten zumeist bei Verkehrsunfällen oder Stürzen aus großer Höhe auf. Auch bei Brustbeinfrakturen (s. Kap. 12.1.2), Verletzungen der 1. und 2. Rippe sowie traumatischen Zwerchfellrupturen muss an eine Herzverletzung unbedingt gedacht werden.

Klinik

Die Verunfallten zeichnen sich zumeist durch eine instabile Kreislaufsituation aus. Hervorgerufen wird dies durch gleichzeitiges Auftreten von höhergradigen Herzrhythmusstörungen. Obere Einflussstauungen deuten bereits auf eine Dekompensation der kardialen Funktion hin. Schmerzen werden je nach Verunfalltem und erlittenem Trauma in unterschiedlichster Intensität angegeben. Es sollte unbedingt daran gedacht werden, dass Herzrhythmusstörungen auch verzögert, z. B. nach Ablauf einer Woche auftreten können und dann einer medikamentösen Behandlung bedürfen.

Diagnostik

Verschiedenste Untersuchungsmethoden werden zur Diagnostik kardialer Verletzungen angewendet. Dazu gehören:
- *Laboruntersuchungen*
  Erhöhte Herzenzyme (CK, CK-MB, LDH, HBDH) aber erst nach 6–12 Stunden
- *Röntgenaufnahme des Thorax*
  Deutliche Mediastinalverschiebung im Verletzungsfall
- *Elektrokardiographie (EKG)*
  Herzrhythmusstörungen, die auf Kontusionen oder auch Perikardverletzungen hinweisen können

- *Echokardiographie*
  Ultraschalluntersuchung des Herzens; Nachweis von Herzbeutelergüssen sowie Motilitätsstörungen der Herzwand.

Therapie

Herzkontusionen (Contusio cordis) mit zum Teil auftretenden Herzrhythmusstörungen werden unter Einsatz von Antiarrhythmika in der Regel konservativ behandelt. Die Pflegekräfte auf den Intensivstationen überwachen den Patienten durch ein engmaschiges Monitoring und teilen geringste Veränderungen dem behandelnden Arzt mit.

Treten geringere Perikardergüsse auf, so können diese über eine Punktion entlastet werden. Es kommt dann zur sofortigen Verbesserung der Kreislaufsituation. Läuft der Erguss nach, so wird eine Perikarddrainage eingelegt oder operativ ein Perikardfenster geschaffen. Besteht weiterhin eine gravierende Kreislaufinstabilität, so besteht die Indikation zur Notfallthorakotomie (Eröffnung des Brustkorbes und kardiochirurgisches Vorgehen).

Nach der Operation obliegt die Versorgung der eingelegten Drainagen wiederum dem Pflegepersonal. Sie werden regelmäßig bezüglich der Funktionsfähigkeit überprüft und ordnungsgemäß verbunden. Auffälligkeiten, wie Infektionen oder Sekretverhalte sind dem behandelnden Arzt mitzuteilen.

Nach der Verlegung des Verunfallten auf eine periphere Station sind folgende Maßnahmen erforderlich:
- Hilfestellung im Rahmen der grundpflegerischen Tätigkeiten
- Kontrolle der Vitalparameter in Abhängigkeit vom Gesundheitszustand (RR, Puls, Atmung, Temperatur und Bewusstseinskontrollen)
- Prophylaxen (insbesondere Pneumonie- und Thromboseprophylaxe)
- Anleitungen zur Mobilisation in Zusammenarbeit mit dem Krankengymnasten
- ZVK-Kontrollen und ZVD-Messungen
- Durchführung von Verbandswechseln.

Da Thoraxtraumen häufig im Zusammenhang mit weiteren Verletzungen einhergehen, ist oft auch eine begleitende psychotherapeutische Behandlung wichtig. Bleibende Schäden haben nicht selten den Verlust des Arbeitsplatzes sowie familiärer Bindungen zur Folge. Eine bedeutsame Führung des Patienten mit Aufzeigen alternativer Möglichkeiten ist von entscheidender Bedeutung. Dies beginnt schon mit dem Einfühlungsvermögen des Pflegepersonals, das den intensivsten Kontakt mit dem Verunfallten hat!

12.4 Traumatisch bedingte Aortenverletzung

Ähnlich den Verletzungen des Herzens sind auch Aortenrupturen auf schwere Anpralltraumen zurückzuführen. In Anlehnung an Lindner/Vollmer (1965) wird unterschieden in:
- *Direkte Verletzungen*
    - *scharfes Trauma*; Stich, Schnitt, Schuss- und Phählungsverletzungen
    - *stumpfes Trauma*; Schlag, Kontusion, Quetschung und Kompression
- *Indirekte Verletzungen*
    - Überdehnungstraumen
    - Dezelerationstraumen (Verkehrsunfälle, Sturz aus großer Höhe, etc.)
    - Gefäßspasmen.

Prognose und Symptomatik des Patienten sind abhängig vom Schweregrad der Verletzung. Dabei ist der Wandaufbau der Aorta von entscheidender Bedeutung:

Grad I   Isolierte Ruptur nur der äußeren Gefäßschicht (Adventitia); keine äußere Blutung durch fehlende Lumeneröffnung.

Grad II Intima und Media sind verletzt. Es kann zu einer gedeckten Perforation ohne Verschluss des Aortenlumens kommen.

Grad III Komplette Ruptur der Aorta mit starker arterieller Blutung in den Thoraxraum. Sistieren der Blutung durch Zusammenziehen der inneren Gefäßschicht (Intima). Es entsteht eine Stenosierung oder ein Verschluss der Aorta.

Am häufigsten lassen sich Aortenrupturen beim überlebenden Verunfallten nach den Abgängen der großen Gefäße aus dem Aortenbogen, dem so genannten Aortenisthmus nachweisen. Insgesamt sind die Überlebenschancen bei Schweregrad III nur sehr gering. Die wenigsten Verletzten erreichen die Klinik lebend. Zu den wesentlichen Symptomen zählen:
- Kreislaufinstabilität bis hin zur Schocksymptomatik
- Obere Einflussstauung, livide Verfärbungen der Haut (Zyanose) als indirektes Zeichen des Sauerstoffmangels
- Atemnot (Dyspnoe)
- Abgeschwächte Extremitätenpulse bis hin zur Pulslosigkeit
- Querschnittssymptomatik bei Ausbildung eines spinalen Schocks
- Rücken- und Schulterschmerz mit Ausstrahlung in den linken Arm
- Hypertone Blutdruckwerte an den oberen Extremitäten.

Wie kann man eine Aortenruptur, ob inkomplett oder komplett, am besten diagnostisch sichern?

Dazu stehen verschiedene Möglichkeiten der apparativen Diagnostik zur Verfügung:
- Angiographie
- Echokardiographie über eine transösophageal eingeführte Ultraschallsonde
- Thorax-CT (falls vorhanden Spiral-CT → beschleunigt den Untersuchungsvorgang wesentlich).

Vorliegende Symptomatik und Kreislaufsituation bestimmen das weitere Vorgehen. Schädigungsausmaß bzw. Schweregrad und eventuell gleichzeitig bestehende lebensbedrohliche Begleitverletzungen sind wichtig für den Operationszeitpunkt. Jede Aortenruptur sollte operiert werden, da Spätfolgen mit lebensbedrohlichen Blutungen fast immer entstehen.

Operationen an der thorakalen Aorta stellen einen hohen Anspruch an Operateur, Anästhesie und Pflegepersonal. Aufwendige Verfahren wie der Linksbypass oder auch die Herz-Lungen-Maschine kommen dabei zum Einsatz. Bei der operativen Versorgung der Aorta sind zwei Operationsverfahren zu nennen:
- Direkte Nahttechniken zum Verschluss der Aortenruptur
- Überbrückender Einsatz von Gefäßprothesen.

Auch hier stehen die genaue Betrachtung der Vitalwerte und deren Veränderungen wieder im Mittelpunkt der postoperativen Nachsorge. Jederzeit muss von Seiten des Pflegepersonals auf Aussagen bzw. Ängste der Patienten eingegangen werden. Oberstes Gebot im Umgang mit „Herz- und Gefäßpatienten" muss es folglich sein, Ruhe zu bewahren und diese möglichst auch auf den Erkrankten zu übertragen.

Angst- und Schmerzäußerungen des Patienten müssen in jedem Fall ernst genommen (auch wenn er zum wiederholten Mal die gleichen Äußerungen macht) und an den behandelnden Arzt weiter gegeben werden.

12.5 Zwerchfellruptur

Verletzungen des Zwerchfells sind seltene Folgen einer stumpfen Gewalteinwirkung auf den Körperstamm. Wesentlich häufiger ist das linksseitige Zwerchfell betroffen, wo es zu einem Radiäreinriss des sehnigen Zentrums (Centrum tendineum) kommt.

Klinik

Durch den Einriss des linkseitigen Zwerchfells kommt es zur Verlagerung von intraabdominellen Organstrukturen in den linken Thoraxraum. Dies kann zu folgenden Symptomen führen:
- Atembeschwerden infolge gestörter Atemmechanik (fehlende atemabhängige Beweglichkeit des verletzten Zwerchfellanteils)
- Verminderter Gasaustausch durch Kompression des basalen Lungenabschnitts
- Gelegentliche abdominelle Beschwerden durch Passagestörungen bei Darmeinklemmung im Zwerchfellspalt
- Pulmonale Infektsituationen mit basaler Pneumonie
- Akute Kreislaufdysregulationen durch Blutungen aus Leber und Milz (s. Kap. 13).

Diagnostik

Bei einer radiologischen Untersuchung der Lunge fallen basale Verschattungen auf und es lassen sich oft Spiegelbildungen intrathorakal nachweisen. Auch bei einem Zwerchfellhochstand verbunden mit einer Mediastinalverschiebung muss an eine Zwerchfellruptur gedacht werden.

Gibt die Lungenübersichtsaufnahme noch keinen eindeutigen Hinweis auf eine Zwerchfellruptur, so stehen weitere Untersuchungsmethoden zur Verfügung:
- Kontrastmitteluntersuchungen zur Darstellung von Magen und Darm
- Ultraschalluntersuchungen
- CT-Untersuchungen von Thorax und Oberbauch.

Therapie

Mit der eindeutigen Diagnosestellung besteht auch eine Indikation zur operativen Versorgung der Zwerchfellruptur. Liegen Kombinationen aus Thoraxverletzung und Zwerchfellruptur vor, so werden die Schädigungen durch einen Zweihöhleneingriff (Thorako- und Laparotomie) versorgt. Bei den übrigen Fällen ist eine Oberbauchlaparotomie ausreichend.

Eine Zwerchfellruptur wird durch nicht resorbierbares Nahtmaterial verschlossen. Reicht die Ruptur bis an die Durchtrittsstelle der Speiseröhre heran (Hiatus oesophageus), so muss eine dicklumige Magensonde gelegt werden, um Stenosierungen vorzubeugen.

Nach der Operation sind engmaschige Befundkontrollen erforderlich. Pflegende und Physiotherapeuten weisen den Patienten auf eine notwendige und intensive Atemtherapie hin. Eine möglichst frühzeitige Mobilisation ist dabei von Vorteil.

13 Verletzungen des Abdomens

In Abhängigkeit von der äußeren Gewalteinwirkung reichen Verletzungen von Prellungen oder Zerrungen der Bauchdecken mit und ohne Einblutung bis hin zur Schädigung der intraabdominellen Organe. Insbesondere Verletzungen der Oberbauchorgane wie Leber und Milz können schnell zu lebensgefährlichen Einblutungen Anlass geben. Daher ist bereits im Verdachtsfall ebenso wie bei Thoraxtraumen eine rasche und sichere Diagnostik unerlässlich.

Mit der Entwicklung der Ultraschalluntersuchung steht ein einfaches diagnostisches und für den Verunfallten nicht belastendes Verfahren zur Verfügung, das operative Maßnahmen zunehmend in den Hintergrund drängt. Gemeint ist dabei vor allem die Peritoneallavage, die intraabdominelle Blutungen und damit indirekt Verletzungen oder Organstrukturen aufdecken kann, selbst jedoch wiederum Organverletzungen hervorrufen kann.

Abdominelle Organläsionen können über einen hohen Blutverlust in kurzer Zeit in einem Kreislaufschock münden. Lässt sich der Verunfallte nur durch einen operativen Eingriff stabilisieren, so erfolgt dies in der Regel über einen organerhaltenden Eingriff. Obwohl zuweilen weitere lebensbedrohliche Verletzungen vorliegen, muss gelegentlich zweizeitig vorgegangen werden, mit endgültiger Versorgung nach Beseitigung der Schocksymptomatik.

13.1 Ursachen und Entstehung des Abdominaltraumas

Durch Optimierung des Arbeitsplatzschutzes und Sicherheitsstrategien im Straßenverkehr haben sich die Unfallmechanismen stark gewandelt. Im Wesentlichen jedoch lassen sich wie beim Thoraxtrauma zwei Verletzungsarten unterscheiden:
- Stumpfes Abdominaltrauma
- Penetrierendes Abdominaltrauma durch spitze oder scharfe Gewalt.

Im Westen Europas kommt das stumpfe Bauchtrauma sehr häufig vor und ist insbesondere auf Verletzungen im Straßenverkehr zurückzuführen. Während scharfe bzw. spitze Gewalteinwirkungen immer zu einer Verletzung der Bauchhaut führen, lassen stumpfe Traumen nicht sofort das gesamte Ausmaß der Schädigung erkennen. Zerreißungen vulnerabler Organe wie Leber und Milz können ohne äußerlich erkennbare Schädigung der Bauchdecke auftreten.

Penetrierende Verletzungen der Bauchdecke mit und ohne Organbeteiligung treten überwiegend als Messerstich- und Schussverletzungen im Rahmen von Gewalttaten oder in suizidaler Absicht auf. Schwerwiegend sind dabei die Schusswunden, die aufgrund des größeren energetischen Penetrationsvermögens oft Verletzungen an mehreren Organen nach sich ziehen. Am häufigsten sind Verletzungen des Dünndarms, gefolgt von Schädigungen an der mesenterialen Aufhängung und Läsionen am großen Netz.

Bei kombinierten Verletzungsformen findet man am häufigsten gemeinsame Schädigungen von Leber und Milz. Nicht selten sind auch knöcherne Begleitverletzungen, wobei vor allem Becken-, Rippen- und Wirbelkörperfrakturen genannt werden müssen.

Im Kindesalter muss nach Fahrradstürzen an Milzverletzungen gedacht werden, insbesondere dann, wenn das Kind mit dem Bauch direkt auf die Lenkstange fiel. Lange Zeit bestehen nach anfänglichen Schmerzen nur geringe Symptome, bis es schließlich im Rahmen einer zweizeitigen Organruptur zu einem dramatischen Verlauf kommen kann (Blutungsschock, Herz- und Kreislaufversagen, Niereninsuffizienz). Auch Pfählungsverletzungen, bei denen der Verunfallte während eines Sturzereignisses in einen hervorragenden Gegenstand fällt, sind nicht selten im Kindesalter anzutreffen. Es zeigen sich oft Verletzungen an mehreren intraabdominellen Organstrukturen.

13.2 Diagnostik

Wie bereits angesprochen stellt die Ultraschalluntersuchung mittlerweile ein Standardverfahren in der Notfalldiagnostik intraabdomineller Verletzungen dar. Die technische Weiterentwicklung der Geräte hat zu einer wesentlichen Verbesserung der Auflösung geführt, so dass bereits geringe Mengen freier Flüssigkeit sowie kleine parenchymatöse Einblutungen abgegrenzt werden können. Die Trefferwahrscheinlichkeit für freie Flüssigkeit beträgt ca. 95 %, demgegenüber werden Organschäden nur in ca. 50 % der Fälle entdeckt.

Bei den Organläsionen ist die CT-Untersuchung führend, da sich gleichermaßen gut der intra- und retroperitoneale Raum abbilden lässt. Die Nähe zum Schockraum ist zur Einleitung weiterer Maßnahmen entscheidend, da unnötig lange Warte- und

Transportzeiten entfallen. Voraussetzung für die CT-Untersuchung ist der herz- und kreislaufstabile Patient. Neue Geräteentwicklungen in Form des „Spiral-CT" ermöglichen Untersuchungszeiten, die unter 5 min liegen. Kontrastmittelgaben können gleichzeitig Aussagen zu den Organfunktionen machen. Gefäßläsionen, Schäden am Urogenitaltrakt sowie am Hohlorgan des Magen-Darm-Traktes lassen sich so aufdecken.

Konventionelle Röntgentechniken, wie z. B. die Abdomenübersichtsaufnahme, sind nur selten erforderlich. Pathologische Befunde ergeben sich insbesondere bei Hohlorganverletzungen mit dem Nachweis freier Luft. Sie können jedoch auch Projektile und röntgendichte Fremdkörper nach Schuss- und Pfählungsverletzungen nachweisen.

Ergeben sämtliche der zur Verfügung stehenden bildgebenden Verfahren keine aussagekräftige Diagnose, so stehen weitere invasive Maßnahmen zur Verfügung. Ist keine CT-Untersuchung verfügbar, so kann z. B. die Peritoneallavage den Nachweis einer Blutung oder einer Organverletzung herbeiführen. Dabei ist jedoch keine Lokalisationsdiagnostik möglich, sondern es können lediglich artspezifische Aussagen gemacht werden. Die Gefahr zusätzlicher Organschäden ist mit ca. 5–10 % nicht unerheblich.

Mit der Entwicklung laparoskopischer Möglichkeiten steht ein weiteres Verfahren zur Verfügung, um bei klinischem Verdacht intraabdominelle Verletzungen aufzudecken und ggf. direkt zu behandeln. Vorsicht ist bei Begleitverletzungen geboten, wenn z. B. gleichzeitig ein Thoraxtrauma mit Pneumothorax vorliegt oder auch beim Schädel-Hirn-Trauma. Intraabdominelle Druckerhöhungen oder auch Embolien können den Zustand eines Polytraumatisierten wesentlich beeinträchtigen. Stumpfe Bauchtraumen können multiple Organverletzungen nach sich ziehen, die nicht immer komplett einsehbar sind. Daher wird auch als geeignete Indikation das isolierte penetrierende Trauma angesehen.

Sprechen Art und Schwere der Verletzung eindeutig für eine intraabdominelle Schädigung, so hat die explorative Laparotomie (Bauchschnitt) weiterhin ihren festen Platz im weiteren Traumamangement. Es kann eine genaue Bestandsaufnahme der Verletzungsmuster erfolgen mit gleichzeitiger adäquater Versorgung der Verletzungen ohne weitere Zeit durch technisch aufwendige Untersuchungen zu verlieren (Tab. 13–1).

Tab. 13–1 Diagnostik intraabdomineller Verletzungen

Bildgebende Verfahren	
Sonographie	Standardverfahren in der Notfalldiagnostik. Geringer apparativer Aufwand und hohe Spezifität zum Nachweis intraabdomineller Flüssigkeit
Abdomenübersicht (konventionelle Rö.-Diagnostik)	Nachweis freier Luft bei Hohlorganperforationen. Darstellung von eingesprengten Fremdkörpern nach Schuss- und Phählungsverletzungen.
CT (Computertomographie)	Hohe Sensitivität auch für kleinere Organverletzungen. Funktionsdiagnostik durch Gabe von Kontrastmitteln.
Invasive Diagnostik	
Peritoneallavage	Wird allmählich von der Sonographie verdrängt. Nachweis spezifischer Sekretabsonderungen (Blut, Galle, Pankreassaft); keine Lagelokalisation der Verletzung
Laparoskopie	Diagnostik bei isolierten penetrierenden Verletzungen; ggf. kleinere therapeutische Eingriffe
Explorative Laparotomie	Unverzüglich einsetzen, wenn Art und Schwere der Verletzung einen Organschaden oder eine Blutung vermuten lassen. Genaue Lagelokalisation der Verletzung möglich mit Option zum therapeutischen Eingriff.

13.3 Therapie intraabdomineller Verletzungen

Das weitere Vorgehen ist abhängig von Verletzungsmechanismus, Krafteinwirkung, Lokalisation der Schädigung und vor allem auch vom Allgemeinzustand des Verunfallten. Dabei ist das Alter eine nicht zu vernachlässigende Größe in Bezug auf die Prognose. Wesentliche Aspekte und therapeutische Maßnahmen werden im Folgenden organspezifisch beleuchtet.

13.3.1 Milzrupturen

Die Milz befindet sich im linken Oberbauch direkt unterhalb des Zwerchfells in Höhe der 9.-11. Rippe. Beim Erwachsenen wiegt sie ca. 150 g, gehört zum „lymphatischen System" (Infektabwehr/Beeinflussung der Immunsituation) und zeichnet sich durch ein überaus feingliedriges und lockeres Organparenchym aus. Es ist kein lebenswichtiges Organ, hat jedoch einige wichtige Aufgaben. Dazu gehören:

- Mitwirkung bei der Immunabwehr (Phagozytose und Antikörperproduktion)
- Speicherfunktion für Thrombozyten mit Thrombozytenausschüttung bei Blutungen
- Abbau alter Blutzellen.

Die Milzverletzung stellt die häufigste Schädigung eines intraabdominellen Organs dar und beträgt beim stumpfen Bauchtrauma mit Verletzungsfolge ca. 30–50 %.

Treten Milzläsionen infolge penetrierender oder stumpfer Gewalteinwirkung auf, so können sie einzeitig oder auch zweizeitig verlaufen. Bei Stich- oder Schussverletzungen ist die einzeitige Ruptur am häufigsten, d. h. die Milz zerreißt noch während des Unfallereignisses.

Die zweizeitige Milzruptur entsteht eher im Zusammenhang mit stumpfen Bauchtraumen. Unter dem Trauma kommt es zu einer Parenchymverletzung mit Entwicklung eines subkapsulären Hämatoms. Die Milzkapsel bleibt zunächst erhalten und es entwickelt sich nach einem symptomarmen bzw. freien Intervall eine sekundäre Kapselzerreißung mit Einblutung in die Bauchhöhle. Das symptomfreie Intervall kann von einigen Stunden bis zu einigen Wochen reichen.

Aufgrund der vielfältigen Funktionen der Milz wird immer noch rege diskutiert, ob bei einer Milzruptur ein erhaltendes oder resezierendes Verfahren favorisiert werden soll. Bei Kindern und jungen Erwachsenen sollte versucht werden, organerhaltend zu operieren.

Dabei stehen intraoperativ folgende Maßnahmen zur Verfügung:
- Naht des Organs bei kleinen Einrissen
- Blutstillung durch Koagulation (Diathermie-, Infrarotgeräte)
- Fibrinkleber und verschiedene Arten von Kollagenvlies
- Teilresektion des Organs
- Ligatur der zuführenden Milzarterie.

Bei sonographisch und CT-morphologisch kleinen Einblutungen sollten die Verunfallten engmaschig kontrolliert werden. Manchmal ergibt sich der richtige OP-Zeitpunkt erst nach einigen Tagen. Ausheilungen ohne Milzruptur sind möglich. Es empfiehlt sich eine stationäre Überwachungszeit bei konservativem Vorgehen von ca. 10–14 Tagen. Der Patient muss bei subjektivem Wohlbefinden auf mögliche Risiken hingewiesen werden.

Zeigen sich intraoperativ weitere lebensbedrohliche Organverletzungen oder eine komplette Organzerstörung der Milz, so ist eine Splenektomie (komplette Milzentfernung) unumgänglich. Eventuell nachweisbare Nebenmilzen sollten dabei belassen werden.

Nach Milzresektionen steigt die Gefahr postoperativer Infektionen und septischer Verläufe erheblich gegenüber Patienten mit Organerhalt oder auch intakter Milz. Die so genannte OPSI (Overwhelming postsplenectomy infection) stellt sowohl für Kinder als auch Erwachsene ein lebenslängliches Risiko dar.

Nach Milzentfernungen ist insbesondere das Risiko einer Pneumokokkeninfektion zu nennen, was zu einer lebensbedrohlichen Lungenentzündung führen kann. Daher ist heute die Pneumokokkenimpfung obligat. Sie sollte ca. 2–4 Wochen nach der Milzentfernung durchgeführt werden, um nicht in die postoperativ vulnerable Phase mit abgeschwächter Immunabwehrlage zu fallen. Aus denselben Beweggründen sollte auch postoperativ zunächst eine Antibiotikagabe fortgeführt werden. Daneben ist das Thromboserisiko deutlich erhöht, so dass ein heute zumeist niedermolekulares Heparin verabreicht werden sollte. Oft beobachtet man nach Splenektomie einen überaus kräftigen Anstieg der Thrombozyten mit Zahlen über 1.000.000/µl. Es empfiehlt sich dann zusätzlich die Gabe eines Thrombozytenaggregationshemmers (ASS = Acetylsalicylsäure).

Die Pneumokokkenimpfung sollte bei Erwachsenen nach ca. 5 Jahren wiederholt werden. Bei Kindern wird zusätzlich die Impfung gegen Hämophilus influenzae (HIB-Impfstoff) empfohlen. Begleitend werden oft auch für einen Zeitraum von 2 Jahren Penicillinpräparate (Penicillin V) verabreicht.

13.3.2 Leberschäden nach Bauchtraumen

Die Leber ist mit einem Gewicht von ca. 1,5–2 kg das schwerste menschliche Organ und befindet sich intraperitoneal im rechten Oberbauch. Ihre Rückseite hat Kontakt mit Magen, Darm und dem großen Netz. Die obere Begrenzung wird durch das Zwerchfell gebildet und verhindert so das Eindringen in den Thoraxraum. Physiologisch gesehen stellt die Leber das wichtigste Stoffwechselorgan des menschlichen Körpers dar. Ihre Hauptaufgaben sind:
- Die Speicherfunktion (Glykogen, Fette, Vitamine und Proteine)
- Die Synthese von Plasmaproteinen (Albumin, α- und β-Globuline, Gerinnungsfaktoren, u. a.)
- Blutzellenbildung
- Metabolische Eigenschaften (Aminosäurenaufbau, Glukoneogenese, Lipo- und Proteinolyse).

Auch hier ist die Organschädigung durch stumpfe und penetrierende Verletzungsmechanismen geprägt. Es gibt verschiedene Einteilungen der Verletzungsmuster, die sich im Wesentlichen nach dem Verletzungsausmaß von Hämatomen, Rissformationen mit und ohne Gefäßbeteiligung richten.

Im Virchow-Klinikum Berlin ist folgende Schweregradeinteilung von Leberverletzungen gängig:

Grad I   Oberflächliche Verletzung von Untersegmenten (nicht blutend oder auch blutend)
Grad II Verletzung von Lebersegmenten (Segmentgefäße, Segmentgallenwege mit und ohne umschriebene Nekrose)
Grad III tief greifende Leberverletzungen mit Schädigung:
– zentraler Lebervenen
– der retrohepatisch verlaufenden V. cava
– des Ligamentum hepatoduodenale.

Liegen keine weiteren Organverletzungen vor und handelt es sich um einen hämodynamisch stabilen Patienten, so wird bei kleineren Einrissen und Hämatombildungen, < 50 % des subkapsulären Gewebes, ein konservatives Vorgehen gewählt. Zur Kreislaufkontrolle werden engmaschige sonographische und CT-unterstützte Untersuchungen durchgeführt.

Treten im Verlauf einer konservativen Vorgehensweise aktuelle Blutungszeichen auf, so ist unverzüglich eine operative Exploration (Laparotomie) einzuleiten. Das Gleiche gilt, wenn bei frischem Trauma Unfallmechanismus, Klinik und Untersuchungsbefunde für eine akute Blutung sprechen.

Leichtere bzw. oberflächliche Läsionen haben sich bei Eröffnung der Bauchhöhle oft bereits verschlossen und sollten soweit möglich nicht berührt werden. Gelegentlich sind Infrarotkoagulationen, der gezielte Einsatz von Fibrinklebern und Kapselnähte erforderlich.

Bei tief greifenden Verletzungen und Organschäden stehen weitere Verfahren zur Verfügung, die zum Teil Spezialisten vorbehalten sein sollten:
- Kompression und Tamponaden als Notfallmaßnahme oder auch definitive Versorgung
- Gefäßnähte mit z. T. völligem Ausklemmen der Leber
- Atypische Resektionen, Segmentresektionen und Lobektomien; selten orthotope Lebertransplantationen.

Verletzungen der Gallenwege gewinnen an Bedeutung, wenn sie extrahepatisch liegen und Gallenflüssigkeit in die Bauchhöhle gelangt. Akute Bauchfellentzündungen sind die Folge. Operativ stehen Übernähungen aber auch Verbindungen (Anastomosen) zum Dünndarm zur Verfügung.

Intraoperativ niedrige Blutdruckverhältnisse vermitteln oft den Eindruck, dass Blutungen sistieren. Aber Vorsicht! Mit Stabilisierung der Kreislaufsituation können wiederum lebensbedrohliche Situationen auftreten, die eine Relaparotomie mit erneuter Tamponade erforderlich machen.

Gefürchtet sind postoperativ auftretende infizierte Hämatome und Abszedierungen. Sie sollten durch Revisionseingriffe zügig entlastet bzw. ausgeräumt werden. Für isolierte abgekapselte Abszesse besteht auch die Möglichkeit einer sonographisch oder computertomographisch unterstützten Punktion bzw. Drainageeinlage.

Stellt sich aufgrund der Verletzungsschwere ein kompletter Funktionsausfall der Leber ein, so ist dies mit dem Leben nicht vereinbar. Verschiedene Symptome bzw. Veränderungen sind für den Tod des Verunfallten verantwortlich:

- Hämodynamischer Schock infolge von Blutgerinnungsstörungen
- Hypoglykämien
- Exzessiver Anstieg der Bilirubinwerte
- Absinken des Harnstoffs bei Anstieg der Ammoniakwerte (NH_4)
- Tachykarde Herzrhythmusstörungen
- Hypothermie
- Niereninsuffizienz (Schockniere)
- Respiratorische Insuffizienz.

Nach dem operativen Eingriff ist oft eine mehrtägige Intensivbehandlung obligat. Ist eine Stabilisierung eingetreten, so erfolgt die Verlegung auf eine periphere Station. Zu den üblichen pflegerischen Maßnahmen gehören:

- Engmaschige Kontrollen der Vitalparameter
- Temperaturkontrollen, um Infektionen frühzeitig erkennen zu können
- Regelmäßige Verbandswechsel im Beisein von ärztlichem Personal sowie Kontrollen der Drainagen (frühzeitiges Erkennen von Nachblutungen)
- Beobachtung der Ausscheidungen auf Menge, Farbe und Geruch, um Blut und Bilirubinbeimengungen nachweisen zu können
- Betrachtung der Haut und der Skleren zur Aufdeckung eines Ikterus (Gelbfärbung) nach Anstieg der Bilirubinwerte im Blut
- Regelmäßige Blutzuckerkontrollen
- Verbandswechsel des zentralen Venenkatheters (ZVK) sowie Kontrollen des zentralen Venendruckes (ZVD)
- Flüssigkeitsbilanzierung und sukzessiver Kostaufbau nach Anordnung
- Thrombose- und Pneumonieprophylaxen.

13.3.3 Verletzungen der Bauchspeicheldrüse

Die Bauchspeicheldrüse (Pankreas) ist ein ca. 15–20 cm langer Drüsenkörper im Oberbauch. Sie wird eingeteilt in Kopf (Caput pancreatis), Körper (Corpus pancreatis) und Schwanzregion (Cauda pancreatis). Der Kopf befindet sich in der sog. C-förmigen Schlinge des Zwölffingerdarms eingebettet, während der Bauchspeicheldrüsenkörper Wirbelsäule und Aorta in Höhe des 1.-2. Lendenwirbels überquert. Die Schwanzregion reicht indessen bis zum Milzhilus. Der Hauptausführungsgang dieses Organs (Ductus pancreaticus) mündet ebenso wie der Hauptgallengang (Ductus choledochus) im absteigenden Anteil des Zwölffingerdarms auf der Papilla Vateri.

Dieses Organ erfüllt sowohl eine exokrine als auch endokrine Funktion. Zu den sekretorischen (exokrinen) Aufgaben gehört die Produktion von Verdauungssäften und Enzymen, die ans Darmlumen abgegeben werden. Die endokrine Funktion beinhaltet Bildung und Abgabe von Insulin und Glukagon ans Blut, wodurch der Zuckerhaushalt im Körper reguliert wird.

Pankreasverletzungen entstehen in den meisten Fällen durch stumpfe Gewalteinwirkungen. Am häufigsten beschrieben ist die typische Lenkradkontusion, bei der das Organ zwischen Lenkrad und Wirbelsäule gequetscht wird. Folgende Verletzungsmuster können unterschieden werden:

- *Pankreaskontusion*
  Quetschung des Organs ohne Verletzung der Organkapsel und ohne Durchtrennung des Ductus pancreaticus.
- *Inkomplette Organruptur*
  Erhalt der Organkapsel bei durchtrenntem Ductus pancreaticus. Nachweis von Hämatomen und später auch Nekrosen.
- *Komplette Organruptur*
  Zumeist im Bereich der Kontaktfläche zur Wirbelsäule mit Verletzung der Organkapsel und des Hauptausführungsganges.

Der Schweregrad der Verletzung ist abhängig von der Verletzung des Ductus pancreaticus. Leichte und schwere Quetschungen sowie Rissformationen heilen mit oder ohne Zieldrainagen zumeist folgenlos aus. Ist der Ausführungsgang ebenfalls geschädigt, so kommt es oft zu organspezifischen Komplikationen! Dazu gehören:

- Fistelbildungen mit Abszessformationen
- Entwicklung von Pankreaspseudozysten

- Nekrosenbildungen mit septischem Verlauf
- Chronische Bauchspeicheldrüsenentzündungen (Pankreatitiden).

Die Symptomatik bei Verletzungen dieses Organs ist eher uncharakteristisch und der Betroffene oft zunächst beschwerdefrei. Nach einer Zeitdauer von 12–24 Stunden treten dann Schmerzen im Oberbauch (zumeist epigastrisch) mit Ausstrahlung in Rücken- und Schulterbereich auf. Im Rahmen einer vegetativen Begleitsymptomatik stellen sich oft Übelkeit und gelegentliches Erbrechen ein. Durch die Entwicklung einer Oberbauchperitonitis mit gespannten Bauchdecken entsteht schließlich ein paralytischer Ileus.

Infolge der uncharakteristischen Beschwerdesymptomatik und der Lage des Organs werden Verletzungen der Bauchspeicheldrüse zunächst nicht selten übersehen. Dies betrifft vor allem auch Fälle, wenn im Zusammenhang mit einem Polytrauma weitere lebensgefährliche Verletzungen vorliegen.

Darmgasüberlagerungen erschweren oft bei der Notfalldiagnostik mit dem Ultraschallgerät eine aussagekräftige Diagnosesicherung. Erst mit einer Computertomographie oder auch im Rahmen einer notwendigen Laparotomie wird das ganze Ausmaß der stattgehabten Verletzung sichtbar.

Liegen neben der Schädigung des Organs weitere schwerwiegende Verletzungen vor, so sollte bei der Versorgung der Bauchspeicheldrüse zunächst nur eine Drainage erfolgen. Die endgültige Revision erfolgt dann nach Stabilisierung des Verunfallten. Eine Verletzung des Ductus pancreaticus lässt sich nur selten direkt durch Naht versorgen. Liegt die Läsion in Richtung Pankreasschwanz, so wird in der Regel eine Pankreaslinksresektion angestrebt, zusammen mit einer Splenektomie. Ist der nahe am Zwölffingerdarm gelegene Kopfanteil betroffen, so wird eine möglichst gewebesparende Resektion empfohlen mit anschließender Anastomosierung durch eine Dünndarmschlinge des Jejunums. Aufgrund des aggressiven Verdauungssekretes erfolgt eine zusätzliche Sicherung mit Fibrinkleber.

Die postoperative Nachbehandlung auf der Intensivstation ist im Wesentlichen abhängig von der Verletzunsschwere des Organs und Begleitverletzungen. Sämtliche intensivmedizinischen Überwachungsmöglichkeiten müssen eingesetzt werden.

Die Pflege von Verunfallten, die an diesem Organ operiert werden mussten, besteht des Weiteren aus:
- Kontrollen der Vitalparameter
- Korrekte Lagerung des Patienten mit leicht erhöhtem Oberkörper
- Infusionstherapie und Kontrollen des zentralen Venendrucks (ZVD) sowie Flüssigkeitsbilanzierung

- Nach vorübergehender Nahrungskarenz Kostaufbau in Abhängigkeit vom durchgeführten OP-Verfahren
  - fettarme Kost
  - vitamin- und eiweißreich
  - ggf. Diabetes-Diät
- Engmaschige Blutzuckerkontrollen und evtl. Insulingaben nach Anordnung
- Kontrolle von Drainagen und Verbandswechsel
- Pflege und Kontrolle der Magensonde (Menge und Art des Sekrets).

Sind größere Anteile des Organs entfernt worden, so muss der Verunfallte auf eine Kostumstellung vorbereitet werden. Deshalb empfiehlt sich hier eine Diätberatung oder eine Schulung durch eine Diabetes-Fachkraft.

13.3.4 Magen-Darm-Trakt

Gegenüber den Milz- und Leberverletzungen stellen Schädigungen des Magen-Darm-Traktes infolge eines stumpfen Bauchtraumas eine Seltenheit dar. Begleitverletzungen zeigen sich jedoch häufig nach Stich-, Schuss- und Pfählungsverletzungen. Dabei können auch die Aufhängestrukturen des Darms (Darmgekröse, Mesenterium), welche die Gefäßstrukturen beinhalten, mit betroffen sein. Jeder Anteil des Hohlorgans wie Magen, Zwölffingerdarm, Dünn- und Dickdarm kann eingerissen oder in seiner Kontinuität unterbrochen sein.

Klinisch zeigen fast alle Verletzungen des Magen-Darm-Traktes in Abhängigkeit von der Ausdehnung der Verletzung eine sich rasch ausbildende Bauchfellentzündung (Peritonitis). Typische Anzeichen dafür sind ein bretthartes Abdomen, erhöhte Temperaturen, Übelkeit, Erbrechen, Tachykardie und Zeichen der Hypotonie bis zum septischen Schock. Die Bauchfellentzündung hat dann nicht selten eine Lähmung der Darmperistaltik zur Folge. Diesen Zustand bezeichnet man auch als paralytischen Ileus (Totenstille bei der Auskultation des Abdomens).

Eine schnelle Diagnostik gelingt in der Regel mit dem Nachweis freier Luft in der Abdomenübersicht. Kleinere Verletzungen einschließlich solcher, die sich im Retroperitoneum (hintere Bauchhöhle) befinden, lassen sich mit einem Kontrastmittelschluck (Gastrografin®/wasserlösliches Kontrastmittel) darstellen.

Jede Verletzung des Hohlorgans macht eine Eröffnung der Bauchhöhle (Laparotomie) erforderlich. Durch Spülung des Bauchraumes werden Entzündungsmediatoren und Verunreinigungen zunächst entfernt. Magenverletzungen lassen sich durch Ausschneiden der Defektstelle mit anschließender Übernähung hinreichend behandeln. Darmrisse werden ebenfalls übernäht oder bei unsicherer Gefäßsituation durch Segmentresektion angegangen. Sind Gefäßstrukturen der Darmaufhängung betroffen, so kann dies gelegentlich Nekrosen bzw. Untergänge auch größerer Darmanteile nach sich ziehen. Ausgedehnte Darmteilentfernungen lassen sich dann oft nicht verhindern. Im unteren Dickdarmbereich kann z. B. bei Verletzungen des Colon sigmoideum (Sigma) zur Entlastung der Darmnaht die vorübergehende Anlage eines künstlichen Darmausganges (temporärer Anus praeter) erforderlich werden.

Oft schließt sich an die Operation eine mehr oder weniger lange intensivmedizinische Phase an. Neben der Kontrolle der Vitalparameter ist ein intensives Monitoring notwendig. Temperaturkontrollen sollen Infektsituationen aufdecken und frühzeitig Gegenmaßnahmen ermöglichen.

Daneben sind im Rahmen der Pflege folgende Dinge bzw. Maßnahmen zu beachten:
- Beurteilung des Allgemeinbefindens
- Erkennen relevanter Schmerzsituationen
- Regelmäßige Kontrollen und Verbandswechsel sämtlicher Kathetersysteme mit Dokumentation der Sekretmengen
- Wundkontrollen und Verbandswechsel
- Evtl. Pflege von künstlichen Darmausgängen (Anus praeter, Stoma) mit Anleitung des Patienten auch unter Zuhilfenahme von Fachpersonal
- Kontrolle der Darmentleerung (abführende Maßnahmen) ab 3.-5. postoperativem Tag
- Allmählicher und von der Klinik abhängiger Kostaufbau
- Entblähende Maßnahmen bei luftgefüllten und trägen Darmschlingen (Saab simplex®, Lefax®).

13.4 Sonstige Verletzungen des Abdomens

Penetrierende Verletzungen des Abdomens oder auch schwere Quetschungen (z. B. nach Überrolltraumen) sind auch in der Lage, neben den bereits beschriebenen Organschäden Läsionen des Zwerchfells oder des Gefäßsystems hervorzurufen. Die Zwerchfellverletzung wurde bereits im Kapitel der Thoraxtraumen beschrieben (s. Kap. 12).

Weist die Klinik bereits kurze Zeit nach dem Unfallgeschehen eine instabile Kreislaufsymptomatik auf, so muss unbedingt an eine Gefäßläsion gedacht werden. Dabei kommen verschiedenste Verletzungsmuster in Frage! Die größte Bedeutung haben:

- Risse bzw. Zerquetschungen der Hauptschlagader (Aorta)
- Nierenstielabrisse mit Blutungen aus den Nierenarterien und -venen
- Verletzungen der V. cava.

Ist die Hauptschlagader oberhalb der Nierenabgänge geschädigt, so muss zusätzlich der Thoraxraum eröffnet werden, um die intrathorakale Aorta abzuklemmen. Alternativ kann auch ein Ballonkatheter von der Leistenregion aus über die Defektzone hinaus nach proximal vorgeschoben werden. Danach wird der Defekt in Abhängigkeit vom Zustand der Gefäßwand durch Naht oder Einsetzen einer Kunststoffprothese verschlossen. Nach Unterbinden der Blutungsquelle sind unverzüglich weitere Verletzungen aufzuspüren und ebenfalls zu versorgen, denn isolierte Gefäßverletzungen sind selten.

Venöse Blutungen an unzugänglicher Stelle müssen oft erst durch Einlage von Tamponaden gestillt werden. Anschließend wird mit subtiler Präparation und Mobilisation von Darmabschnitten die Blutungsquelle dargestellt und endgültig versorgt.

Maßnahmen sind bei intraabdominellen Blutungen so schnell wie möglich vorzunehmen, um Gewebeuntergänge zu verhindern. Eine Ausnahme stellen die Schädigungen an den Nierengefäßen dar. Da Umgehungskreisläufe die Organversorgung zunächst aufrecht erhalten, sind Gefäßrekonstruktionen noch nach Stunden oder Tagen sinnvoll und erfolgreich.

13.5 Gravierende Komplikationen des Bauchtraumas

Die Folgen intraabdomineller Verletzungen sind abhängig von der Verletzungsschwere sowie von deren Lagelokalisation. Es können Frühkomplikationen von Spätkomplikationen unterschieden werden.

Frühkomplikationen

- Nachblutungen infolge unzureichender Versorgung verletzter Gefäße und Organe, aber auch durch Gerinnungsstörungen oder zweizeitige Organrupturen (Leber, Milz)
- Infektionen (Abszesse) nach schweren Quetschungen mit Nekrosebildungen
- Fortschreitende Selbstverdauung der Bauchspeicheldrüse mit Fistelbildungen
- Bauchfellentzündungen (Peritonitis) nach Durchblutungsstörungen einzelner Darmabschnitte, persistierendem Eintritt von Verdauungsenzymen (Galle-/Pan-

Gravierende Komplikationen des Bauchtraumas

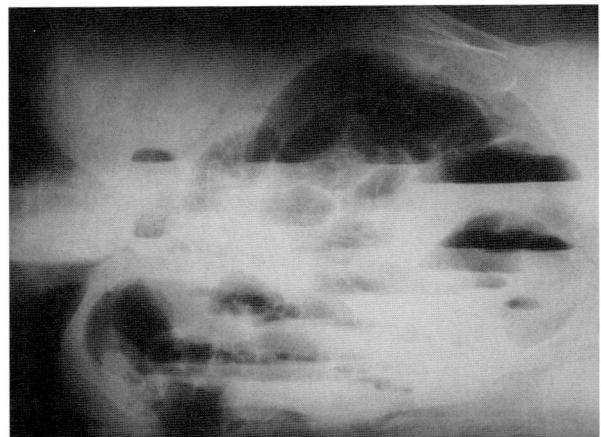

Abb. 13-1
Eine träge Darmperistaltik kann zum Vollbild eines Ileus (Darmverschluss) führen. Multiple Spiegelbildungen, hier aufgenommen in Linksseitenlage, weisen darauf hin

kreasflüssigkeit) in die Bauchhöhle oder durch nachgebende Darmnähte (z. B. Anastomoseninsuffizienz)
- Insuffizienz (Nachgeben) der Bauchdeckennaht mit der Folge eines Platzbauches
- Subileus- bis Ileuszustände durch träge Darmperistaltik (Abb. 13-1).

Spätkomplikationen

- Ileuszustände durch Verwachsungsstränge mit zunehmender Narbenschrumpfung
- Nachgeben der Bauchdecke im Narbenbereich mit der Entwicklung von Bruchlücken (Narbenhernien!).

14 Verletzungen der Niere und der harnableitenden Wege

70% der Verletzungen des Urogenitaltraktes lassen sich auf Verletzungen im Straßenverkehr zurückführen. Ein Großteil tritt dabei im Rahmen lebensgefährlicher Mehrfachverletzungen (Polytraumata) auf. Überwiegend stumpfe Verletzungsmechanismen sind für die Schädigungen verantwortlich, seltener penetrierende Läsionen, z. B. durch Waffen oder Pfählungsverletzungen. Einzelheiten können der Tabelle 14–1 entnommen werden!

Bei den oft vorhandenen Mehrfachverletzungen übernimmt zunächst der Traumatologe das Regime und organisiert die verschiedenen Arbeitsgruppen.

Solange lediglich eine retroperitoneale Blutung besteht, tamponieren sich z. B. Nierenparenchymeinrisse und Nierenstielabrisse selbst. Übersehene kleinere Läsionen des harnableitenden Systems können zu einer Urinphlegmone führen, die wiederum in ein septisches Bild übergehen kann.

Die Behandlung urogenitaler Verletzungen ist abhängig vom Ausmaß der Schädigung. Bei Mehrfachverletzten ist in größeren Traumazentren folgendes Vorgehen üblich:

- *Kreislaufstabilisation* im Rahmen einer 1. Operationsphase. Nierenläsionen führen meist zur Nierenentfernung (Nephrektomie).

Tab. 14–1 Verletzungsmechanismen urogenitaler Läsionen

Stumpfe Mechanismen
Beschleunigungskräfte (zumeist Bremsmechanismen)
Stumpfe und quetschende Wirkung (Lenkrad und Amaturenbrett im Auto)
Auftreffen auf stumpfe Gegenstände, oft mit offenen Pfählungsverletzungen kombiniert

Offene Mechanismen
Schussverletzungen mit Hitzeschaden (thermische Läsionen)
Im Zusammenhang mit Polytraumata (oft erforderliche fachübergreifende Versorgung notwendig)

- *Organdiagnostik* in der Stabilisierungsphase. Aufdecken von Läsionen in harnableitenden Abschnitten (Urinextravasationen), Nierenstielabrisse und Blasenverletzungen.
- Operative Versorgung aufgedeckter Läsionen (*2. OP-Phase*).
- *Sicherstellung des Harnabflusses* über Kathetersysteme und Drainage von Urinextravasaten.
- *Rekonstruktive Phase*; Beseitigung von Harnröhrenläsionen, Stabilisierung knöcherner Beckenringverletzungen, etc. Nach Tagen ist soweit möglich eine größere Chance für den Organerhalt gegeben.

14.1 Nierenverletzungen

Die paarig vorhandenen Nieren haben ein bohnenförmiges Aussehen und weisen eine durchschnittliche Länge von ca. 10–12 cm, eine Breite von ca. 5 cm und eine Dicke von 4 cm auf. Das Gewicht beträgt jeweils ca. 150 g. Sie befinden sich retroperitoneal rechts und links neben der Wirbelsäule und zwar in Höhe zwischen 11. Brust- und 3. Lendenwirbel. Das eigentliche Nierenparenchym besteht aus Markpyramiden (Filterstationen) und ist von einer Nierenkapsel umgeben, die zusätzlich in einer Fettgewebsschicht eingebettet ist. Die Aufgabe der Nieren besteht in der Ausscheidung von Abfallprodukten des menschlichen Körpers. Beim produzierten Urin handelt es sich um ein Ultrafiltrat des Blutes. Es wird im Nierenbecken gesammelt und über die Harnröhre in die Harnblase befördert.

14.1.1 Verletzungsmechanismen und Klassifikation

Die häufigste Ursache für Nierenverletzungen ist das stumpfe Bauch- bzw. Flankentrauma. Dies kann durch Verkehrsunfälle, Stürze aus großer Höhe oder auch Fußtritte bei sportlichen Veranstaltungen (Kontaktsportarten) hervorgerufen sein. Das Verletzungsausmaß reicht von einfachen Organzerreißungen bis zu solchen mit Gefäßbeteiligung. Folgende Einteilung ist in der Klinik üblich:

Grad I   Quetschung (Kontusion) oder Parenchymeinblutung
Grad II   Einrisse der Organkapsel mit und ohne Extravasat
Grad III Multiple Rissformationen mit und ohne Beteiligung des Nierenstiels (Gefäßachse).

14.1.2 Symptome bei traumatischen Nierenschäden

Eine Nierenschädigung hinterlässt selten charakteristische Symptome. Verschwellungen und Prellmarken in der Flankenregion sollten jedoch ein Alarmzeichen darstellen. Auch penetrierende Verletzungen im Thoraxbereich können Nierenläsionen hervorzurufen. Es muss an eine mögliche Schädigung gedacht werden!

Der Nachweis einer sichtbaren Blutung aus der Harnröhre (Makrohämaturie) stellt sich bei Nierenverletzungen nur dann dar, wenn auch das Hohlraumsystem der Niere mitbeteiligt ist. Starke Blutungen können zur gefürchteten Blasentamponade führen. Bei Nierenstielabrissen oder Durchtrennungen des Harnleiters kann trotz gravierender Schädigung eine Hämaturie ganz fehlen.

14.1.3 Diagnostische Instrumentarien

Wichtig ist zunächst eine genaue Rekonstruktion des Unfallherganges und die eingehende klinische Untersuchung. Urinstatus und Blutbild können eine mögliche Läsion im Verlauf dokumentieren. Folgende bildgebende Verfahren sichern schließlich die Verdachtsdiagnose:
- *Ultraschalldiagnostik (Sonographie)*; Größenbeurteilung der Niere und Aufdecken retroperitonealer Raumforderungen. Auch zur Verlaufsbeurteilung einsetzbar.
- *I.V.-Urogramm (Ausscheidungsurogramm)*; durch Kontrastmittelgabe können Läsionen im Nierenhohlsystem aufgedeckt werden.
- *CT oder MRT*; genaue Lagelokalisation von Blutungen und Urinextravasationen
- *DSA der Gefäßachse*; Aufdeckung und Sicherung von Nierenstielabrissen. Digitale Darstellungsmethode nur bestimmter Gefäßanteile (Löschen von Umgebungsartefakten!).

14.1.4 Therapie und Komplikationen von Nierenläsionen

In Abhängigkeit vom dargestellten Verletzungsausmaß erfolgt ein konservatives oder operatives Therapieregime. Da 70–75 % der Nierenschädigungen erstgradige Verletzungen im Sinne einer Organquetschung mit und ohne Parenchymeinblutung aufweisen, kann der größte Teil einer konservativen Behandlung zugeführt werden.

Die Behandlung besteht überwiegend in pflegerischen Maßnahmen. Der Patient sollte zunächst für einige Tage Bettruhe einhalten, und es werden regelmäßige Kontrollen der Vitalparameter (Puls, Blutdruck, Temperatur, Laborwerte, etc.) vorgenommen. Es wird eine begleitende Antibiotikaprophylaxe durchgeführt (gramnegatives Keimspektrum). Des Weiteren muss der problemlose Harnabfluss gesichert werden, ggf. mit Einlage eines Urinkatheters.

Die operative Versorgung von Nierenverletzungen erfolgt bei allen offenen Schädigungsformen, um Infekte des Harnsystems zu verhindern. Auch die Grade II und III sind überwiegend einer chirurgischen Intervention zuzuführen. Der Zeitpunkt der Operation ist immer in Abhängigkeit vom Allgemeinzustand des Verunfallten einzuleiten. Selten steht eine lebensgefährliche Blutung im Vordergrund der Behandlung. Größere retroperitoneale Blutungen tamponieren sich oft selbst, so das gravierende Begleitverletzungen (Thoraxtraumen, intrakranielle Blutungen, intraabdominelle Organzerreißungen) zuerst versorgt werden können.

Das operative Vorgehen kann folgende Maßnahmen umfassen:
- Ausräumen und Drainage von Hämatomen und Extravasationen (Urinome)
- Rekonstruktion der Niere und der versorgenden Gefäße (Prinzip des Organerhaltes!)
- Nierenentfernung (Nephrektomie) nur im Fall lebensbedrohlicher Situationen!

In den letzten Jahren setzt sich immer mehr die Erkenntnis durch, dass eine frühzeitige Entlastung und Drainage von Hämatomen und Urinomen zur Vermeidung von Komplikationen führt. Frühkomplikationen sind z. B. infizierte Hämatome und Urinphlegmone. Zu den Spätkomplikationen gehören Störungen der Nierenfunktion mit der Folge einer renal bedingten Blutdruckerhöhung sowie die Ausbildung von Schrumpfnieren mit dem Anstieg der Retentionswerte (Harnsäure, Harnstoff). Auch Nierensteinleiden und wiederkehrende Harnwegsinfekte stellen keine Seltenheit dar.

14.2 Harnleiterläsionen

Der Harnleiter hat eine Länge von ca. 35–40 cm, verläuft retroperitoneal und mündet von hinten in die Harnblase. In der Regel ist auch er paarig angelegt; Normvarianten kommen jedoch vor. Der im Nierenbecken gesammelte Urin wird so mit peristaltischen Wellen zur Harnblase befördert.

Verletzungen der Harnleiter treten selten durch direkte traumatische Ereignisse von außen ein. Ursächlich kommen Verkehrsunfälle mit erhöhten Beschleunigungskräften sowie penetrierenden Verletzungen in Frage. Viel häufiger sind Schädigungen im Rahmen urologischer Untersuchungstechniken oder chirurgischen Eingriffen im kleinen Becken (z. B. Tumorresektionen, Sigmadivertikulitiden, etc.).

Wie bei den Nierenverletzungen ist auch die Klinik der Harnleiterschäden eher uncharakteristisch. Oft kommen sie erst mit der Diagnostik bei Polytraumen zu Tage oder werden im Verlauf einer septischen Schocksymptomatik sichtbar (Urinphlegmone!). Auftretendes Blut im Urin (Makrohämaturie) kann einen Hinweis geben, lässt sich jedoch bei fast 50 % der erlittenen Verletzungen nicht feststellen.

Welche Untersuchungsmöglichkeiten bieten sich dem Diagnostiker?
- Eingehende und gründliche Befunderhebung sowie Klärung des Unfallzusammenhanges
- Laboruntersuchung (Blutbild, Urinsediment, Retentionswerte → Harnsäure, Harnstoff)
- Ultraschalluntersuchung (Nachweis von Raumforderungen → Extravasate!)
- Kontrastmitteldarstellung der Harnwege (i. v.-Urogramm); Sichtbarwerden von Kontrastmittelstops und Extravasaten, fehlende Ausscheidung (stumme Niere).

Die Therapie von Harnleiterverletzungen besteht in der Sicherung des Urinabflusses (Urindrainage). Dabei stehen verschiedenste Verfahren zur Verfügung:
- Direkte ultraschallgesteuerte Einlage eines Nierenkatheters (Nephrostoma)
- Endoskopisch unterstützte retrograde Katheterschienung bei inkompletter Läsion des Harnleiters (bevorzugte Technik bei stabilen Patienten!)
- Komplette Durchtrennungen machen eine offene Rekonstruktion unter Erhalt der Urindrainage erforderlich.

Je später eine Verletzung der Harnleiter aufgedeckt wird, desto schlechter ist die Prognose des Patienten. Niereninsuffizienz oder Sepsis können rasch zum Tode führen. Weitere Komplikationen sind Abszedierungen, Urinphlegmone, Fistelungen und auch Harnleiterengen, die weitere Eingriffe zur Folge haben.

14.3 Harnblasenverletzungen

Die Lage der Harnblase ist stark von deren Füllungszustand abhängig. Sie befindet sich im kleinen Becken und kann in ihrer Ausdehnung von der Symphyse bis hin zur Nabelregion reichen. Der hintere Teil ist von Bauchfell überzogen. Hier münden auch die Harnleiter.

Durch die Lage der Harnblase liegen einer Verletzung sowohl stumpfe als auch penetrierende Ereignisse zugrunde. Gehäuft treten Blasenrupturen im Zusammenhang mit Beckenringverletzungen auf und zeigen oft zusätzlich noch Läsionen der

Harnröhre. Penetrierende Verletzungen (Messerstich- und Pfählungsverletzungen) ergeben nicht nur extraperitoneale Schäden, sondern auch begleitende intraperitoneale Läsionen am unteren Hohlsystem des Magen-Darm-Traktes.

Hauptsymptom bei den Blasenrupturen ist die Hämaturie. Dabei ergibt die Stärke der Blutung keine Aussage zur Verletzungsschwere. Bei Urineintritt in die Bauchhöhle kann sich das Bild einer Peritonitis entwickeln. Weitere Zeichen können eine fehlende Urinausscheidung (Anurie) oder auch ein Anstieg der Retentionswerte sein. Der Bauchumfang kann in Abhängigkeit vom Flüssigkeitseintritt in die Bauchhöhle rasch zunehmen (Bauchumfangmessung!).

Unfallhergang und äußere Verletzungszeichen (Prellungen, offene Hautverletzungen) verbunden mit einer entsprechenden Symptomatik können schon zu einer Verdachtsdiagnose führen. Weitere Anhaltspunkte zur Diagnosesicherung ergeben sich aus:
- Ultraschalluntersuchungen (Nachweis von Extravasaten)
- Spiegelung von Harnröhre und Harnblase (sog. retrograde Urethrozystographie)
- Füllung der Harnblase mit Kontrastmittel und Erstellen eines Zystogramms
- Darstellung der gesamten ableitenden Harnwege zum Ausschluss von weiteren Verletzungen (i. v.-Urogramm).

Beim therapeutischen Vorgehen von Blasenverletzungen muss unterschieden werden, ob es sich um retroperitoneale Läsionen handelt oder Verbindungen zur Bauchhöhle bestehen. Der erste Verletzungstyp heilt in der Regel durch eine zwei- bis dreiwöchige Harndrainage (transurethral oder suprapubisch) aus. Kommt es zu einem Urinaustritt in die Bauchhöhle, so ist neben einer Übernähung der Läsion auch eine Revision des Bauchraumes notwendig.

14.4 Pflegerische Aspekte bei Verletzungen der Harnwege

Verletzungen geringeren Ausmaßes werden wie erwähnt konservativ behandelt. Dabei steht zunächst eine strikte Bettruhe sowie die Verabreichung eines Antibiotikums zur Infektionsprophylaxe im Vordergrund. Der Patient wird engmaschig kontrolliert, um Veränderungen des Allgemeinzustandes unverzüglich erkennen zu können. Dazu gehören:
- Kontrolle der Vitalparameter (insbesondere Blutdruck und Puls)
- Kontrolle der Ausscheidung (Menge, Farbe, Geruch, etc.)
- Qualitätsunterschiede des Urins (Trübung, Blutbeimengungen)

- Flüssigkeitsbilanzierung
- Beobachtung bezüglich Schmerzcharakter und -intensität
- Genaue Inspektion des Hautturgors zum Nachweis von Ödembildungen (Unterschenkel, Lidödeme).

Liegen schwerwiegende Läsionen des harnableitenden Systems vor oder stellt sich ein reduzierter Allgemeinzustand ein, dann muss eine operative Revision erfolgen. Die anschließenden pflegerischen Maßnahmen sind dabei ähnlich wie beim konservativen Vorgehen. Hinzufügen lassen sich folgende Aspekte:

- ZVD-Messung und Versorgung des zentralen Venenkatheters (insbesondere bei instabilen Patienten)
- Wundkontrollen und Ausschluss von Nachblutungen
- Sterile Verbandswechsel
- Temperaturkontrollen
- Reinigung und Pflege des Blasenverweilkatheters, insbesondere nach jeder Darmentleerung
- Regelmäßige Katheterwechsel bei längerer Liegezeit!

15 Beckenverletzungen

Für die Entstehung von Beckenverletzungen sind große, von außen einwirkende Kräfte erforderlich. Da diese zumeist nicht nur punktuell auftreten, findet man häufig auch Verletzungen anderer Organsysteme. Das Becken als Ringsystem beinhaltet eine Reihe wichtiger Strukturen, deren Begleitverletzungen zum Teil lebensbedrohliche Zustände nach sich ziehen. Daneben sind urologische, neurologische und sexuelle Störungen möglich. Neben einer Stabilisation durch externe Fixationsverfahren stehen heute eine Reihe von internen Osteosyntheseverfahren zur Verfügung.

15.1 Aufbau und Funktion des Beckens

Bei Beckenfrakturen liegen oft komplexe Verletzungsmuster vor. Um sich einen Eindruck über die Vielfalt der Läsionen machen zu können, sollen zunächst einleitende anatomische Aspekte vorangestellt werden.

Beim Becken handelt es sich um ein Ringsystem, das sich aus den beiden Hüftbeinen und dem Kreuzbein zusammensetzt. Das Kreuzbein (Os sacrum) stellt dabei über die beiden Ileosakralgelenke (ISG-Fugen) die dorsale Verbindung her, während nach vorn die so genannte Symphyse aus den Schambeinästen (einem Teil der Hüftbeine) und einer Faserknorpelschicht (Discus interpubicus) gebildet wird.

Das Hüftbein ist paarig angelegt und besteht wiederum aus drei Teilen:
- Schambein (Os pubis)
- Sitzbein (Os ischii)
- Darmbein (Os ilii).

Diese drei Beckenanteile bilden die größte Gelenkpfanne des menschlichen Körpers: die Hüftpfanne (Acetabulum). Zusammen mit dem Kopf des Oberschenkelknochens entsteht ein Kugelgelenk, das die Verbindung zu den unteren Extremitäten herstellt.

Die Stabilität des Beckens wird zusätzlich durch eine Vielzahl bestehender Bandstrukturen sowie muskulärer Verknüpfungen gesichert. Ins Becken eingelagert sind Darmanteile, Anteile des Urogenitalsystems sowie große Gefäße mit ihren Verbindungen zu den unteren Extremitäten. Der untere Abschluss wird auch Beckenboden

(Diaphragma pelvis) genannt und setzt sich aus einem System von Muskelplatten zusammen.

Die Kraftübertragung erfolgt durch das Achsskelett der Wirbelsäule y-förmig über die beiden Hüftgelenke direkt auf die unteren Extremitäten. Das System lebt dabei von der Symmetrie der Einzelkomponenten. Jede Störung im Gefüge (Fraktur, Luxation, etc.) hinterlässt in Abhängigkeit von Therapie und Alter Funktionsstörungen, die zu weiteren Schäden Anlass geben können. Dazu gehören Gang- und Standsymmetrien, Haltungsschäden mit Verformungen der Wirbelsäule, aber auch Verschleißerscheinungen großer Gelenke der unteren Extremitäten (Hüft- und Kniegelenke → Coxarthrose, Gonarthrose).

Die Bedeutung des Beckens wird bereits am kräftigen knöchernen Aufbau deutlich. Schließlich muss die gesamte Körperlast getragen und ausbalanciert werden. Zur Entstehung von knöchernen Verletzungen sind daher große energetische Kräfte erforderlich, so dass diese insgesamt relativ selten sind.

Kommt es zu einer Verletzung, so lässt sich im Wesentlichen eine Enteilung in zwei Verletzungstypen vornehmen:
- *Beckenringverletzungen* (isoliert, komplex) mit und ohne Beteiligung von Bandstrukturen
- *Frakturen der Hüftpfanne* (Acetabulumfrakturen); Randfrakturen bis hin zu komplexen Schäden.

15.2 Beckenringverletzungen

Schädigungen des Beckens entstehen nicht nur infolge einer direkten Kraftübertragung, sondern auch indirekt und fortgeleitet über den Oberschenkelknochen. In fast 90% der Fälle können Verkehrsunfälle und Stürze aus großer Höhe verantwortlich gemacht werden. Das Ausmaß der Schädigung hängt von der Richtung der Kraftkomponente ab. Treffen einwirkende Kräfte von vorne und hinten auf, so sind auch isolierte Verletzungen der Beckenstrukturen möglich. Dazu gehört die „Open-book"-Läsion mit Sprengung der Symphyse. Knöcherne Verletzungen treten zumeist bei Krafteinwirkungen aus schrägen und seitlichen Richtungen auf.

15.2.1 Einteilung der Beckenringverletzungen

Bei der Klassifikation dieses Verletzungstyps hat sich die AO-Einteilung bewährt. Sie geht im Wesentlichen auf die anatomischen Besonderheiten ein und gibt bereits Auf-

schluss über die mögliche Verletzungsschwere. Auch hier werden wieder drei Verletzungstypen unterschieden:
- *Typ A* Isolierte Beckenrandbrüche, Läsionen des vorderen Beckenrings (Schambein/Sitzbein) und Querfrakturen des Kreuz- und Steißbeines ohne Stabilitätsverlust
- *Typ B* Zusätzliche Schädigung im hinteren Beckenring mit Auftreten einer Rotationsinstabilität; dabei sind Innen- und Außenrotationsverletzungen möglich
- *Typ C* Zu den bereits beschriebenen Rotationskräften treten vertikale Scherkräfte hinzu, die eine Verschiebung der Einzelkomponenten auch in Längsrichtung bewirken → maximale Instabilität.

Auf weitere Subklassifikationen, die noch im Zusammenhang mit anterioren Instabilitäten oder Sakrumfrakturen vorgenommen werden können, wird der Übersicht halber verzichtet.

15.2.2 Klinik und Diagnostik

Klinisch können neben Prellmarken und Hämatomen Instabilitätszeichen auf eine Beckenverletzung hinweisen. Wie bei fast allen Verletzungsformen ist auch hier die Anamnese von entscheidender Bedeutung. Starke Schmerzen sind in der Lage, zu einem nahezu kompletten Ausfall der Hüftgelenksfunktion zu führen. Grundsätzlich muss beachtet werden, dass Beckenringfrakturen oft stärkste Blutungen verursachen können, die rasch lebensbedrohliche Ausmaße annehmen können. Der Verletzte gelangt dann in einen Volumenmangelschock und bedarf intensivmedizinischer Betreuung. Auffällig ist dabei ein plötzlich starker Blutdruckabfall mit rasch ansteigender Pulsfrequenz.

Zu einer der ersten diagnostischen Maßnahmen zählt auch das vorsichtige Einführen eines Urinkatheters über die Harnröhre in die Harnblase. Blutbeimengungen im Urin weisen auf Begleitverletzungen des Urogenitaltraktes hin (Cave: Harnröhrenruptur, s. Kap. 14).

Von großer Bedeutung ist auch eine neurologische Untersuchung bei ansprechbaren Verletzten. Ein Anfangsstatus sollte unbedingt erhoben werden, da Längsfrakturen des Kreuzbeines im Verlauf der Foramina (Nervenaustrittsöffnungen) gehäuft zu neurologischen Defiziten führen (ca. 30 % der Fälle).

Die Ultraschalluntersuchung des Abdomens ist wichtig, um Begleitverletzungen der parenchymatösen Bauchorgane feststellen zu können. Davon abhängig kann die Reihenfolge des weiteren Vorgehens sein.

Als bildgebende Verfahren kommen folgende Untersuchungen in Frage:
- *Röntgenaufnahmen des Beckens*
  Normale a.p.-Aufnahme und beim Verdacht auf Schädigungen des vorderen Beckenringes „Inlet"- und „Outlet"-Aufnahmen (45° verkippte Aufnahmetechnik!)
- *Becken-CT*
  Ersetzt weitestgehend die Röntgenspezialaufnahmen. Eine Beurteilung von Weichteilschäden ist möglich. Zur OP-Vorbereitung werden sofern möglich 3-D-Rekonstruktionen angefertigt.
- *Angiographie*
  Aufdecken begleitender Gefäßverletzungen
- *Kontrastmitteluntersuchungen*
  Zumeist retrograde Techniken zur Aufdeckung von Harnröhren- und Blasenschädigungen.

15.2.3 Behandlung von Beckenringverletzungen

Nach der Diagnostik einer Beckenringverletzung ist das weitere Vorgehen im Wesentlichen davon abhängig, ob eine stabile Verletzung oder eine hämodynamische Notfallsituation vorliegt. Ist letzteres der Fall, so muss über die Gabe von Plasmaexpandern und Lokalisation der Blutungsquelle zunächst die Begleitverletzung behoben werden. Zeigt sich gleichzeitig ein instabiles Becken, so gibt es zwei Möglichkeiten zur vorübergehenden Stabilisierung mit äußeren Spannvorrichtungen:
- Fixateur externe
- Beckenzwinge nach Ganz.

Stellt sich keine Beruhigung der Situation ein, so muss über eine Laparotomie eine Unterbindung der Blutung angestrebt werden. Dabei kann man gleichzeitig eventuell auch den vorderen oder hinteren Beckenring intern stabilisieren.

Typ-A-Verletzungen ohne Instabilitätszeichen des Beckens können konservativ behandelt werden. Oft ist eine initiale Bettruhe für einige Tage ausreichend, bevor sukzessive mit einer Aufbelastung begonnen werden kann. Eine Ausnahmesituation stellen knöcherne Ausrissverletzungen bei Sportlern dar. Hier wird eine Refixation durch Schrauben, Drahtcerclagen und transossäre Nähte angestrebt.

Instabile Typ-B- und -C-Verletzungen sollten unbedingt nach Klärung der Kreislaufsituation sowie dem Ausschluss gravierender Begleitverletzungen osteosynthetisch stabilisiert werden. Dabei ist zu beachten, dass sich eine möglichst anatomiegerechte Reposition nur in der ersten Woche nach dem Trauma erreichen lässt. Stabilisierungen der Symphyse sowie des vorderen und hinteren Beckenringes werden durch Verwendung von Rekonstruktionsplatten und „Kriechschrauben" erreicht. Die Zugangswege sind sehr komplex und können einschlägigen Operationslehren entnommen werden.

15.2.4 Pflegeschwerpunkte

Die Anfangsphase ist geprägt von engmaschigen Kontrollen der Kreislaufsituation, um gravierenden Blutungen unverzüglich entgegenwirken zu können. Bei zunächst bestehender Bettruhe ist auf eine korrekte Lagerung zu achten. Der Oberkörper wird dabei leicht erhöht, während die Beine auf entsprechenden Lagerungsschienen oder Kissen hochgelagert werden. Bei bettlägerigen Patienten ist auf eine ausreichende Thromboseprophylaxe zu achten (Hochrisikopatienten!).

Verunfallte mit instabilen Beckenfrakturen sind im höchsten Grade immobil. Deshalb sind Hilfestellungen bei allen grundpflegerischen Tätigkeiten und den Aktivitäten des täglichen Lebens angezeigt. Neben einer dem Zustand angepassten Physiotherapie empfiehlt sich die Durchführung einer konsequenten Atemtherapie, um pulmonale Komplikationen zu vermeiden. Dies ist besonders bei älteren Patienten wichtig. Daneben müssen regelmäßig dekubitusgefährdete Hautareale inspiziert und behandelt werden. Bei Stuhlentleerungsstörungen müssen stuhlregulierende Maßnahmen ergriffen werden.

Die lange Immobilisationsphase kann zur Hospitalisierung des Verunfallten Anlass geben. Häufig kann dies mit einer gut überlegten Patientenverteilung auf der Krankenstation vermieden werden. Ein Gesprächspartner mit ähnlichem Alter oder Interessen kann die Situation wesentlich entspannen. Gelegentlich ist eine Beschäftigungstherapie angezeigt, in die auch Angehörige eingebunden werden können.

Eine Frühmobilisation erfolgt immer in Rücksprache mit dem behandelnden Arzt und in Zusammenarbeit mit den Krankengymnasten. Besteht gleichzeitig zur Beckenringfraktur eine Steißbeinverletzung, können z. B. Sitzringe zur Schmerzreduktion hilfreich sein.

15.3 Acetabulumfrakturen

Die Verletzungen der Hüftgelenkspfanne (Acetabulum) werden gesondert betrachtet, da hier eine möglichst exakte Reposition erforderlich ist. Stufenbildungen führen ansonsten zu zügig voranschreitenden arthrotischen Veränderungen im Hüftgelenk. Dies kann besonders bei jungen Menschen einschneidende Konsequenzen haben, da eine prothetische Versorgung zu gravierenden Änderungen im Alltagsleben führen kann. Beim alten Menschen sind die Maßnahmen abhängig vom Allgemeinzustand vor dem Unfall und eventuell bereits bestehenden Verschleißerscheinungen im verunfallten Gelenk.

Acetabulumfrakturen treten gehäuft im Rahmen eines Polytraumas auf, d.h. es lassen sich oft weitere lebensgefährliche Verletzungen nachweisen. Seltener sind direkte Schädigungen des Acetabulums anzuführen. Indirekte Verletzungsmechanismen stehen im Vordergrund der Betrachtungen. Dabei sind vor allem Stürze aus großer Höhe und Verkehrsunfälle mit Knieanpralltraumen zu nennen, wo die Kraftübertragung über den Femurkopf auf das Acetabulum erfolgt.

15.3.1 Einteilung der Acetabulumfrakturen

Auch bei diesem Verletzungstyp ist die Einteilung nach der AO üblich. Die Klassifikation basiert im Wesentlichen auf dem Frakturverlauf im Hüftpfannenbereich. Zieht die Fraktur zum hinteren Pfannenrand, so spricht man von einer Verletzung des hinteren Pfeilers, verläuft sie nach ventral, dann ist eine Beteiligung des vorderen Pfeilers gegeben.

Folgende drei Typen werden unterschieden:
- *Typ A*   Pfannenrandabbrüche oder Frakturen im Sinne einer Beteiligung des vorderen oder hinteren Pfeilers
- *Typ B*   Quer verlaufende Frakturen mit Beteiligung des vorderen bzw. hinteren Pfeilers
- *Typ C*   Zweipfeilerfrakturen, wobei alle Teile des Acetabulums betroffen sind.

15.3.2 Klinik und Diagnostik

Anamnese und Unfallereignis, verbunden mit starken Schmerzen sowie Bewegungsunfähigkeit des verunfallten Hüftgelenkes, können bereits zu einer Verdachtsdiagnose führen. Oft kann wie bei einer Luxation eine federnde Fixation im Gelenk ausgemacht werden. Gelegentlich findet sich eine Beinverkürzung und eine Rotationsfehlstellung in Abhängigkeit vom Unfallmechanismus. Neurologische Defizite im Versorgungsgebiet des N. ischiadicus machen sich vor allem bei einer Beteiligung des hinteren Pfeilers bemerkbar.

Da in den konventionellen Röntgenaufnahmen normalerweise Linien im Pfannenbereich übereinander laufen, ist eine alleinige Einschätzung des Frakturverlaufes hierdurch oft erschwert. Neben der Beckenübersichtsaufnahme werden Spezialaufnahmen angefertigt. Bei der „Ala-Aufnahme" wird die unverletzte und bei der „Obturator-Aufnahme" die verletzte Beckenseite um 45% angehoben. Damit können Schädigungen des ventralen bzw. dorsalen Pfeilers besser sichtbar gemacht werden. Zur Operationsplanung und eindeutigen Klärung der räumlichen Frakturverhältnisse ist eine CT-Untersuchung, ggf. mit 3-D-Rekonstruktion, eine wesentliche Hilfe.

15.3.3 Behandlungsstrategien bei der Acetabulumfraktur

Acetabulumfrakturen werden konservativ behandelt, wenn das Pfannendach keine wesentliche Dislokation aufweist. Das Gleiche gilt, wenn Trümmerfrakturen eine sinnvolle Rekonstruktion nicht mehr erwarten lassen.

Dislozierte Frakturen mit Luxation im Hüftgelenk machen bei Begleitverletzungen eine vorübergehende Zugvorrichtung erforderlich. Zu diesem Zweck wird eine Oberschenkelextension oberhalb der Kondylenregion bis zur Durchführung der Operation anlegt.

Die Indikation zur Operation muss im Vorfeld sicher abgeklärt sein. Folgende Faktoren sind dabei zu berücksichtigen:
- Begleitverletzungen z. B. im Rahmen eines Polytraumas
- Alter, Vorerkrankungen des Verunfallten (Narkoserisiko, Coxarthrose)
- Fraktur und Dislokationsgrad.

Sind diese allgemeinen Aspekte abgeklärt, so gibt es dennoch Fälle, wo sich eine operative Revision des verunfallten Gelenkes nicht vermeiden lässt. Dazu gehören:
- Nachweis von Fragmenten im Gelenkspalt
- Verbleibende Luxationstendenz des Hüftkopfes
- Hochgradige Dislokation der Anteile des Pfannendaches
- Neurologische Defizite im Ischiadikusgebiet mit zunehmender Tendenz
- Begleitverletzung großer Gefäße sowie offene Frakturen.

Bei der geplanten Versorgung besteht der günstigste Operationszeitpunkt ca. 1 Woche nach dem Unfall. Danach wirken sich Kallusbildungen ungünstig auf das Behandlungsergebnis aus. Osteosynthetisch werden dislozierte Acetabulumfrakturen mit Rekonstruktionsplatten und Schrauben versorgt.

Bei Verunfallten über 60 Jahren wird in Abhängigkeit vom Allgemeinzustand (fortgeschrittene Osteoporose, Coxarthrose, internistische Begleiterkrankungen) bewusst auf rekonstruktive Maßnahmen verzichtet. Hier wird zumeist sekundär nach Frakturkonsolidierung die Implantation einer Hüftendoprothese vorgenommen.

15.3.4 Pflegeschwerpunkte

Insbesondere in der Anfangsphase entsteht durch die erforderliche Ruhigstellung sowohl bei konservativem als auch operativem Vorgehen eine gewisse Immobilität des Verunfallten, die Hilfestellungen bei der grundpflegerischen Versorgung notwendig macht. Das Ausmaß ist abhängig vom Allgemeinzustand des Verunfallten, Alter und Schwere der Begleitverletzungen.

Wichtige prophylaktische Maßnahmen umfassen:
- Beachten einer ausreichenden Thromboseprophylaxe
- Dekubitusprophylaxe (Polsterung gefährdeter Hautbezirke, Hautpflege, Hochlagerung der betroffenen Extremität)
- Atemtherapie zur Vermeidung von Lungen- und Atemwegsinfekten (Inhalation, Einreibungen mit ätherischen Ölen, Atemgymnastik)
- Regelmäßige Blasen- und Stuhlentleerungen sichern (ggf. abführende Maßnahmen, ballaststoffreiche Kost).

Ein wesentlicher Gesichtspunkt der pflegerischen Versorgung ist die Lagerung des Erkrankten. Das Bein wird durch Bettlagerungsschienen (z. B. Schweizer-Schiene) hochgelagert, um Schwellneigungen (Hämatome, Lymphödeme) entgegenzuwirken. Jeder Druck auf die verletzte Hüftgelenkspfanne muss zunächst vermieden werden (sitzende Position vermeiden!). Wenn dann eine Mobilisation ohne Belastung erfolgen darf, so muss der Verunfallte über die „gesunde Seite" in den Stand gebracht werden. Eine entsprechende Hilfestellung ist Voraussetzung zur regelrechten Überleitung. Jede geplante Maßnahme sollte zuvor mit dem Patienten genauestens abgesprochen werden, um deren Sinn und Notwendigkeit zu verdeutlichen. Die erste Mobilisation sollte immer in Zusammenarbeit mit einem Krankengymnasten erfolgen.

16 Verletzungen der unteren Extremitäten

Wie auch an den oberen Extremitäten, so können auch hier sämtliche Gelenke und knöcherne Strukturen betroffen sein. Das Schädigungsausmaß ist abhängig vom Unfallmechanismus, der Schädigungsart, Richtung und Ort der Krafteinwirkung und dem Alter des Verunfallten. Folgende Verletzungsmuster können angetroffen werden:
- Verrenkungen einzelner Gelenke mit und ohne Sehnen- oder Bandverletzungen
- Knöcherne Verletzungen mit Beteiligung der Gelenkflächen
- Schaftfrakturen der langen Röhrenknochen
- Läsionen kleiner Knochen der Fußregion (Fußwurzel, Mittelfuß und Zehen)
- Quetschungen mit tief greifendem Hautdefekt und knöcherner Beteiligung
- Amputationsverletzungen
- Kombination der o.g. Verletzungen in einzelnen Abschnitten oder über mehrere Etagen.

Thermische und chemische Verletzungsmuster sowie deren Therapie wurden bereits in Kapitel 3, S. 33 näher besprochen.

16.1 Verletzungen des Hüftgelenkes und des Oberschenkels

Das Hüftgelenk ist das größte Gelenk des menschlichen Körpers. Eine große Gelenkpfanne, gebildet aus den drei Anteilen des Hüftbeines, umfasst den Kopf des Oberschenkelknochens und sorgt für eine sichere Gelenkführung. Unterstützt wird sie durch drei kräftige Bänder, die wiederum zu den jeweiligen Hüftbeinknochen ziehen. Daher stammen auch deren Namen:
- Ligamentum iliofemorale
- Ligamentum ischiofemorale
- Ligamentum pubofemorale.

Die Gelenkkapsel ist dagegen vergleichsweise dünn, und so kann es bei entsprechender Gewalteinwirkung zur Luxation des Hüftkopfes kommen. Eine weitere Unterstüt-

zung bilden die verschiedenen Muskelgruppen, die die Beweglichkeit des Hüftgelenkes steuern. Dazu gehören:
- Außenrotatoren
- Innenrotatoren
- Abduktoren
- Adduktoren.

Von besonderer Bedeutung sind die Adduktoren. Die so genannte Adduktorenzerrung zwingt den Betroffenen häufig zu einer mehr oder weniger langen Pause. Neben reinen muskulären Verletzungen sind auch Kombinationen mit Sehnenverletzungen und knöchernen Ausrissen möglich. Neben einer körperlichen Schonung ist selten auch eine operative Befundsanierung erforderlich.

Der Oberschenkel wird zur besseren Übersicht in insgesamt vier Abschnitte unterteilt, was zum besseren Verständnis der Verletzungsarten beiträgt. Folgende Läsionen werden im weiteren Verlauf dargestellt:
- Verletzungen des Hüftgelenkes (Hüftluxationen, Hüftkopffrakturen, Oberschenkelhalsfrakturen)
- Läsionen im Bereich der großen Rollhügel (Trochanterregion) mit isolierten Abrissfrakturen bis hin zu komplexen Schädigungsmustern
- Oberschenkelschaftfrakturen
- Kniegelenksnahe Verletzungen im Kondylenbereich des Oberschenkelknochens mit und ohne Gelenkbeteiligung.

16.1.1 Hüftgelenksluxation

Durch die gute Gelenkführung sind Hüftgelenksluxationen eher selten. Kommt es dennoch dazu, so sind dafür zumeist Stauchungen oder starke Hebelwirkungen verantwortlich. Diese treten bei Verkehrsunfällen und Stürzen aus großer Höhe auf. Mit der Entwicklung von Extremsportarten zeigen sich Hüftgelenksluxationen vermehrt auch bei jüngeren Sportlern.

Betroffen ist zum überwiegenden Teil das männliche Geschlecht mit einem Verhältnis von 4:1. Spontane Luxationen sind eine Rarität und oft nur im Zusammenhang mit Systemerkrankungen des neuromuskulären Formenkreises vergesellschaftet.

In Abhängigkeit von der Richtung der Luxation lassen sich drei Luxationsarten unterscheiden:
- Hintere Hüftgelenksluxation ca. 70% (hintere untere und obere Luxation)
- Vordere Hüftgelenksluxation ca. 30% (vordere untere und obere Luxation)
- Zentrale Hüftgelenksluxation nach Einstauchung des Hüftkopfes in die Pfanne.

Eine Sonderform der Hüftluxation ist die Luxation des Gelenkes nach Implantation einer Hüftendoprothese. Eine Implantation kann nach traumatischer oder degenerativer Schädigung des Hüftgelenkes erforderlich werden.

Klinik

Der Verunfallte klagt über stärkste Schmerzen im verletzten Hüftgelenk. Er kann das Bein nicht mehr strecken und es zeigt sich bei der hinteren Luxation als Leitbild eine Innenrotation, Adduktion und Verkürzung des Beines. Wie auch bei anderen Luxationen ist eine federnde Fixation nachzuweisen.

Durch das Ereignis selbst, aber auch durch den Unfallmechanismus, kann es zu verschiedenen Begleitverletzungen kommen. Die hintere Luxation birgt durch Überdehnung der Hüftgelenkskapsel die Gefahr einer Überdehnung des N. ischiadicus. Gelegentlich führen auch Knochensplitter zur Nervenläsion. Bei Stürzen aus großer Höhe muss vor allem auch an Fußverletzungen gedacht werden, die sich in Form von Frakturen des Fersen- und Sprungbeins oder auch der Mittelfußknochen zeigen. Verkehrsunfälle mit so genannten „Dashboard injuries" (Verletzungen durch das Armaturenbrett) sind häufig mit Verletzungen des Kniegelenkes und der umgebenden knöchernen Strukturen verbunden.

Diagnostik

Bereits mit einer normalen Beckenübersichtsaufnahme kann eine Hüftgelenksluxation nachgewiesen werden. Es sollte unbedingt auf knöcherne Begleitverletzungen geachtet werden. Dazu zählen Hüftkopf-, Acetabulum- und Beckenringfrakturen. Zur Sicherung sind dann oft Spezialaufnahmen erforderlich, die den entsprechenden Abschnitten entnommen werden können.

CT-Untersuchungen des Hüftgelenkes sind nur bei nicht geschlossen reponierbaren Hüftgelenksluxationen als präoperative Diagnostik erforderlich. Damit können dann wertvolle Hinweise zum Auffinden von intraartikulären Fragmenten oder Einklemmungen geliefert werden. Gleiches gilt für die MRT-Untersuchung, die insbesondere Weichteilinterponate und später auch entstandene Hüftkopfnekrosen aufdecken kann.

Therapie

Das Behandlungsziel liegt in einer möglichst raschen Reposition der Luxation, um Durchblutungsstörungen des Hüftkopfes mit der Entwicklung einer Hüftkopfnekrose zu vermeiden. Erfahrene Chirurgen können dies oft bereits nach Durchführung der Beckenübersichtsmaßnahme unter Verabreichung analgetischer und sedierender Medikamente (z. B. Dipidolor® und Dormicum®) noch in der Aufnahmeambulanz leisten. Gelingt dies aus oben beschriebenen Gründen jedoch nicht, so ist unverzüglich eine Reposition unter Narkose und Muskelrelaxierung vorzunehmen. In der Regel weist ein hörbares Schnappgeräusch auf eine erfolgreiche Reposition der Hüftgelenksluxation hin.

Nach erfolgter Reposition ist eine genaue Überprüfung des neurovaskulären Status erforderlich, um Begleitverletzungen frühzeitig erkennen zu können. Des Weiteren ist eine erneute Beckenübersichtsaufnahme obligat, um die regelrechte Lage des Hüftkopfes zu erkennen und ggf. durch die Reposition aufgetretene knöcherne Verletzungen auszuschließen.

Zeigt sich nach der Reposition eine verbleibende Luxationstendenz, so sollte vorübergehend eine Schienbeinkopfextension angelegt werden, bis die Ursache für die Luxationsneigung beseitigt wurde.

Wann ist eine offene Versorgung der Hüftgelenksluxation erforderlich?

Sie lässt sich nicht vermeiden, wenn knöcherne Begleitverletzungen wie z. B. dislozierte Pfannenfrakturen, Schäden des Hüftkopfes oder auch Oberschenkelhalsfrakturen vorliegen. Gleiches gilt auch für ein weiterhin instabiles Hüftgelenk nach Reposition oder auch Paresen im Versorgungsgebiet des N. ischiadicus.

Wenn der Verunfallte nach erfolgreicher Reposition die Station erreicht, wird das Bein zunächst in einer flachen Bettschiene gelagert und ein Abduktionskeil verwendet. Nach einer kurzen Immobilisationsphase, abhängig von der Schmerzintensität, wird vorsichtig unter krankengymnastischer Anleitung mit der Mobilisation begonnen. In vielen Kliniken wird nach der Repositionsmaßnahme zum Ausschluss kleinerer intraartikulärer Fragmente eine CT-Untersuchung des Hüftgelenkes durchgeführt.

Eine verbleibende Instabilität nach Reposition ist eher selten. Neben knöchernen Begleitverletzungen und Durchblutungsstörungen des Hüftkopfes treten auch Jahre nach erfolgter Luxation gehäuft posttraumatische Hüftgelenksarthrosen (Coxarthrosen) auf. Gelegentlich behindern auftretende Kalkdepots im Bereich der Gelenkkapsel die Hüftgelenksbeweglichkeit.

16.1.2 Hüftkopffrakturen

Bei diesem Verletzungstyp handelt es sich um die seltene Kombination einer Hüftkopffraktur und einer gleichzeitigen Luxation im Gelenk. Verantwortlich für die Entstehung derartiger Läsionen sind vor allem die Knieanpralltraumen im Zusammenhang mit Verkehrsunfällen. Die Kopffragmente entstehen vor allem durch eine hintere obere Luxation im Gelenk.

Da der Hüftkopf über ein spezielles Band gesondert mit einem arteriellen Gefäß (A. femoris capitis) versorgt wird, lässt sich bereits erkennen, welche Bedeutung eine Hüftkopffraktur für die weitere Funktion des Gelenkes haben kann. Die Einteilung der Fraktur geht bereits auf das Jahr 1957 zurück und wird nach dem Erstbeschreiber auch als Klassifikation nach Pipkin bezeichnet (sog. Pipkin-Frakturen):

- Typ I   Frakturverlauf unterhalb der kopfversorgenden Bandstruktur (Lig. femoris capitis). Das Kopffragment verbleibt stets in der Hüftpfanne.
- Typ II   Frakturverlauf oberhalb der Bandstruktur. Kopffragment bleibt über das Ligament mit der Hüftpfanne verbunden, möglicherweise mit Erhalt der Durchblutung im Bereich des Kopffragmentes.
- Typ III Kombination aus Typ I oder II mit einer Oberschenkelhalsfraktur
- Typ IV   Kombination aus Typ I oder II mit einer Verletzung der Hüftgelenkspfanne.

Klinik und Diagnostik

Die Symptome entsprechen zumeist der oben beschriebenen reinen Hüftgelenksluxation und werden daher im Einzelnen nicht mehr aufgeführt.

Mit einer konventionell durchgeführten Röntgenuntersuchung können Frakturfragmente in Abhängigkeit von der Schnittebene leicht übersehen werden. Besteht jedoch weiterhin ein Frakturverdacht, so ist unverzüglich eine CT-Untersuchung durchzuführen. Die Gefährdung durch Beeinträchtigung der Durchblutungsverhältnisse wurde bereits näher erläutert!

Die Kernspinuntersuchung kann im Rahmen der notwendigen Verlaufskontrolle angewendet werden. Hiermit lassen sich frühzeitig Veränderungen im Sinne einer entstehenden Hüftkopfnekrose nachweisen.

Therapie

Notfallmäßig sollte nach Feststellen einer Hüftluxation mit Abriss eines Kopffragmentes die Reposition in Narkose vorgenommen werden. Dabei ist auf eine schonende Vorgehensweise zu achten, um weitere Schädigungen zu vermeiden.

Da sich die abgesprengten Kopffragmente nur unzureichend reponieren lassen, ist zumeist eine offene Reposition mit Osteosynthese erforderlich. Die Typen I und II lassen sich nach Eröffnung des Gelenkes und anschließender Frakturreposition mit Titanschrauben versorgen.

Besteht gleichzeitig eine Oberschenkelhalsfraktur, so ist bei jüngeren Patienten unbedingt ein Erhaltungsversuch vorzunehmen, solange keine gravierenden Trümmerzonen vorliegen. Dies kann durch Refixation des Kopffragmentes und zusätzlich eingebrachte Schenkelhalsschrauben erfolgen. Bei Verunfallten oberhalb des 60. Lebensjahres ist immer zu prüfen, ob bereits gravierende Verschleißerscheinungen im verunfallten Hüftgelenk vorliegen. Im Falle einer fortgeschrittenen Coxarthrose empfiehlt sich die Implantation einer Hüftgelenksendoprothese.

Der Typ IV der Verletzung macht häufig gleichzeitig mit der Refixation des Kopffragmentes eine Reposition und Osteosynthese bestehender Pfannenfragmente erforderlich.

Das verunfallte Bein wird postoperativ ebenfalls in einer Schaumstoffschiene gelagert und frühzeitig unter krankengymnastischer Anleitung beübt. Dabei können auch Bewegungsschienen eingesetzt werden, die vom Patienten in Abhängigkeit vom Beschwerdebild eigenständig in Betrieb genommen werden können. Zur Vermeidung von Kapselverkalkungen werden zumeist über einen Zeitraum von 4–6 Wochen nichtsteroidale Antirheumatika (z. B. Indometacin) verabreicht. Auf einen ausreichenden Magenschutz ist unbedingt zu achten!

Konnten die Gelenkflächen nicht hinreichend reponiert werden, so dass Unebenheiten im Gelenkbereich verblieben sind, stellt sich oft eine rasch fortschreitende Coxarthrose ein. Die Folge wäre dann die frühzeitige Implantation einer Hüftgelenksendoprothese.

16.1.3 Oberschenkelhalsfrakturen

Die Region des Oberschenkelhalses unterliegt einer hohen Beanspruchung. Hierüber erfolgt die gesamte Übertragung der Last des Rumpfes und der oberen Gliedmaßen auf die Beine. Der Winkel zwischen Oberschenkelhals und Oberschenkelachse wird auch als *Collum-Diaphysen-Winkel* bezeichnet. Er beträgt im Normalfall zwischen 120 und 130°. Zur Kraftübertragung sind im Verlauf der Spongiosa des Schenkelhalses Kraftlinien (Trajektorien) ausgebildet, die während des Lebens mit Zunahme osteoporotischer Veränderungen nachlassen. Im Alter nimmt der Collum-Diaphysen-Winkel ab, so dass bereits geringere traumatische Ereignisse zur Entstehung einer Schenkelhalsfraktur führen.

Bei jungen Menschen ist zur Entstehung einer Oberschenkelhalsfraktur eine große Kraftaufwendung erforderlich, wie sie zumeist nur im Rahmen eines Polytraumas auftritt. Verantwortlich sind wieder Hochrasanztraumen im Rahmen von Verkehrs- und Arbeitsunfällen (Stürze aus großer Höhe, Einklemmung der unteren Gliedmaßen z. B. unter Tage, etc.).

Entscheidend für den Erhalt des Oberschenkelkopfes ist die Blutversorgung. Zum einen erfolgt eine direkte Einspeisung über das Lig. femoris capitis mit der entsprechenden Arterie, andererseits existiert eine vordere und hintere Versorgung über die Zirkumflexarterien, die untereinander Anastomosen ausbilden Je stärker die Dislokation einer Fraktur ist, desto größer ist die Gefahr von Durchblutungsstörungen.

Einteilung

Oberschenkelhalsfrakturen können grundsätzlich in zwei Frakturtypen unterschieden werden, nämlich die mediale und die laterale. Bei der medialen Form verläuft die Fraktur mitten durch den Oberschenkelhals, während sie beim lateralen Typ nahe den Rollhügeln (Trochanterregion) anzutreffen ist.

Die Klassifikation der medialen Oberschenkelhalsfraktur geht auf den deutschen Chirurgen F. Pauwels zurück, der bereits 1928 eine Einteilung in drei Gruppen vornahm. Dabei wird der Winkel zwischen einer gedachten horizontalen Linie und dem Verlauf der Frakturlinie zugrunde gelegt: Je steiler dieser Winkel ist, desto höher ist die Gefahr der Ausbildung von Falschgelenken und Oberschenkelkopfnekrosen.

- *Pauwels I*
  Der Winkel zwischen Bruch- und Horizontalebene beträgt unter 30°, so dass lediglich Druckkräfte auf die Fraktur ausgeübt werden. Dies sorgt für eine Kompression im Bereich der Frakturzone.
- *Pauwels II*
  Der Winkel wird steiler und beträgt zwischen 30 und 50°. Damit wird ein Teil der Druckkräfte in Scherkräfte umgewandelt. Eine Dislokation des Femurschaftes nach proximal ist möglich.
- *Pauwels III*
  Der Winkel zur Horizontalebene beträgt über 50°, so dass sämtliche Kräfte in Form von Scherkräften auftreten. Es kommt zur Beinverkürzung. Zusätzlich bewirken die im Bereich der Trochanterregion ansetzenden Sehnen eine Außenrotation des verletzten Beines.

Eine weitere Einteilung, die insbesondere den röntgenmorphologischen Befund berücksichtigt ist die Klassifikation nach Garden. Dabei können vier verschiedene Gruppen unterschieden werden:
- Nachweis einer nicht dislozierten Abduktionsfraktur. Verlauf der Frakturlinie im Sinne der Pauwels-I-Fraktur.
- Nicht dislozierte Oberschenkelhalsfraktur. Frakturverlauf zum Teil inkomplett und ohne nachweisbare Abknickung.
- Zumeist nur gering dislozierte Adduktionsfraktur mit Abflachung des Collum-Diaphysen-Winkels.

- Komplett dislozierte Oberschenkelhalsfraktur mit hoher Gefährdung der Durchblutung des Femurkopfes.

Die AO-Klassifikation beschreibt im Zusammenhang mit der Oberschenkelhalsfraktur lediglich den Frakturverlauf und ist bezüglich der klinischen und therapeutischen Vorgehensweise eher unbedeutend. Auf deren Darstellung wird daher verzichtet.

Klinik

Bei der Klinik muss unterschieden werden, ob eine eingestauchte und nicht dislozierte Fraktur vorliegt oder diese maximal verschoben ist. Der ersteren Gruppe kann es bei kräftigem Habitus und nach anfänglichen starken Schmerzen durchaus möglich sein, sich eigenständig und ohne Gehhilfen in der Klinik vorzustellen.

Eine stärker dislozierte Fraktur im Sinne einer Pauwels-III- oder Garden-IV-Verletzung, mit der Folge einer Beinverkürzung und Außenrotation, macht den Verunfallten gehunfähig. Dabei gibt er auch weiterhin starke Bewegungsschmerzen an. Er ist eigenständig nicht in der Lage, das gestreckte Bein von der Untersuchungstrage anzuheben. Eine Hämatomverfärbung muss nicht vorliegen. Des Weiteren besteht oft ein starker Druckschmerz in der Region des großen Rollhügels (Trochanter major).

Diagnostik

Die körperliche Untersuchung mit Vorliegen einer Beinverkürzung und Außenrotation ergibt oft bereits eine Verdachtsdiagnose. Zur Sicherung der knöchernen Verletzung werden neben einer tief eingestellten Beckenübersichtsaufnahme auch axiale Aufnahmen der Hüfte angefertigt.

Mit dem tiefen Becken kann z. B. eine knöcherne Verletzung unterhalb der Trochanterregion dargestellt werden. Andererseits ist sie wichtig für die weitere Operationsplanung, wenn eine grob dislozierte mediale Schenkelhalsfraktur bei hohem Patientenalter, die Implantation einer Hüftgelenksendoprothese erforderlich macht.

Die axialen Aufnahmen sollten in Abhängigkeit vom Frakturverlauf mit größter Vorsicht angefertigt werden. Dabei ist auch auf Schmerzbekundungen des Verunfallten zu achten, der im Wesentlichen die Aufnahmetechnik vorgibt. Wird ein Abspreizen des Beines von Seiten des Verunfallten toleriert, so wird eine Aufnahme nach Lauenstein erstellt. Dabei liegt der Patient in Rückenlage, das Bein wird im Hüftgelenk gebeugt und leicht abgespreizt, so dass der Strahlengang exakt von vorne nach hinten durch das Hüftgelenk verläuft.

Ergibt sich aus den beschriebenen Aufnahmetechniken immer noch kein sicherer Frakturausschluss, so sind gegebenenfalls konventionelle Schichtaufnahmen anzufertigen. Weitere aufwendige Untersuchungen, wie CT oder MRT sind zumeist nicht erforderlich.

Therapie

Die definitive Versorgung der Schenkelhalsfraktur sollte individuell und altersbezogen genauestens überdacht werden. Eine Reihe von Faktoren sollte dabei Berücksichtigung finden:
- Ist eine kopferhaltende Frakturversorgung möglich?
- Frakturtyp und Zeitdauer zwischen Unfall und definitiver Frakturversorgung!
- Alter und Allgemeinzustand des Verunfallten (Mobilität vor dem Trauma? Begleiterkrankungen? Geistige Verfassung? Hochgradige Coxarthrose?)
- Soziale Situation (Eigenständigkeit? Heimunterbringung erforderlich?).

Ein konservativer Behandlungsversuch kommt lediglich bei nicht dislozierter Abduktionsfraktur bzw. Pauwels-I-Verletzung in Frage. Nach anfänglicher analgetischer Behandlung ist eine frühzeitige Mobilisation und Teilbelastung möglich. Kommt es darunter zur Frakturdislokation, so kann immer noch eine operative Versorgung erfolgen.

Die anderen Frakturtypen machen eine längere Immobilisationsphase erforderlich. Untersuchungen haben ergeben, dass hierunter die Letalitätsrate auf bis zu 60 % ansteigen kann. Eine rasche Wiederherstellung der Mobilität ist daher von entscheidender Bedeutung.

Bei alten Menschen, die sich häufig diese Verletzung zuziehen, ist präoperativ zumeist eine internistische Untersuchung vorzunehmen, um den günstigsten OP-Zeitpunkt festlegen zu können. Gelegentlich ist auch eine vorübergehende intensivmedizinische Vorbereitungsphase indiziert.

Eine kopferhaltende Therapie sollte zügig und wenn möglich innerhalb der ersten 8 Stunden nach dem Trauma vorgenommen werden. Einblutungen in die Gelenkkapsel mit erhöhten Druckverhältnissen können zu einer weiteren Verschlechterung der Durchblutungssituation führen und die Entstehung einer frühzeitigen Kopfnekrose begünstigen. Schenkelhalsfrakturen bei Kindern und Jugendlichen stellen daher auch eine unfallchirurgische Notfallsituation dar. Um zusätzliche Wachstumsstörungen zu vermeiden, ist eine möglichst rasche Druckentlastung durch Punktion bzw. Kapselspaltung erforderlich. Anschließend ist zügig die Frakturreposition und Osteosynthese anzuschließen.

Bei der osteosynthetischen Frakturversorgung stehen folgende kopferhaltende Maßnahmen zur Verfügung:

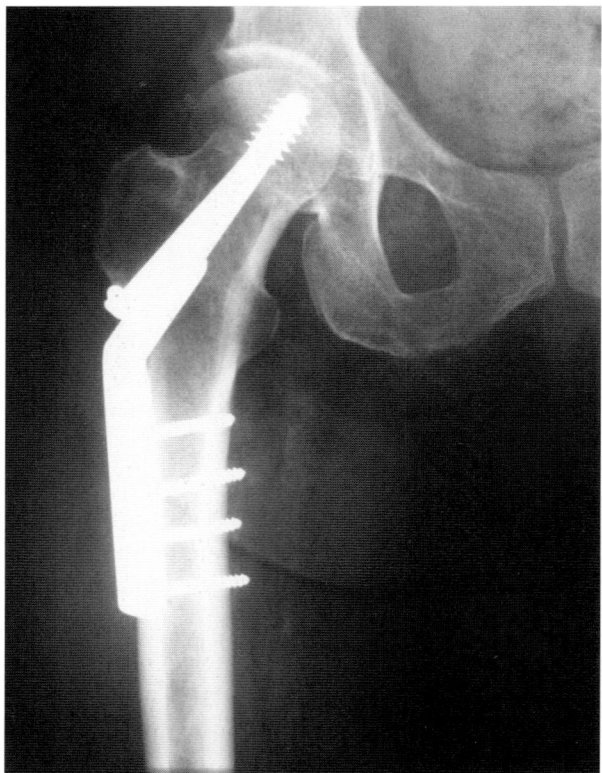

Abb. 16–1a
Röntgenaufnahmen nach Osteosynthese einer medialen Oberschenkelhalsfraktur mittels OHS-System (Oberschenkelhalsschraube und Platte). Zusätzlich wird zur Vermeidung der Rotation eine weitere Spongiosaschraube mit Unterlegscheibe eingebracht.
Darstellung der Frakturversorgung im a.p.-Strahlengang

- *Dreifachverschraubung* (mit kanülierten Großfragment-Spongiosaschrauben)
  Geschlossene oder offene Frakturreposition und anschließend Einbringen von Kirschnerdrähten zentral in den Oberschenkelhals. Darüber werden drei Spongiosaschrauben in den Femurkopf eingebracht.
- *Dynamische Hüftschraube* (DHS, OHS)
  Nach Frakturreposition Einbringen eines zentralen Zieldrahtes in den Schenkelhals, Aufbohren und Einsetzen einer Hüftschraube bis in den Femurkopf. Darüber Aufsetzen einer Laschenplatte, die seitlich am Femurschaft mit Schrauben fixiert wird. Zur Vermeidung von Rotationsbewegungen wird parallel zur Schenkelhalsschraube eine Antirotationsschraube in den Femurkopf eingebracht (Abb. 16–1).

Beim alten Menschen mit fortgeschrittenem Verschleiß des Hüftgelenkes kommt in der Regel nur die Implantation einer Hüftendoprothese in Frage. Sie bietet den Vor-

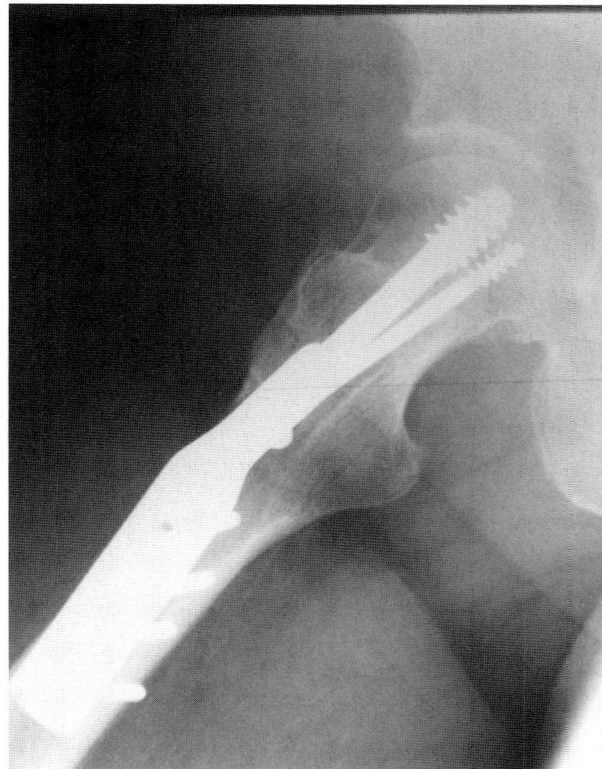

Abb. 16–1b
Halbaxiale Aufnahmetechnik mit gut sichtbarer Antirotationsschraube

teil einer schnellen Aufbelastung und Vermeidung langer Liegezeiten. Nachteil der Endoprothese ist die begrenzte Standzeit (Haltbarkeit), die zurzeit durchschnittlich ca. 15 Jahre beträgt.

Zur Implantation stehen grundsätzlich zwei verschiedene Typen zur Verfügung, nämlich die so genannte Hüftkopfendoprothese (HEP) und die Totalendoprothese (TEP) mit zusätzlichem Ersatz der Hüftpfanne (Abb. 16–2).

Bei der Hüftkopfendoprothese, die fast überwiegend in Form einer Variokopfprothese eingesetzt wird, muss der komplette Schenkelhals entfernt und eine Stielprothese in den Markraum des Oberschenkels eingebracht werden. Die Kopf-Hals-Komponente wird auf den Prothesenstiel aufgesetzt, kann in sich rotieren und bewegt sich in der natürlichen Hüftgelenkspfanne. Dieser Prothesentyp sollte sehr alten Menschen vorbehalten sein, wo möglichst ein weiterer Prothesenwechsel nicht mehr zu erwarten ist.

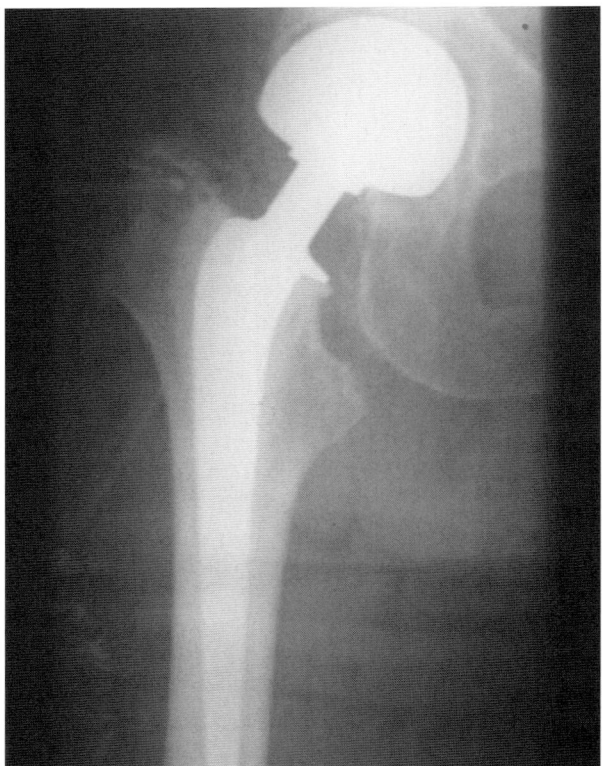

Abb. 16-2
Röntgenaufnahme nach Versorgung einer medialen Oberschenkelhalsfraktur mittels Variokopfprothese. Die auf den Prothesenstiel aufgebrachte Kopf-Hals-Komponente bewegt sich in der ursprünglichen Hüftpfanne

Bei der Totalendoprothese ist der verwendete Prothesentyp vom Alter und der Mobilität des Verunfallten abhängig. Jungen Menschen und älteren bis 65 Jahren sollte eine zementlose Endoprothese eingesetzt werden, sofern die Knochenverhältnisse dies zulassen. Hier bildet die Prothese noch einen sicheren Übergang zum Knochengewebe und die Standzeit ist ähnlich lang wie bei zementierten Prothesen. In einer weiteren Alterszone etwa zwischen 65 und 75 Jahren gibt es einen fließenden Übergang zwischen teilzementierten und vollständig zementierten Totalendoprothesen. Die teilzementierten Endoprothesen bezeichnet man auch als Hybridprothesen. Dabei wird die Pfanne nicht zementiert, während der Prothesenstiel mit Refobacin®-Palacos® eingebracht wird. Liegt das Alter über 75 Jahre, so werden beim Einsetzen einer TEP beide Prothesenanteile mit Knochenzement fest einzementiert.

Wie bei Hüftgelenksluxationen und Hüftkopffrakturen besteht auch nach der Osteosynthese von Schenkelhalsfrakturen die Gefahr einer Ausbildung von Pseudarthrosen, Kopfnekrosen und einer fortschreitenden posttraumatischen Coxarthrose. Die erhöhte Thrombosegefahr mit Ausbildung einer Lungenembolie wurde bereits angesprochen.

Zu den speziellen Komplikationsmöglichkeiten nach einer Prothesenimplantation gehören folgende:

- Frühzeitige aseptische Prothesenlockerung, die eine Revision mit Prothesenwechsel erforderlich machen können
- Prothesenluxationen
- Früh- und Spätinfekte mit Prothesenlockerung
- Hüftpfannenwanderungen und Prothesenstiellockerung nach entsprechend langer Standzeit
- Frakturen des Oberschenkelknochens unterhalb oder mit Einbeziehen der implantierten Hüftprothese (sog. periprothetische Frakturen).

Pflegeschwerpunkte

Nach der Grundversorgung in der Ambulanz mit klinischer Untersuchung, Anlage einer Venenverweilkanüle sowie Blutentnahme, wird der Verunfallte soweit er kreislaufstabil ist auf die Station gebracht. Das verletzte Bein wird auf einer Bettschiene hochgelagert. Sind Schmerzmedikamente erforderlich, so werden diese zumeist intravenös verabreicht. Deren Dosierung kann über einen Infusomaten oder eine Schmerzpumpe gesteuert werden. Zur Operationsvorbereitung muss an eine ausreichende Bereitstellung von Blutkonserven gedacht werden (3–6). Liegt das Sturzereignis erst kurze Zeit zurück, so können normale Hämoglobinwerte einen geringen Blutverlust vortäuschen. Erst durch eine Umverteilung mit Einströmen von Flüssigkeiten aus dem Interzellulärraum kann das gesamte Ausmaß des Blutverlustes sichtbar werden.

Nach der Operation muss besondere Obacht auf Verbände und Drainagematerial gegeben werden. Volle Drainageflaschen und durchgeblutete Verbände sind regelmäßig zu wechseln, um Flüssigkeitsansammlungen im Gewebe und Infektionen zu vermeiden. Der behandelnde Arzt muss über Nachblutungen unverzüglich in Kenntnis gesetzt werden. Vor einer erforderlichen Fremdblutgabe muss er mit dem Patienten über mögliche Komplikationen bzw. Nebenwirkungen sprechen. Die dafür erforderliche Dokumentation muss aus der Patientenakte hervorgehen.

Postoperative Schmerzen, aber auch ein fortgeschrittenes Alter des Verunfallten, haben meist eine mehr oder weniger lange Immobilisationsphase zur Folge. In

dieser sind die Patienten zumeist gefährdet, eine Lungenentzündung, Druckgeschwüre oder eine Thrombose zu bekommen. Zu diesem Zwecke sind frühzeitige und konsequent durchgeführte Prophylaxen unerlässlich. Dazu gehören:
- Atemtherapie (Tri-flow, Einreibungen, etc.) zur Pneumonieprophylaxe
- Lagerungspläne, Antidekubitusmatratzen und Spezialbetten zur Debubitusprophylaxe
- Tägliche Verabreichung eines niedermolekularen Heparins (Hochrisikopatient!) zur Thromboseprophylaxe.

Die Physiotherapie beginnt in aller Regel ab dem 1. postoperativen Tag. Erst nach Rückgang einer ersten Schmerzphase sind die Patienten für Bewegungsübungen ansprechbar. Bei der ersten Mobilisationsphase müssen sich Krankengymnasten und Pflegepersonal ergänzen. Zumeist können die Krankengymnasten besser beurteilen, was dem Operierten bereits an Belastungen zugemutet werden kann. Nicht immer kann sich v.a. ein älterer Patient nach einer Operation am Hüftgelenk genauso gut fortbewegen wie vor dem Unfall. In diesen Fällen müssen individuell Gehhilfen (Gehstock, UA-Gehhilfen, Gehbock, Gehwagen, etc.) oder gelegentlich auch Rollstühle verordnet und bereitgestellt werden.

Da in den ersten zwei bis drei postoperativen Wochen in der Regel nur ein Beginn der Rehabilitationsphase eingeleitet werden kann, muss je nach erreichter Mobilität die weitere Fortführung der Physiotherapie gesichert sein. Dies erfolgt auf dem Wege ambulanter Krankengymnastik, erweiterter ambulanter Physiotherapie (EAP) oder einer stationären Rehabilitation (Anschlussheilbehandlung → AHB).

16.1.4 Per- bis subtrochantäre Oberschenkelfrakturen

An den Schenkelhals des Oberschenkelknochens schließt sich die Region mit dem großen und kleinen Rollhügel (Tochanter major et minor) an. Der große Rollhügel kann dabei zumeist als seitlichste Begrenzung des Oberschenkelknochens durch die Haut getastet werden. Die Bedeutung dieser knöchernen Vorsprünge wird dadurch deutlich, dass die großen und kleinen Gesäßmuskeln mit ihren sehnigen Ansätzen dort einstrahlen und somit eine Verbindung zum Körperstamm (Rumpf) hergestellt wird.

Die Verletzungen der Trochanterregion sind ebenso häufig anzutreffen, wie die des Oberschenkelhalses (Abb. 16–3). Auch hier liegt der Altersgipfel zwischen dem 70. und 80. Lebensjahr, was im Wesentlichen auf den fortschreitenden Osteoporosegrad zurückgeführt werden kann. Frauen sind dabei doppelt so häufig betroffen wie Männer, wobei das durchschnittliche Alter bei den Frauen dabei um einige Jahre höher liegt.

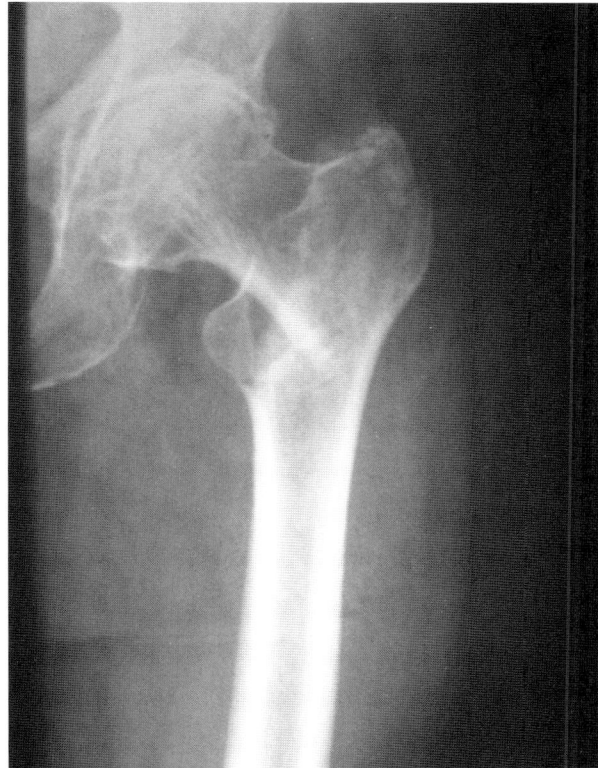

Abb. 13–3
Röntgenaufnahme einer per- bis subtrochantären Oberschenkelfraktur mit Absprengung des kleinen Rollhügels (Trochanter minor) und Trümmerzone im Bereich des großen Rollhügels (Trochanter major)

Je älter der Patient ist, desto geringer sind die einwirkenden Kräfte, die zur Entstehung einer solchen Verletzung führen. Am häufigsten sind Sturzereignisse, verbunden mit Rotationsbewegungen bei fixiertem Bein. Die Verletzungsschwere ist wiederum abhängig vom bereits vorliegenden Osteoporosegrad.

Einteilung

Bei der Klassifikation der per- bis subtrochantären Frakturen hat sich eine Einteilung in stabile und instabile Frakturen durchgesetzt. Von stabilen Frakturen ist auszugehen, wenn keine wesentlichen Trümmerzonen vorliegen und nach Reposition sowie Osteosynthese eine belastungsstabile Mobilisation erfolgen kann.

In den europäischen Traumazentren hat die AO-Klassifikation die größte Bedeutung und ist für die weitere Operationsplanung wichtig. Die Hauptgruppen werden im Folgenden dargestellt:

- *Gruppe A I*
  Einfache Frakturlinie, die lediglich die mediale Kortikalis betrifft. Sie kann dabei oberhalb oder unterhalb des kleinen Rollhügels verlaufen. Die Fraktur kann disloziert oder eingestaucht sein.
- *Gruppe A II*
  Die mediale Kortikalis ist mehrfach frakturiert, mit oder ohne Vorliegen einer Trümmerzone. Dabei sind auch dorsale Zusatzfragmente möglich.
- *Gruppe A III*
  Sowohl die mediale als auch laterale Kortikalis ist betroffen mit horizontalem oder umgekehrtem Frakturverlauf von innen oben nach seitlich unten.

Im angelsächsischen Sprachgebrauch hat sich die Klassifikation nach Evans durchgesetzt, mit der der Grad der möglichen Instabilität angegeben wird.

Klinik und Diagnostik

Bei der Inspektion des Verletzten kann ähnlich wie bei der dislozierten Schenkelhalsfraktur eine Beinverkürzung und Außenrotation des Beines nachgewiesen werden. Der Ausprägungsgrad ist dabei oft stärker als bei der zuvor beschriebenen Verletzung.

Die klinische Untersuchung beinhaltet ebenso wie bei der Schenkelhalsfraktur eine genaue Erhebung des Gefäßstatus. Des Weiteren müssen neurologische Defizite und knöcherne Begleitverletzungen anderer Körperregionen ausgeschlossen werden.

In einer orientierenden tief eingestellten Beckenübersichtsaufnahme wird die bereits klinisch gestellte Verdachtsdiagnose gesichert. Axiale Aufnahmen sind aufgrund der starken Bewegungsschmerzen und der Frakturdislokation oft nicht möglich. Weil intraoperativ eine Reposition unter Bildwandlerkontrolle erfolgt, ist dies auch nicht unbedingt erforderlich.

Therapie

Da auch bei gering verschobenen Brüchen immer die Gefahr einer Frakturdislokation besteht, sollte eine möglichst frühzeitige osteosynthetische Versorgung angestrebt werden. Selten ist eine Prothesenimplantation erforderlich. In diesen Fällen gibt es spezielle Langschaftprothesen, da die normalerweise vorliegende Abstützung im Bereich der Trochanterregion nicht wie üblich vorhanden ist.

Verschiedene Osteosyntheseverfahren stehen zur Verfügung:
- *Dynamische Hüftschrauben* (DHS, OHS)
  Kombination aus Hüftschraube und Laschenplatte. Die Hüftschraube bewirkt eine Kompression im Frakturbereich und verhindert gleichzeitig über eine vorhandene

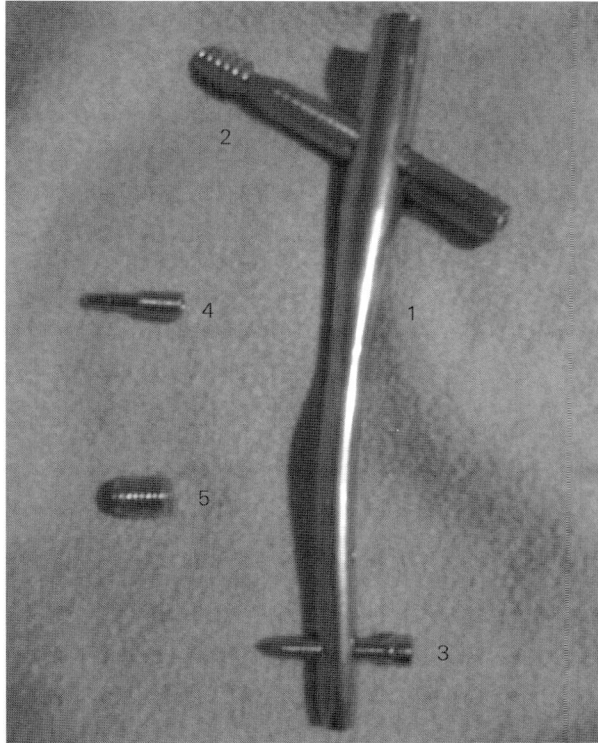

Abb. 16–4
Photo eines Gammaverriegelungsnagels
1 Marknagel
2 Schenkelhalsschraube
3 Verriegelungsbolzen
4 Madenschraube zur statischen Verriegelung
5 Verschlusskappe (proximal); oberer Abschluss des Marknagels

Gleitfunktion die Perforation des Oberschenkelkopfes. Bei jungen Menschen wird eine Sperrvorrrichtung aktiviert, die eine übermäßige Beinverkürzung verhindert. Besteht weiterhin noch eine Rotationsinstabilität, so empfiehlt sich auch hier die Verwendung einer zusätzlichen Antirotationsschraube. Dieses Verfahren sollte nicht bei Frakturverläufen unterhalb der Trochanterregion oder bei den gegenläufigen Formen (Gruppe A III) angewendet werden.

Gammaverriegelungsnagel
Es handelt sich hier um eine Kombination aus einer Hüftschraube und einer Marknagelkomponente. Sie bietet sich vor allem bei instabilen pertrochantären Frakturen und hohen subtrochantären Frakturverläufen an. Distal kann der Marknagel zusätzlich durch einen Bolzen verriegelt werden. Der Vorteil des Systems liegt in der höheren Belastbarkeit mit frühzeitiger Belastungssteigerung auch nach der Versorgung von instabilen Frakturen. Komplikationen entstehen durch unkorrekte Lage der Hüftschraube und entstehende Fettembolien infolge des intramedullären Kraftträgers (Abb. 16–4).

- *Proximaler Femurnagel* (PFN)

  Er besteht ähnlich dem Gammaverriegelungsnagel aus einer Hüftschraube und einem intramedullären Anteil. Die Kraftspitzen am Nagelende sind jedoch wesentlich geringer. Eine überlange Nagelkomponente ermöglicht auch die Versorgung subtrochantärer Oberschenkelfrakturen. Die Rotationsinstabilität wird durch die routinemäßig eingebrachte Antirotationsschraube aufgehoben.

Wundkomplikationen nach der osteosynthetischen Frakturversorgung sind eher selten und betragen zwischen 3 und 5 %. Viel häufiger sind Komplikationen durch das zumeist hohe Alter der Verunfallten. Neben pulmonalen und kardialen Problemen treten oft auch thromboembolische Prozesse und Erkrankungen des Urogenitaltraktes auf. Um Harnwegsinfekte möglichst zu vermeiden, sollte postoperativ ein angelegter Urindauerkatheter so schnell wie möglich wieder entfernt werden. Ist er noch weiter erforderlich, dann muss auf eine regelmäßige Pflege und rechtzeitige Wechsel geachtet werden. Im Zusammenhang mit den notwendigen Prophylaxen wird an dieser Stelle auf die Maßnahmen bei Schenkelhalsfrakturen verwiesen (s. S. 248)!

Der Anspruch an die Stabilität der Osteosynthese wird deutlich, indem man sich bewusst ist, dass alte Menschen oft das operierte Bein nicht teilbelasten können. Probleme bei der Koordination mit den zur Verfügung stehenden Gehhilfen führen zwischenzeitlich zu Belastungsspitzen, die das Körpergewicht des Patienten überschreiten. Dieser Anspruch muss an das Osteosynthesematerial weitergegeben werden.

Unmittelbar postoperativ wird mit einer krankengymnastischen Übungsbehandlung begonnen, so dass die Kreislaufsituation gestärkt wird. Am 1. postoperativen Tag wird der Patient an die Bettkante gesetzt, in den folgenden Tagen erfolgt eine sukzessive Mobilisation mit diversen Hilfsmitteln wie Gehbock, UA-Gehhilfen, etc. Je mobiler der Geschädigte vor seiner Verletzung war, desto schneller kann mit einer ungestörten Mobilisation gerechnet werden. Die gesteigerte Mobilität des Verunfallten ist verbunden mit einer zunehmenden Pflegeerleichterung.

Abschließend soll noch auf die Frage der Materialentfernung eingegangen werden! Bei alten Menschen muss immer berücksichtigt werden, dass jeder operative Eingriff eine vitale Bedrohung darstellt. Multiple Nebenerkrankungen zerebraler und kardialer Genese sind oft mit einem deutlich reduzierten Allgemeinzustand verbunden. Hier wird das Osteosynthesematerial wenn möglich belassen. Entfernt werden sollte es jedoch bei Komplikationen wie Materiallockerung, Schmerzen durch eine entstandene Pseudobursa (Schleimbeutel), Oberschenkelkopfnekrosen oder zunehmende posttraumatische Verschleißerscheinungen im Hüftgelenk. Bei den letzten beiden Ursachen schließt sich dann ein prothetischer Gelenkersatz an. Das Ziel besteht in einer Schmerzreduktion mit Verringerung des Schmerzmittelbedarfs und gleichzeitig einer Zunahme der Mobilität mit Gewinn an Lebensqualität.

Wurde bei jüngeren Menschen eine derartige Osteosynthese notwendig, so sollte das Osteosynthesematerial entfernt werden. Dabei ist ein sicherer knöcherner Durchbau Voraussetzung für diese Maßnahme. Der günstigste Zeitpunkt besteht nach ca. $1^1/_2$ bis 2 Jahren, denn dann haben sich auch die Kraftlinien (Trajektorien) des spongiösen Trabekelwerks an die aktuellen Belastungsverhältnisse angepasst. Gleiches gilt übrigens in diesem Zusammenhang auch für die Schenkelhalsfrakturen!

16.1.5 Oberschenkelschaftfrakturen

Die Last des Oberkörpers wird über die beiden Hüftgelenke direkt auf den Oberschenkelknochen übertragen. Im knöchernen Skelett ist er der insgesamt kräftigste und längste Knochen. Der Oberschenkelschaft beginnt unmittelbar unterhalb der Rollhügel, ist in seinem Verlauf leicht nach vorne gebogen und weist im Querschnitt eine dreieckige Struktur auf. Der Schaft endet knapp oberhalb der Femurkondylen, die bereits zur Ausbildung des Kniegelenkes von Bedeutung sind.

Die Formgebung des Oberschenkels wird durch die verschiedenen Muskelgruppen beeinflusst, die zusätzlich eine reibungslose Funktion der Hüft- und Kniegelenksbeweglichkeit unterstützen. Dazu zählen:
- *Streckergruppe* mit den vier Schenkeln des M. quadriceps femoris und dem Schneidermuskel (M. sartorius)
- *Beugergruppe* bestehend aus dem Bizepsmuskel des Oberschenkels (M. biceps femoris) sowie dem M. semimembranosus und M. semitendinosus
- *Adduktorengruppe*.

Sämtliche Muskelgruppen zeichnen sich durch Verbindungen einerseits zum Becken und andererseits zum Unterschenkel aus. Zusätzlich wird die Oberschenkelmuskulatur durch eine derbe Faszienschicht umschlossen, die sog. Faszia lata, die vom Beckenkamm herkommend am lateralen Oberschenkel verläuft und bis in die seitliche Unterschenkelfaszie einstrahlt.

Verletzungen des Oberschenkelschaftes und auch der darunter liegenden Femurkondylen sind auf hohe energetische Kräfte zurückzuführen, die direkt oder indirekt auf den Knochen einwirken. Oft sind Hochrasanztraumen (PKW, Motorrad- oder Sportunfälle) dafür verantwortlich, die häufig zusätzlich einen enormen Weichteilschaden verursachen. Gelegentlich kommen auch Schuss- oder Explosionsverletzungen vor. Ein hoher Blutverlust in die Weichteile kann rasch zu einer starken Druckentwicklung im Gewebe führen und die Entwicklung eines sog. Kompartment-Syndroms begünstigen.

Einteilung

Bei den Frakturen langer Röhrenknochen hat sich die AO-Klassifikation bewährt und soll auch hier für die Oberschenkelschaftfrakturen kurz dargestellt werden. In Abhängigkeit von Frakturverlauf, Wirkung der Kraftkomponenten und Komplexität der Fraktur werden drei Hauptgruppen unterschieden:

- *A-Frakturen* Einfacher Frakturlinienverlauf entweder spiralförmig, schräg oder quer
- *B-Frakturen* Aufgrund einer Biegungsbeanspruchung kommt es beim Nachgeben des Knochens zum Ausbrechen von Biegungskeilen. Auch hier lassen sich wieder spiralförmige, schräge oder quere Frakturverläufe abgrenzen.
- *C-Frakturen* Diese Frakturen zeichnen sich durch einen Verlauf über mehrere Etagen aus oder lassen ungeregelt Trümmerzonen erkennen. Es handelt sich um komplexe Frakturtypen.

Klinik

Bereits die erforderliche Energie des Traumas lässt erahnen, dass die Verletzung des Oberschenkelschaftes mit stärksten Schmerzen verbunden ist. Durch den kräftigen Muskelzug der verschiedensten Muskelgruppen stellt sich eine Verkürzung und zumeist auch Rotationsfehlstellung ein. Häufig besteht eine Unfähigkeit der aktiven Beugung im Hüft- und Kniegelenk.

Daneben zeigen sich oft ausgedehnte Verschwellungen und Hämatomverfärbungen bis hin zum gefürchteten Kompartment-Syndrom, das jedoch weitaus seltener entsteht als am Unterschenkel. In diesem Zusammenhang ist auf eine Begleitverletzung des Gefäß- und Nervensystems zu achten. Neurologische Defizite müssen ggf. durch zusätzliche Neurolyse bzw. Dekompressionsmaßnahmen beseitigt werden.

Diagnostik

Die vorliegende Klinik ist oft schon wegweisend und wird durch konventionelle Röntgenaufnahmen ergänzt (Abb. 16–5). Dabei sind auch die angrenzenden Gelenkanteile (Hüft- und Kniegelenk) von Bedeutung. Die Aufnahmen sollten soweit möglich in zwei Ebenen angefertigt werden. Beim Polytrauma kann auf eine zweite Ebene

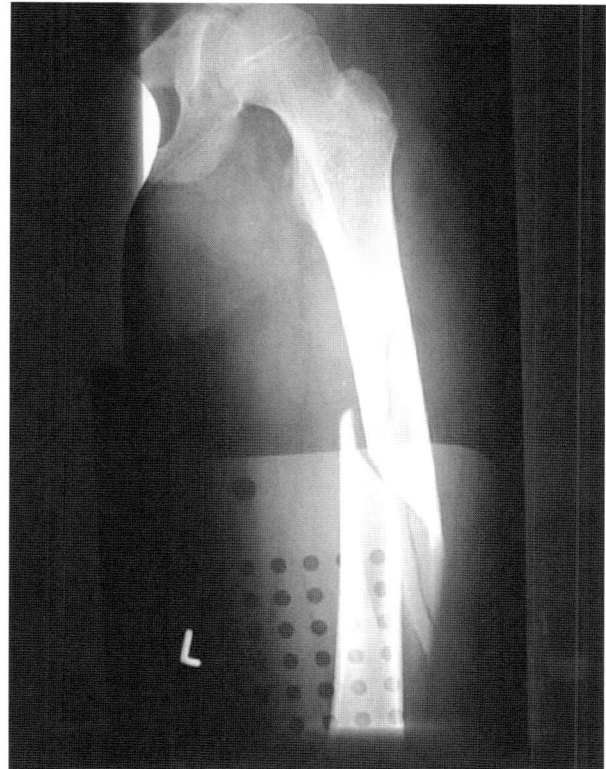

Abb. 16–5
Röntgenaufnahme einer Oberschenkelschaft-Spiralfraktur (mittleres Schaftdrittel). Nebenbefundlich erkennbare Lagerungsschiene

verzichtet werden, sofern sich bereits eine Fraktur im a.p.-Strahlengang sicher nachweisen lässt. Besteht der Verdacht auf das Vorliegen eines Kompartment-Syndroms muss entweder sofort eine operative Druckentlastung eingeleitet werden oder eine ständige apparative Kompartmentdruckmessung erfolgen. Lässt sich eine Gefäßläsion nicht sicher ausschließen, kann eine invasive Gefäßdiagnostik (DSA) zur Klärung der Situation beitragen.

Therapie

Das Ziel bei der Behandlung von Oberschenkelschaftfrakturen ist die möglichst schnelle Ausheilung in achsengerechter Stellung unter Vermeidung von Rotationsfehlstellungen. Dabei muss unterschieden werden ob es sich um kindliche Frakturen oder Verletzungen von Erwachsenen handelt. Eine konservative Behandlung kommt nur bei Kindern bis zum 2. Lebensjahr in Frage, da hier eine schnellere Frakturheilung und ein erhebliches spontanes Korrekturpotential besteht.

Für kindliche Frakturen ist zurzeit folgendes Vorgehen üblich:
- Im ersten Lebensjahr Ruhigstellung im Becken-Bein-Gips, exakt und rotationsstabil eingerichtet, für ca. 4 Wochen.
- Bis zum zweiten Lebensjahr werden Heftpflaster-Extensionen (sog. Overhead-Extensionen) angewendet, die zunächst für 3 Wochen verbleiben und nach Röntgenkontrolle noch für ca. 2 Wochen durch einen Becken-Bein-Gips ersetzt werden.
- Der danach bei älteren Kindern lange Zeit zum Einsatz gekommene Weber-Bock ist mittlerweile durch die Verwendung von intramedullären Drähten weitgehend ersetzt worden.

 Bei den Heftpflaster-Extensionen muss die Pflegekraft vor allem auf die Hautverhältnisse der Unterschenkel achten. Ist das Kind sehr aktiv, so können Abschürfungen bzw. Ablederungen auftreten. Wunden sind entsprechend zu versorgen und abzudecken.

Die Oberschenkelschaftfraktur bei Erwachsenen wird immer operativ versorgt, da Rotationsfehlstellung und relevante Beinverkürzungen die Regel sind. Ein Standardverfahren bei geschlossenen Frakturen stellt heute die *Marknagelosteosynthese* dar. Durch die innere Schienung erfolgt die Kraftübertragung auf den gesamten Oberschenkelknochen. Der Nagel wird am oberen und unteren Ende durch Metallbolzen verriegelt, so dass es bei zunehmender Belastung zu keiner Dislokation kommt. Von entscheidender Bedeutung ist die Tatsache, dass die eigentliche Frakturzone nicht angetastet werden muss. Zusätzliche Durchblutungsstörungen lassen sich dadurch vermeiden.

Offene knöcherne Frakturen, Begleitschäden (Gefäß- und Nervenläsionen) und gelenknahe Verletzungen können durch zwei weitere Verfahren angegangen werden:
- *Plattenosteosythese*
- *Fixateur externe.*

Größere Defektzonen im verletzten Knochen machen gelegentlich eine autologe Spongiosaplastik erforderlich, um einer möglichen Falschgelenkbildung (Pseudarthrose) entgegen wirken zu können.

Die äußere Spannvorrichtung in Form des Fixateur externe wird in der Regel bei Mehrfachverletzten und schweren Weichteilschäden nur vorübergehend angelegt. Sobald der Allgemeinzustand des Verunfallten es zulässt schließt sich ein Verfahrenswechsel an. Allenfalls bei Kindern und Jugendlichen kann eine Ausbehandlung im Fixateur externe in Erwägung gezogen werden.

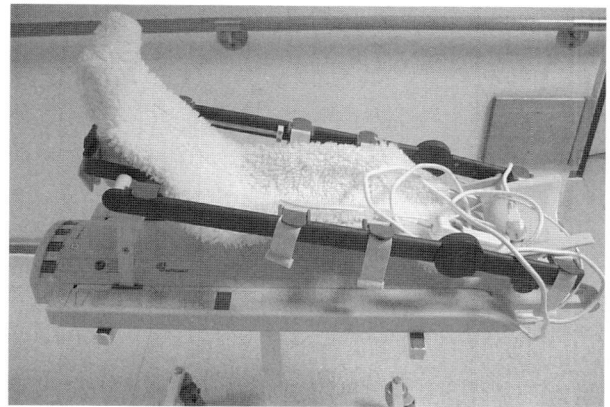

Abb. 16-6
Darstellung einer Kniemotorschiene. Mit einem Handschalter kann der Patient die Schiene nach erfolgter Lagerung und Einstellung durch den Physiotherapeuten eigenständig bedienen. Der Betrieb der Schiene erfolgt nach dem Prinzip der „Continuous passive motion – CPM" (passive Bewegungsübung)

Postoperativ wird das verletzte Bein im Rahmen abschwellender Maßnahmen auf einer Bettschiene hochgelagert und einer Eisbehandlung zugeführt. In den folgenden Tagen sind regelmäßige Befundkontrollen und Verbandswechsel erforderlich. Nach der Drainageentfernung schließt sich eine krankengymnastische Übungsbehandlung an, bei der v.a. die angrenzenden Gelenkanteile aktiviert werden. Die Kniegelenksbeweglichkeit wird dabei durch den Einsatz einer Motorschiene (CPM) unterstützt (Abb. 16-6).

Die Belastungssteigerung hängt vom Osteosyntheseverfahren und Röntgenverlaufskontrollen ab. Eine Teilbelastung empfiehlt sich für die Dauer von 8–12 Wochen. Zeigt sich eine unzureichende Knochenneubildung (Pseudarthrose), dann ist ggf. eine Reosteosynthese erforderlich. Die Metallentfernung sollte nicht vor Ablauf von $1^1/_2$ bis 2 Jahren vorgenommen werden.

Eine Reihe von Komplikationen sind intra- und postoperativ möglich. Diese gilt es nach Möglichkeit zu vermeiden.
- Erhöhtes Thromboserisiko mit der Gefahr von Lungenembolien
- Entwicklung einer Fettembolie, insbesondere beim Einbringen von Marknägeln
- Achsfehler und Rotationsfehlstellungen
- Zusätzliche Gefäß- und Nervenschäden (durch Frakturenden und auch zugangsbedingt!)
- Schädigungen durch falsche Lagerung
- Infektionen der Weichteile bis hin zu Markraumphlegmonen
- Druckschädigungen durch die Entwicklung eines Kompartment-Syndroms
- Metallallergien, -lockerungen und Implantatbrüche
- Verkalkungen im Kapselbereich großer Gelenke (Hüft- und Kniegelenk).

16.1.6 Verletzungen des distalen Oberschenkelknochens

Der Oberschenkelknochen zeigt in Kniegelenksnähe eine deutliche Verbreiterung in Form der beiden Femurkondylen. Wie bereits angedeutet sind hochenergetische Unfallmechanismen für die Entstehung knöcherner Verletzungen verantwortlich. Eine typische Verletzungsursache ist die bereits erwähnte „Dashboard injury" bei einem Verkehrsunfall. Das gebeugte Knie prallt dabei direkt gegen das Armaturenbrett des Autos, so dass die Kniescheibe wie ein Meißel gegen die Oberschenkelrollen (Femurkondylen) schlägt.

Ein indirekter Unfallmechanismus liegt vor, wenn die Oberschenkelkondylen durch die Wucht eines An- bzw. Aufpralls gegen das Schienbeinplateau gepresst werden, so dass knöcherne Verletzungen entstehen können. Da ein Großteil dieser Verletzungen auch im Zusammenhang mit Motorradunfällen auftritt, muss unbedingt auf weitere lebensbedrohliche Verletzungen geachtet werden.

Einteilung

Zur weiteren Therapieplanung ist wichtig zu wissen, ob die Frakturlinie die Gelenkflächen betrifft oder ob sie streng außerhalb des Kniegelenkes verläuft. Oberhalb der Femurkondylen werden sie als suprakondyläre Frakturen bezeichnet, anderenfalls handelt es sich um transkondyläre Verletzungen. Ähnlich den Oberschenkelschaftfrakturen ist wieder die AO-Klassifikation in A-, B- und C-Frakturen hilfreich:

- *A-Frakturen* Frakturverlauf oberhalb des Kniegelenkes (suprakondylär). Neben einfachen Frakturlinien können Keile ausgebrochen sein oder auch Trümmerzonen vorliegen.
- *B-Frakturen* Einfacher Frakturverlauf und jeweils nur eine Kondyle betreffend. Auch frontale Frakturlinien sind möglich.
- *C-Frakturen* Vollständig intraartikuläre Frakturen mit T- oder Y-förmigem Verlauf der Frakturlinien bis hin zu Trümmerzonen.

Zeigen sich neben der distalen Femurfraktur weitere Verletzungen wie schwere Weichteilschäden, Schienbeinkopffrakturen, Knie-Instabilitäten mit multiplen Band- und Meniskusschäden bis hin zur Kniegelenksluxation etc., so handelt es sich um ein *„Kniekomplextrauma"*.

Klinik

Durch die Häufigkeit von Begleitverletzungen muss auch auf weitere Läsionen in Richtung der Kraftachse geachtet werden. Dazu zählen Verletzungen des proximalen

Femurs, Schädigungen des Beckens (Beckenring, Acetabulumfrakturen), Wirbelfrakturen und Verletzungen der Körperhöhlen im Sinne eines Polytraumas. Hilfreich sind dabei Unfallhergang, Fremdanamnese und die entstandene Symptomatik. Je nach zugrunde liegenden Schädigungen können schwere Atemnot, akute Bauchschmerzen (Zeichen eines akuten Abdomens), Beckenkompressionsschmerz, Bewegungsunfähigkeit in den Hüftgelenken oder Verletzungen des Urogenitaltraktes vorliegen. Kombinationsmöglichkeiten kommen in nahezu jeder Konstellation vor. Es ist wichtig darauf zu achten, dass Mehrfachverletzungen möglich sind. So können plötzlich auftretende Überraschungen oder akute Zustandsverschlechterungen des Verunfallten vermieden werden.

Diagnostik

Wie so häufig kann durch eine genaue Inspektion und klinische Überprüfung der Beweglichkeit der Extremität bereits eine Verdachtsdiagnose aufgestellt werden. Massive Verschwellungen durch Einblutungen auch ohne begleitende Gefäßläsionen sind hier möglich. Das Bein kann in Frakturhöhe suspekt abgewinkelt sein oder bei der Bewegung ein Knochenreiben (Crepitatio) aufweisen. Oft ist die Kniegelenksbeweglichkeit schmerzbedingt aufgehoben. Auf neurologische Defizite, hinreichende Durchblutung und eine regelrechte periphere Motorik muss geachtet werden.

Röntgenaufnahmen des Kniegelenkes in zwei Ebenen sind für die oben entwickelte Klassifikation der Frakturen in der Regel ausreichend. Begleitverletzungen lassen sich mit weiteren Aufnahmen von Hüfte, Becken und Wirbelsäule ausschließen. Beeinflussen intraartikulär liegende Fragmente die Operationsplanung, so werden Schichtaufnahmen (Tomographie) angefertigt. Bei vermuteten Knorpelläsionen sind CT- und MRT- Untersuchungen hilfreich. Angiographien sind nur bei Gefäßschäden vonnöten.

Therapie

Nicht verschobene Frakturen oberhalb der Kondylen und auch nicht dislozierte Kondylenfrakturen können konservativ behandelt werden. Dabei ist immer zu berücksichtigen, dass eine lange Immobilisationsphase auf das Bein zukommt. In Erwägung ziehen muss man dies vor allem bei sehr alten Patienten, die multiple zerebrale, pulmonale und kardiale Erkrankungen aufweisen.

Das verunfallte Bein wird zunächst bis zum Abschwellen (ca. 7–10 Tage) in einer Oberschenkelgipsschiene gelagert. Danach erfolgt eine Ruhigstellung für ca. 6–8 Wochen in einem Oberschenkeltutor (Gipshülse). Die Thrombosegefahr ist für die Betroffenen nicht unerheblich. Auf regelmäßige Verabreichung eines niedermolekularen Heparins muss unbedingt geachtet werden. Dies ist eine wesentliche Aufgabe des Pflegepersonals. Auch bei kindlichen Frakturen ohne Dislokation ist eine 4–6-wöchige Gipsbehandlung möglich.

Zeigen sich Verschiebungen in der Beinachse, Rotationsfehlstellungen oder gravierende Schäden im angrenzenden Kniegelenk, so ist eine operative Vorgehensweise unumgänglich. Zunächst muss jedoch der Zustand des Patienten so gut wie möglich stabilisiert werden. Der Operationszeitpunkt wird zusätzlich vom Vorhandensein von Begleitverletzungen bestimmt.

Folgende Möglichkeiten zur Frakturversorgung weden bei distalen Femurfrakturen zurzeit angewendet:
- Einfache *Schraubenosteosynthesen* mit und ohne Unterlegscheiben bei einfachen und einseitigen Kondylenverletzungen
- *Plattenosteosynthesen* auch unter Verwendung einer dynamischen Kondylenschraube (DCS)
- *Retrograder Marknagel*; er wird vom Kniegelenk ohne Freilegung der Frakturzone bei A- und C-Frakturen in den Markraum des Oberschenkelknochens eingeführt und durch seitlich eingebrachte Bolzen verriegelt
- Der *Fixateur externe* findet vor allem bei tief greifenden Weichteilschäden im Sinne von offenen Frakturen oder auch polytraumatisierten Patienten Anwendung. Bei Mehrfachverletzten wird nach Konsolidierung der Akutphase ein Verfahrenswechsel vorgenommen.

In seltenen Fällen muss bei Trümmerzonen im Kondylenbereich eine Knochenunterfütterung mit Spongiosa vorgenommen werden. Die Entnahme erfolgt aus dem Beckenkamm des Verunfallten oder auch aus einer evtl. vorliegenden Knochenbank des Traumazentrums.

Ziel bei der operativen Frakturversorgung ist immer die stabile Osteosynthese, so dass postoperativ auf eine Gipsbehandlung verzichtet werden kann. Zur Vermeidung von Schwellungen durch Hämatome und Lymphabflussstörungen wird das operierte Bein auf einer Schaumstoffschiene hochgelagert.

Das Pflegepersonal muss auf Druckstellen achten und gefährdete Bezirke ggf. abpolstern. Eispacks und Eismaschinen (Kryojet) tragen ebenfalls zum Rückgang von Verschwellungen bei und müssen regelmäßig zur Verfügung gestellt werden. Zur Vermeidung von Band- und Kapselverkürzungen im Kniegelenk ist eine frühzeitige passive Bewegung des Kniegelenkes erforderlich. Dafür stehen wie bereits bei den Oberschenkelschaftfrakturen beschrieben, Kniemotorschienen zur Verfügung, die eigenständig vom Patienten gesteuert werden können.

In Abhängigkeit vom Allgemeinzustand und Alter des Verunfallten muss die weitere Mobilisation individuell und in Absprache mit den Krankengymnasten abgestimmt werden. Grundsätzlich ist bereits nach Entfernung des Drainagematerials und röntgenmorphologisch gesicherter Platzierung des Osteosynthesematerials eine sog. „Abrollbelastung" (ca. 15–20 kg) möglich. Diese Belastung sollte bei einfachen Frakturen für ca. 8 Wochen und bei komplexen Verletzungen mit Trümmerzonen für ca. 12–16 Wochen beibehalten werden. Die weitere Aufbelastung richtet sich nach den Röntgenkontrollen und dem vorliegenden klinischen Untersuchungsbefund. Eine Metallentfernung erfolgt ungefähr 1 1/2 Jahre nach dem Unfallereignis. Stört das Osteosynthesematerial nicht, so wird es nach besonders komplizierten Verläufen oder Reosteosynthesen mit Spongiosaplastik auch belassen.

Bei kindlichen Verletzungen unter Einbeziehung der Wachstumsfugen wird zum Teil eine andere Vorgehensweise gewählt. Hier sind oft einzelne Verschraubungen oder auch gekreuzte K-Draht-Osteosynthesen ausreichend. Anschließend ist eine Gipsbehandlung von durchschnittlich 5 Wochen erforderlich. Nach Gipsentfernung erfolgt die schmerzorientierte Aufbelastung. Das Osteosynthesematerial wird nach 3 bis 9 Monaten entfernt.

Komplikationen

Die Verletzung des distalen Oberschenkels stellt ein schwerwiegendes Trauma dar. Neben den üblichen Komplikationsmöglichkeiten wie Gefäß- und Nervenverletzungen, Infektionen, Wundheilungsstörungen lassen sich einige weitere problematische Situationen abgrenzen:

- Verbliebene Gelenkstufen mit der Entwicklung einer posttraumatischen Kniegelenksarthrose
- Fehlstellungen auch nach durchgeführter Osteosynthese aufgrund von ausgedehnten Trümmerzonen
- Implantatlockerungen und -brüche
- Falschgelenkbildungen (Pseudarthrosen).

16.2 Kniegelenksverletzungen

Um die Komplexität des Kniegelenkes und die möglichen Schädigungsmuster besser verstehen zu können, sind einleitend einige anatomische Beschreibungen unumgänglich. Es handelt sich nicht wie beim Hüftgelenk um ein Kugelgelenk, sondern um ein *Drehscharniergelenk* in zusammengesetzter Form. Es besteht aus den Gelenkflächen der Oberschenkelrollen und dem Schienbeinplateau sowie zusätzlich aus den Anteilen der Kniescheibenrückfläche und dem korrespondierenden Gleitlager der Oberschenkelrollen.

Folgende Bewegungsausmaße lassen sich abgrenzen:
- Beugung des Kniegelenkes bis max. 140°
- Geringfügige Überstreckbarkeit von 5–10°
- Geringfügige Innen- und Außenrotation des Unterschenkels von 15–30°.

Ein Abknicken des Unterschenkels zu den Seiten wird durch den kräftig ausgebildeten Kollateralbandapparat (Seitenbänder) verhindert.

Die Gelenkflächen von Oberschenkel und Schienbein passen keineswegs reibungslos aufeinander. Dies liegt an der unterschiedlichen Form der Gelenkflächenanteile. Während die Oberschenkelrollen kugelförmig sind, zeigen die Anteile des Schienbeinplateaus eine fast horizontale Fläche. Daher kommt es zu punktuellen Belastungsmustern. Um auf Dauer direkte Schädigungen der Gelenkflächen zu verhindern, hat die Natur für einen Ausgleich der Gelenkflächen gesorgt. Die halbmondförmigen Menisken sind mit ihrer Form so zwischen die Gelenkflächen eingefügt, das ein Großteil der Kräfte abgepuffert werden kann. Mit zunehmendem Alter lässt jedoch die Elastizität des Meniskus nach und es kommt zu Rissformationen. Zunehmende Abnutzungserscheinungen der Gelenkflächen sind die Folge.

Während die Seitenbänder außerhalb des Kniegelenkes verlaufen und das Abknicken des Unterschenkels zu den Seiten verhindern, sind die Kreuzbänder intraartikulär lokalisiert. Sie ermöglichen eine stabile Positionierung der Oberschenkelrollen zum Schienbeinplateau. Das vordere Kreuzband stabilisiert zusammen mit den Seitenbändern und der Gelenkkapsel das Kniegelenk bei der Streckung. Reißt es, so tritt ein Instabilitätsgefühl auf und die Oberschenkelrollen gleiten beim Gehen über das Schienbeinplateau nach hinten. Untersuchungen zeigen, dass mit zunehmender Schädigung der Menisken innerhalb von 10 Jahren bei fast 90 % nachuntersuchter Patienten arthrotische Veränderungen nachweisbar sind.

16.2.1 Luxation des Kniegelenkes

Es handelt sich um die schwerste Verletzung des Kapsel-Band-Apparates und zumeist auch der Menisken des Kniegelenkes. Sämtliche oben beschriebene Strukturen sind betroffen und mehr oder weniger geschädigt. Reposition und anschließende Versorgung der verletzten Gelenkanteile ergeben oft nur ein unbefriedigendes Resultat. Daneben zeigen sich auch häufig Schädigungen des Gefäß- und Nervensystems.

Am häufigsten sind Luxationen nach vorn und nach hinten. Sie werden durch Überstreckungstraumen und die bereits beschriebenen Anpralltraumen bei Armaturenbrettverletzungen hervorgerufen.

Klinik

Der Befund kann von einem relativ blanden Kniegelenk bis hin zu massiver Verschwellung mit Bewegungsunfähigkeit im verunfallten Gelenk reichen. Sind Gefäßverletzungen vorhanden, so kann es zu massiven, auch intraartikulären Hämatomen kommen. Oft ist der Patient nach erlittenem Trauma gehunfähig.

Diagnostik

Die Blickdiagnostik ist gelegentlich bereits am Unfallort möglich, wo nach entsprechender Analgosedierung bei erfahrenen Ärzten bereits eine Reposition vorgenommen werden kann. Von großer Bedeutung ist der Gefäßstatus. Die A. poplitea kann im Normalfall in der Kniekehle getastet werden. Kann dies z. B. auch bei Verschwellungen nicht hinreichend durchgeführt werden, stehen apparative Möglichkeiten in Form von Dopplergeräten (Ultraschallgerät!) zur Verfügung. Des Weiteren muss der Neurostatus erhoben werden, damit Nervenläsionen bereits frühzeitig festgestellt und behandelt werden können.

Da Einblutungen zur Entwicklung eines Kompartment-Syndroms am Unterschenkel führen können, empfehlen sich bei entsprechendem Verdacht regelmäßige Kompartment-Druckmessungen.

Die konventionelle Röntgendiagnostik des Kniegelenkes in zwei Ebenen zeigt die Art der Luxation an. Gleichzeitig können knöcherne Verletzungen der Gelenkstrukturen bzw. Bandausrisse festgestellt werden. Zur Operationsplanung kann eine MRT-Untersuchung des Kniegelenkes aufgrund der hohen Sensitivität für Weichteilschäden hilfreich sein.

Therapie

Die höchste Priorität haben Verletzungen der Gefäßstrukturen. Übersehene Schäden der A. poplitea können zum Gewebsuntergang (Nekrosenbildung) am Unterschenkel führen und eine Unterschenkelamputation nach sich ziehen. Daher sind zuerst rekonstruktive Maßnahmen am Gefäßsystem vorzunehmen. Gleichzeitig muss ein bestehendes Kompartment-Syndrom durch Fasziotomie entlastet und ggf. knöcherne Bandausrisse versorgt werden. Die Kreuzbandstrukturen lassen sich später durch autogene Sehnenersatzplastiken rekonstruieren.

Die Ruhigstellung erfolgt zunächst mit einem gelenküberbrückenden Fixateur externe. Der Vorteil liegt in einer konsequenten Ruhigstellung zur Erholung der Weichteilverhältnisse. Sie lassen sich so besser beurteilen und sind den Pflegekräften ungehindert zugänglich. Deren Zustand muss auf einem Verlaufsbogen dokumentiert und bei Befundänderung unverzüglich dem behandelnden Arzt mitgeteilt werden. Bei zunehmender Konsolidierung der Weichteilverhältnisse kann der Fixateur schließlich durch eine Kniegelenksschiene (-orthese) ersetzt werden.

Die Ruhigstellung erfolgt nur bis zur Erholung der Weichteilverhältnisse. Sobald wie möglich kommt die Kniemotorschiene zur passiven Bewegungstherapie zur Anwendung.

16.2.2 Schäden am Kollateralbandapparat

Der Seitenbandapparat wird unterteilt in einen medialen und einen lateralen Anteil. Das mediale Kollateralband zieht vom medialen Femurkondylus zum medialen Rand des Schienbeinplateaus. Dabei kann eine Gliederung in drei Schichten ausgemacht werden. Die unterste Schicht geht in die Gelenkkapsel über und fixiert den Innenmeniskus. Das laterale Kollateralband zieht vom lateralen Femurkondylus zum Wadenbeinköpfchen. Ähnlich wie medial findet sich auch hier ein dreischichtiger Aufbau.

Verletzungen des Kollateralbandapparates entstehen in der Regel durch eine Kombination von direkter Krafteinwirkung verbunden mit auftretenden Rotationskräften. Oft kommt es gleichzeitig zu einem Abbremsen in der Gesamtbewegung. Trifft die Kraft von außen auf das Kniegelenk, so entsteht ein Valgusstress mit Gefährdung des medialen Bandapparates. Gleichzeitig kann das vordere Kreuzband rupturieren. Kräfte, die von medial auf das Kniegelenk einwirken, führen zur Schädigung des lateralen Seitenbandes.

Ein großer Anteil dieser Verletzungen entsteht im Sport. Dazu zählen insbesondere Sportarten mit hohen Beschleunigungskräften, wie sie bei einem Großteil der Mannschaftssportarten wie Fußball, Handball, Volleyball, Basketball, etc. auftreten. Ähnlich verhält es sich beim Abfahrts-Skirennen und dem Motorradsport.

Klinik

Die Symptome sind abhängig vom Ausprägungsgrad der Verletzung. Isolierte Verletzungen des Seitenbandapparates zeigen oft nur eine lokale Schwellung. Zusätzlich kann in einigen Fällen eine Hämatomverfärbung nachgewiesen werden. Massive Verschwellungen mit gleichzeitigem Auftreten eines blutigen Gelenkergusses sprechen für einen zusätzlichen Schaden im Kniegelenk. Hier ist eine weitere Diagnostik erforderlich.

Diagnostik

Bei isolierten Bandverletzungen kann eine lokale Druckschmerzhaftigkeit über den Bandansätzen zur Diagnose führen. Mit einigen Untersuchungstests (Aufklappbarkeit des medialen oder lateralen Gelenkanteils bei 30° Beugung) kann der Eindruck zusätzlich erhärtet werden. Knöcherne Abscherverletzungen lassen sich mit der konventionellen Röntgenuntersuchung nachweisen. Kann das Gelenk in Streckstellung aufgeklappt werden, so ist eine Beteiligung des vorderen Kreuzbandes sehr wahrscheinlich.

Kann eine Sicherung der Diagnose klinisch und röntgenologisch nicht erfolgen, so trägt eventuell eine MRT-Untersuchung (Kernspin) zur Klärung der Situation bei. Mit dieser Methode können vor allem Weichteilverletzungen nachgewiesen werden.

Bei der Ruptur des Kollateralbandes lassen sich drei Schweregrade unterscheiden. Wichtig ist der Anteil der zerrissenen Faserelemente:

Grad I   Weniger als ein Drittel der Bandstrukturen ist zerrissen
Grad II   Ein bis zwei Drittel der Faserstrukturen sind geschädigt
Grad III Mehr als zwei Drittel des Seitenbandes ist rupturiert.

Die klinisch auftretende Instabilität des Gelenkes ist abhängig von der rupturierten Fasermenge. Davon abhängig ist auch die nachweisbare Aufklappbarkeit des jeweiligen Gelenkspaltes, die bei maximaler Instabilität mehr als 1 cm beträgt.

Therapie

Isolierte Verletzungen des Seitenbandapparates (Grad I und II) waren immer schon konservativ behandelt worden. Untersuchungen haben gezeigt, dass auch bei Verletzungen III. Grades die Ergebnisse hinter denen der operativen Versorgung nicht zurückstehen. Der Trend geht hier generell zum konservativen Vorgehen. Eine Ausnahme stellen knöcherne Ausrisse aus dem Schienbeinkopf dar. Sie sollten exakt eingepasst und durch Schrauben oder transossäre Nähte refixiert werden.

Der anfängliche Reizzustand macht zunächst eine Ruhigstellung erforderlich. Dies wird durch Anlage einer Tutorgipsschiene erreicht. Zur Vermeidung von Druckstellen sind engmaschige Befundkontrollen erforderlich. Abschwellende Maßnahmen wie Hochlagerung, medikamentöse Substanzen und Eisbehandlung kommen zum Einsatz. Nach Rückgang der Schwellneigung wird die Gipsschiene durch eine Kniegelenksorthese ersetzt, die durch ihre Klettverschlüsse im Rahmen der allmählich einsetzenden Krankengymnastik vorübergehend abgenommen werden kann. Der Zeitpunkt der einsetzenden Bewegungsübungen ist abhängig vom Schweregrad der stattgehabten Verletzung.

16.2.3 Meniskusschäden

Wie bereits oben beschrieben stellen die Menisken im Kniegelenk halbmondförmige Scheiben dar, die aus einer knorpelähnlichen sowie faserigen Substanz zusammengesetzt sind. Im Querschnitt weisen sie eine dreieckige Struktur auf. Am breitesten sind die Menisken kapselwärts am Ansatzring, wo auch die beste Gefäßversorgung herrscht. Zur Gelenkmitte hin werden sie immer dünner, sorgen jedoch so für einen optimalen Ausgleich zwischen der gewölbten Oberschenkelrolle und dem flachen Schienbeinplateau.

In Abhängigkeit von der Gelenkstellung bewegen sich auch die Menisken, die sich unter den auftretenden Belastungen bis zu einem gewissen Grade verformen können. Informationen über deren Lage über vorhandene Neurorezeptoren an das Zentralnervensystem (ZNS) weitergeleitet.

Die Menisken haben eine „Stoßdämpferfunktion", die im Laufe des Lebens an Qualität einbüßt. Mit abnehmender Regenerationsfähigkeit treten Verschleißerscheinungen und Rissformationen im Meniskus auf. Muss ein so veränderter oder traumatisch geschädigter Meniskus teilweise entfernt werden, dann können zunehmend Veränderungen am Knorpel der Gelenkflächen nachgewiesen werden.

Meniskusschädigungen treten in ähnlicher Weise auf wie die Schädigung der Bandstrukturen im Kniegelenk. Plötzliche seitliche Kräfte mit Scherbewegungen führen zu Rissveränderungen unterschiedlichster Ausprägung. Ein vorgeschädigter Meniskus kann allerdings auch durch kurzzeitiges Einnehmen der tiefen Hocke endgültig einreißen.

Einteilung

Rissformationen können an allen Abschnitten der Menisken auftreten. Die Prognose hängt vom Alter des Patienten, der Lokalisation der Meniskusläsion und dem Zustand des Meniskus (schwere degenerative Veränderungen?) ab (Abb. 16–7). Basisnahe Längsrisse haben die besten Heilungsaussichten, da hier eindeutig die beste Gefäßversorgung vorliegt.

Folgende Rissformen lassen sich abgrenzen:
- Basisnahe Längsrisse bis hin zur Entwicklung eines Korbhenkelrisses
- Kleine querverlaufende Rissformationen bis zur Entwicklung größerer Lappenrisse im Vorder- oder Hinterhorn des Meniskus
- Horizontalrisse unterschiedlicher Ausprägung (meist degenerativ!).

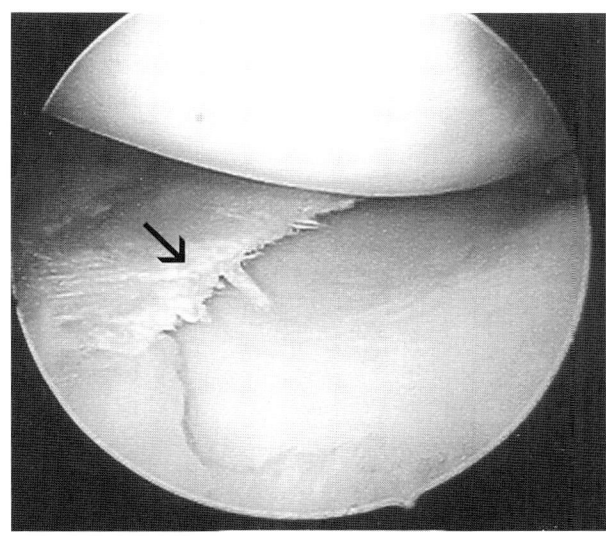

Abb. 16-7
Arthroskopisches Bild eines degenerativen Meniskusrisses (multiple Querrisse im Bereich der Meniskusschneide – durch Pfeil markiert)

Klinik

Der Verunfallte oder Sportler gibt zumeist nach dem Unfallereignis ein reißendes bzw. knackendes Gefühl an. Anschließend besteht eine mehr oder weniger ausgeprägte Bewegungseinschränkung. Nicht immer lässt sich ein begleitender Kniegelenkserguss nachweisen. Kommt es zu einem Korbhenkel- oder größeren Lappenriss, so sind bei der Beugung im Kniegelenk Einklemmungserscheinungen nachweisbar. Die abgelösten Meniskusanteile verklemmen sich vor der Oberschenkelrolle und können zu einer Streck- und Beugehemmung des verletzten Kniegelenkes führen.

Therapie

Noch vor 20 Jahren wurde ein verletzter Meniskus durch eine Arthrotomie des Kniegelenkes entfernt. Mit der Entwicklung arthroskopischer Methoden und den Erkenntnissen der anatomischen Zusammenhänge wird nunmehr eine möglichst sparsame Meniskusentfernung bevorzugt. Bei jüngeren Patienten können basisnahe Längsrisse durch Nahttechniken und Meniskuspfeile mit guten Ergebnissen wieder refixiert werden.

Totale Meniskusentfernungen sind heute eine Seltenheit. Die komplette Entfernung begünstigt die Entstehung tief greifender Knorpelschäden, die sich aus der anhaltenden Belastung unweigerlich entwickeln. Verschiedene Möglichkeiten der Meniskustransplantation mit tiefgefrorenen Menisken befinden sich in der Erprobungsphase.

Nach einer Meniskusteilentfernung wird das Bein zunächst hochgelagert und abschwellenden Maßnahmen zugeführt. Die Verabreichung von nichtsteroidalen Antirheumatika für ca. 8–10 Tage begünstigt eindeutig den Rückgang von Schwellungszuständen. Reizzustände mit verbleibenden Gelenkergüssen treten seltener auf. Zunächst sind engmaschige Befundkontrollen erforderlich, um evtl. punktionsbedürftige Ergussbildungen rechtzeitig entlasten zu können.

In Abhängigkeit vom Resektionsausmaß empfiehlt sich eine Sportpause von ca. 3–6 Wochen. Dies gilt nicht für den Hochleistungssportler, bei dem der Trainingszustand von Muskulatur und Kapsel-Band-Apparat oft einen früheren Einsatz ermöglicht.

Bei der Meniskusrefixation muss durch Anlage einer Orthese die Beweglichkeit des operierten Kniegelenkes eingeschränkt werden, um einer Reruptur entgegen zu wirken. Beugungen über 60° müssen für einen Zeitraum von 6 Wochen vermieden werden. Keine tiefe Hocke für ca. 3 Monate!

16.2.4 Kreuzbandläsionen

Der Kreuzbandapparat kann in zwei Bandstrukturen unterteilt werden, nämlich das vordere und das hintere Kreuzband. Diese setzen sich wiederum aus mehreren Bündeln zusammen, um in jeder Lage des Gelenkes eine angemessene Kraftübertragung gewährleisten zu können. Die Länge der Kreuzbänder beträgt im Kniegelenk zwischen 25 und 35 mm, während die Reißfestigkeit mit ca. 2000 N angegeben wird.

Die Kreuzbandruptur stellt bei weitem die häufigste Bandverletzung des Kniegelenkes dar. Das Verhältnis vordere zu hinterer Kreuzbandruptur beträgt dabei 10:1. Es sollte immer die frühzeitige Diagnose eines möglichen Kreuzbandschadens angestrebt werden, da sich aufgrund der verbleibenden Instabilität sonst innerhalb weniger Jahre eine gravierende posttraumatische Arthrose entwickelt.

Wie entstehen Kreuzbandverletzungen?

Vordere Kreuzbandverletzungen entstehen zumeist infolge von Innenrotationsverletzungen aber auch bei Außenrotationen verbunden mit einer Valgusstressbelastung des Kniegelenkes. Der letztere Verletzungsmechanismus führt gleichzeitig zu einer Läsion des Innenbandes. Wie bei den Kollateralbandverletzungen sind sämtliche Sportarten mit hohen Beschleunigungskräften geeignet, derartige Verletzungsmuster hervorzurufen.

Eine Schädigung des hinteren Kreuzbandes wird weniger durch den Sport, als durch direkte Anpralltraumen verursacht. Dabei sind Stürze auf das gebeugte Knie und Verletzungen am Armaturenbrett („Dashboard injuries") anzuführen.

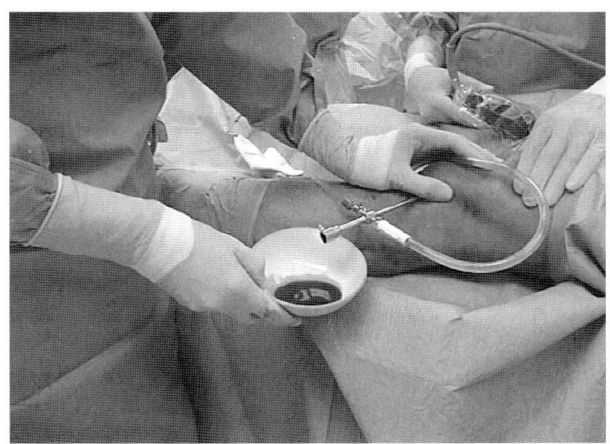

Abb. 16-8
Blutiger Gelenkerguss nach Einbringen des Arthroskop-Troikars ins Kniegelenk. Der Erguss wird in einer Schale aufgefangen

Klinik

Der Verunfallte berichtet zumeist über ein ziehendes und reißendes Gefühl im Kniegelenk. Durch eine rasch einsetzende Schwellneigung verbunden mit starken Bewegungsschmerzen ist die Fortsetzung der sportlichen Aktivität nicht mehr möglich. Beim Laufen wird ein Instabilitätsgefühl angegeben. Oft lässt sich ein mehr oder weniger starker Gelenkerguss nachweisen, der bei zunehmender Druckentwicklung entlastet werden sollte. Der Erguss ist bei Verletzungen des Kreuzbandapparates in der Regel blutig (Abb. 16-8).

Verletzungen des hinteren Kreuzbandes gehen oft nur mit geringfügiger Klinik einher, es sei denn, der hintere äußere Kapselanteil ist ebenfalls eingerissen.

Diagnostik

Die klinische Untersuchung steht im Vordergrund der diagnostischen Maßnahmen. Das gesunde Kniegelenk sollte dabei in sämtliche Untersuchungen mit einbezogen werden. Geachtet wird zunächst auf Form und Verschwellungen am verletzten Kniegelenk. Es schließen sich verschiedenste Tests zur Überprüfung des Bandapparates an.

Die größte Bedeutung für das vordere Kreuzband haben der vordere Schubladentest sowie der Lachmanntest. Beim *Schubladentest* kann im Falle einer Ruptur bei 90° gebeugtem Kniegelenk der Schienbeinkopf gegenüber den Femurkondylen nach vorne gezogen werden. Sensitiver ist der *Lachmanntest* mit ähnlichem Ergebnis bei 25–30° Beugung im Kniegelenk. Die Einteilung in verschiedene Schweregrade erfolgt in Abhängigkeit vom Ausmaß der möglichen Gleitbewegung vor allem im Vergleich zur Gegenseite. Ein gestörter Roll-Gleitmechanismus bei vorhandenem Kreuzbandschaden wird durch den „Pivot-shift-Test" nachgewiesen. Dieser stellt zumeist den Grad der vorhandenen Instabilität fest.

Beim hinteren Kreuzband wird ebenfalls mit der Inspektion der Gelenkstrukturen begonnen. Folgende Tests werden anschließend durchgeführt:
- Hinterer Schubladentest (bei 90° Beugung im Kniegelenk)
- Hyperextensionstest (Anheben des Unterschenkels mit 90° Beugung im Kniegelenk → spontane hintere Schublade).

Die Röntgendiagnostik umfasst Aufnahmen des Kniegelenkes in zwei Ebenen. Hiermit können knöcherne Ausrisse im Bereich des vorderen oder hinteren Ansatzes der Kreuzbänder am Schienbeinkopf nachgewiesen werden. Besteht der Verdacht auf Kombinationsverletzungen, so können Kernspinuntersuchungen zur Klärung beitragen. Aufgrund der hohen Treffsicherheit tritt die rein diagnostische Arthroskopie mittlerweile hinter die MRT-Untersuchung zurück.

Therapie

Bei der Behandlung von Kreuzbandverletzungen muss unbedingt vom Irrglauben Abstand genommen werden, dass mit dem Training der Oberschenkelmuskulatur ein rupturiertes vorderes Kreuzband vollständig kompensiert werden kann. Um posttraumatische Gelenkschäden möglichst lange hinauszuzögern, empfiehlt sich die Stabilisierung durch eine Kreuzbandplastik. Nahttechniken mit und ohne Verwendung von Kunstbändern sind aufgrund schlechter Ergebnisse weitestgehend verlassen worden.

Beim *Kreuzbandersatz* bestehen nach oben und nach unten kaum noch Altersgrenzen. Voraussetzung sind im Alter allerdings intakte Gelenkflächen. Indikationen für den Kreuzbandersatz sind zusammenfassend:
- Fortführung kniebelastender Tätigkeiten oder Sportarten
- Gleichzeitige Verletzungen kniestabilisierender Bandsstrukturen oder Meniskusrisse
- Chronisch bestehendes Instabilitätsgefühl mit rezidivierenden Distorsionen bereits in Alltagssituationen.

Zu den konkurrierenden Verfahren zählen primär immer Sehnentransplantate aus dem eigenen Körper (Autotransplantate). Diese können mit oder ohne anhängendem Knochenblock eingesetzt werden. Wichtig ist die korrekte Anlage der erforderlichen

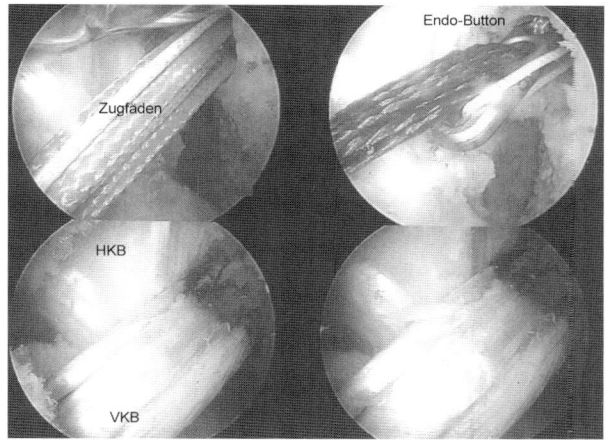

Abb. 16-9
Geteiltes Arthroskopbild mit dem die Phasen des Einzugs eines autologen Sehnentransplantats (Semitendinosus-Sehne) dargestellt werden

Bohrkanäle, die nach erfolgter Miniarthrotomie oder arthroskopisch positioniert werden. Folgende Sehnen werden zurzeit verwendet:
- Semitendinosus- und Gracilissehne (Beugergruppe des Oberschenkels) (Abb. 16-9)
- Mittleres Drittel der Patellasehne mit anhängerden Knochenblöcken
- Mittleres Drittel der Sehne des M. quadriceps femoris mit anhängendem Knochenblock.

Untersuchungen nach Einsatz der Transplantate haben gezeigt, dass die Semitendinosus- und Gracilissehnen, eingesetzt als Doppel- bzw. Vierfachstrang, eine günstigere Kinetik aufweisen als die einfach eingezogenen Sehnen mit anhängendem Knochenblock. Ein Nachteil ist jedoch die anfänglich etwas geringere Festigkeit bei der Verankerung mit längerer Einheilungszeit.

Nach dem operativen Eingriff wird das Bein zunächst für eine Woche Tag und Nacht in einer geraden Kniegelenksorthese gelagert. Damit soll das Bein ruhiggestellt und extreme Beuge- und Streckbewegungen im Gelenk verhindert werden. Reizzustände in Form von Kniegelenksergüssen treten so seltener auf.

 Abschwellende Maßnahmen werden in sämtlichen in Frage kommenden Formen angewendet. Dazu zählen:
- Hochlagerung
- Eisbehandlung (Kryotherapie)
- Verordnung nichtsteroidaler Antirheumatika

- Pflanzliche Wirkstoffe zum Abschwellen (z. B. Traumanase forte® → Ananaspräparat)
- Lymphdrainage (eine Form der Ganzkörperstreichmassage).

Trotz der Ruhigstellung in der ersten Woche kann und muss dennoch mit einer adäquaten krankengymnastischen Therapie begonnen werden. Neben isometrischen Bewegungsübungen zur Kräftigung der Oberschenkelmuskulatur (M. quadriceps femoris) wird zusätzlich eine Elektrostimulation im Sehnenentnahmegebiet verordnet. Das Kniegelenk kann aus der Schiene heraus auf der Kniemotorschiene bewegt werden.

Nach Ablauf der ersten Woche wird am Tag eine funktionelle Kniegelenksorthese (Donjoy-Schiene) angelegt, mit der eine Winkelvorgabe für die Beugung im Kniegelenk erfolgen kann. Diese wird bis zum Abschluss der 6. postoperativen Woche belassen. Die gerade Lagerungsschiene soll für den gleichen Zeitraum nächtliche unkontrollierte Bewegungen verhindern.

Die Patienten sollten mit einem zu starren Behandlungsschema nicht überfordert werden. In regelmäßigen Abständen muss individuell und in Abhängigkeit vom Kniebefund die Behandlungstaktik immer wieder angepasst werden. Insgesamt stellt die Rehabilitation eine Gratwanderung dar. Beginnt man zu früh mit Kraftübungen, so ist das Transplantat erneut rupturgefährdet. Zu ängstliche Versuche oder inkonsequentes Verhalten bei der Krankengymnastik birgt die Gefahr von intraartikulären Vernarbungen (Arthrofibrose!).

Eine andere Vorgehensweise wird bei *knöchernen Ausrissen* gewählt. Nach arthroskopischer Reposition des Fragmentes erfolgt die Fixation durch K-Drähte oder in Form einer Schraubenosteosynthese. Bei noch offenen Wachstumsfugen im Kindesalter sind die K-Drähte favorisiert, während bei Erwachsenen die Refixation mit Schrauben erfolgt. Anschließend Ruhigstellung im Gipstutor für ca. 6 Wochen. Danach Entfernung des Osteosynthesematerials und Beginn mit intensiver Krankengymnastik.

Bei der Verletzung des *hinteren Kreuzbandes* muss ebenfalls unterschieden werden, ob es sich um eine reine Bandläsion oder einen knöchernen Ausriss handelt. Es ist bislang nicht sicher geklärt, ob alle hinteren Kreuzbandrupturen einer operativen Behandlung zugeführt werden müssen. Als sichere Indikationen werden zurzeit folgende Zustände angegeben:
- Begleitverletzungen der Menisken oder des hinteren seitlichen Kapsel-Band-Komplexes
- Instabilitätszeichen des Kniegelenkes mit einer hinteren Schublade über 10 mm
- Größere knöcherne Ausrisse aus dem hinteren Anteil des Schienbeinplateaus.

Knöcherne Ausrisse können mit Schrauben, Haken- oder H-Platten refixiert werden. Bei den Ersatzplastiken wird mit den gleichen Autotransplantaten wie beim vorderen Kreuzband gearbeitet. Die Vorgehensweise ist hier jedoch wesentlich aufwendiger bezüglich Narkose, OP-Dauer und Operationstaktik.

Nach erfolgter Ersatzplastik des hinteren Kreuzbandes wird das Bein zunächst für ca. 6 Wochen in einer geraden Kniegelenksorthese ruhiggestellt. Durch einen speziellen Einsatz in der Schiene wird verhindert, dass der Schienbeinkopf spontan in die sog. hintere Schublade fällt. Aus der Schiene heraus sind passive Bewegungsübungen bereits nach Drainageentfernung am 1.-2. postoperativen Tag möglich.

Der Zeitraum für den Belastungsaufbau bis zur Vollbelastung beträgt beim vorderen Kreuzband ca. 3 Wochen, beim hinteren Kreuzband ca. 6 Wochen. Bis zur Vollbelastung werden UA-Gehhilfen verwendet und ein niedermolekulares Heparin appliziert, um das Thrombose- und Embolierisiko zu senken. Die Rückkehr zum Sport sollte beim Ersatz des vorderen Kreuzbandes nicht vor dem 4. postoperativen und beim hinteren Kreuzband nicht vor dem 9. postoperativen Monat erfolgen.

16.2.5 Fraktur der Kniescheibe (Patellafraktur)

Bei der Kniescheibe handelt es sich um den größten Sesamknochen des menschlichen Körpers. Sie ist in den Verlauf der Ansatzsehnen der Oberschenkelstrecker eingefügt und hat die Funktion einer Umlenkrolle. Mit ihr erfolgt eine gesicherte Kraftübertragung von der Oberschenkelmuskulatur auf die Unterschenkelknochen. Gleichzeitig wird verhindert, dass sich bei Beugung im Kniegelenk die Sehnenstrukturen an den Oberschenkelkondylen abscheuern. Die Form der Kniescheibe kann recht unterschiedlich sein. Zumeist sieht sie jedoch wie ein auf der Spitze stehendes Dreieck aus und geht mit ihrer Rückseite eine gelenkige Verbindung mit den Oberschenkelrollen ein.

Ursächlich liegt einer Verletzung der Patella ein direktes Anpralltrauma zugrunde. Ziel der Therapie sollte eine möglichst genaue Rekonstruktion der Kniescheibenrückfläche sein, um entstehende Verschleißerscheinungen so gering wie möglich zu halten.

Bei den auftretenden knöchernen Verletzungen kann grob in eine Längs- und Querfraktur unterschieden werden. Eine einheitliche Klassifikation der Patellafraktur existiert nicht.

Klinik

Bei der Inspektion des verunfallten Kniegelenkes zeigt sich oft eine massive Weichteilschwellung mit oder ohne Hämatomverfärbung. Bei einer Querfraktur kann durch einen Hochstand der Kniescheibe das Tasten derselben erschwert sein. Der Verunfallte klagt über starke Schmerzen und eine starke Funktionseinschränkung. Häufig kann der Betroffene das Bein in gestrecktem Zustand nicht anheben.

Diagnostik

Unfallmechanismus und Klinik können bereits die Verdachtsdiagnose einer Patellafraktur ergeben. Um Begleitverletzungen auszuschließen, muss eine möglichst genaue funktionelle Überprüfung des Kniegelenkes und auch der Nachbargelenke vorgenommen werden.

Zur sicheren Diagnose der Patellafraktur sind meist Aufnahmen des Kniegelenkes in zwei Ebenen ausreichend. Bei Längsfrakturen kann eine axiale Aufnahme der Kniescheibe hilfreich sein. Normvarianten der Kniescheibe in Form einer zusammengesetzten Kniescheibe (Patella bi- oder tripartita) kann die Diagnostik erschweren. Eine Klärung bringt oft die Aufnahme der Gegenseite.

Therapie

Nur gering oder nicht verschobene Brüche der Kniescheibe können konservativ in einem Brace behandelt werden. Die Kniegelenksbeweglichkeit wird dabei für ca. 3 Wochen auf 30–60° Beugung eingeschränkt. In Abhängigkeit von Klinik und Röntgenbefund wird nach 6 Wochen die Beweglichkeit des Kniegelenkes mit zunehmender Aufbelastung allmählich freigegeben.

Wie bereits erwähnt, ist bei der Osteosynthese auf eine möglichst exakte Wiederherstellung der Kniescheibenrückfläche zu achten. Verschiedene Osteosyntheseverfahren kommen zur Anwendung:
- Zuggurtungsosteosynthese (K-Drähte und Cerclage)
- Einfache oder doppelte Cerclagendrahtung
- Schraubenosteosynthesen bei einfachen Längs- und Querfrakturen.

Nur selten ist bei einer ausgedehnten Zertrümmerung der Kniescheibe eine totale Entfernung der Kniescheibe erforderlich.

Nach der Operation wird vorübergehend eine Gipsschiene angelegt, die zügig durch eine Kniegelenksorthese ersetzt wird. In den ersten 3 Wochen postoperativ wird die Schienenbeweglichkeit zunächst auf 60° Beugung limitiert, um eine Dislokation des Osteosynthesematerials zu verhindern. Die Beweglichkeit des Kniegelenkes wird durch Einsatz einer Kniemotorschiene unter den ebenfalls festgelegten Bewegungsausmaßen unterstützt. Die Mobilisation erfolgt mit Unterarmgehhilfen und Bodenkontakt. Eine weitere Steigerung der Bewegungsausmaße sowie eine Zunahme der Belastung erfolgt in Abhängigkeit vom Röntgenbefund nicht vor Ablauf der 4. postoperativen Woche.

Den Pflegekräften obliegt die Überwachung und Organisation abschwellender Maßnahmen sowie lagerungs- und grundpflegerischer Leistungen. Druckstellen müssen zügig erkannt und abgepolstert werden. Des Weiteren ist auch hier eine gute Zusammenarbeit mit den Krankengymnasten erforderlich.

16.2.6 Verrenkung der Kniescheibe (Patellaluxation)

Die Patellaluxation ist selten durch ein direktes Trauma von der Außen- oder Innenseite des Kniegelenkes hervorgerufen. Häufig sind anatomische Variationen der Kniescheibe, der Beinachse oder auch des Bandapparates Voraussetzung für eine Luxation nach Bagatelltraumen. Bei gehäuftem Auftreten am gleichen Bein spricht man auch von einer „habituellen Patellaluxation".

In der Regel sind es Verdrehtraumen des Kniegelenkes, die zu dieser Verletzung führen. Seltener sind seitliche Krafteinwirkungen, die das Bein in eine verstärkte Valgusstellung führen, verbunden mit Außenrotationsbewegungen. Der überwiegende Anteil der Luxationen erfolgt dabei nach außen (lateral).

Klinik

Die Verrenkung der Kniescheibe stellt eine akute Schmerzsituation dar, bei der über ein plötzliches Herausrutschen aus dem Gleitlager berichtet wird. Das Kniegelenk kann nicht mehr eigenständig gestreckt werden und es zeigt sich eine federnde Fixation. Oft ist beim Eintreffen von Rettungspersonal die Kniescheibe bereits wieder spontan oder mit Hilfe in die anatomische Ausgangsposition zurückgesprungen. Bei anhaltendem Befund muss in der Klinik unverzüglich eine Reposition der Kniescheibe vorgenommen werden. Dazu wird das Bein in der Hüfte gebeugt und anschließend unter leichtem Druck am seitlichen Patellarand das Kniegelenk wieder gestreckt.

Diagnostik

Bei normalen Proportionen des Verunfallten fällt die Patellaluxation auf den ersten Blick ins Auge. Der Schmerz geht nach der Reposition unverzüglich zurück. Eine Druckschmerzhaftigkeit neben dem medialen Patellapol ist oft durch ein Zerreißen des medialen Retinakulums (sehniger Anteil der Quadricepsmuskulatur) hervorgerufen. Mit Röntgenaufnahmen des Kniegelenkes und der Kniescheibe müssen knöcherne Begleitverletzungen ausgeschlossen werden. Besteht der Verdacht auf Gelenkflächenschäden so sind MRT-Untersuchungen hilfreich.

Therapie

Lange Zeit wurde die Luxation der Patella nach erfolgter Reposition konservativ behandelt. Diese Strategie wurde zwischenzeitlich weitestgehend verlassen, da gehäuft Rezidive auftraten. Dabei kommen oft kombinierte offene und arthroskopische Verfahren zum Einsatz. Ziel ist eine Medialisierung der Kniescheibe, was durch eine Raffung des medialen Strecksehnenapparates und eine seitliche Kapselspaltung (Elektrolateralrelease) erreicht werden kann.

Postoperativ erfolgt eine kurzzeitige Ruhigstellung in einer Tutorschiene, die nach Rückgang der Schwellneigung durch eine Orthese mit Gelenk ersetzt wird (z. B. I-Rom-Schiene, Rehband-Orthese). Nach Entfernung der Drainagen wird mit einer Beübung auf der Motorschiene begonnen. Die Bewegungsausmaße für die Beugung werden zunächst auf 30/40° und bis zum Ende der 6. postoperativen Woche auf 60° begrenzt. Abhängig von Klinik und Befund erfolgt danach eine zunehmende Steigerung bis zur freien Beweglichkeit.

16.2.7 Kniegelenksnahe Sehnenzerreißungen

Da die Schädigungsmechanismen ähnlich sind, sollen hier die Quadriceps- und die Patellasehnenruptur zusammen abgehandelt werden. Einige einleitende anatomische Zusammenhänge tragen zur Verdeutlichung der Verletzungsmuster bei.

Die Streckermuskulatur des Oberschenkels (M. quadriceps femoris) läuft nach distal in einem komplexen Sehnenapparat zusammen. Ein Teil setzt dabei direkt am oberen Patellapol an. Bei Ausrissen in dieser Region entsteht die Quadricepssehnenruptur.

Die Kniescheibe ist als Sesambein direkt in diesen Sehnenapparat eingebettet und hat die Funktion einer Umlenkrolle bei der Kraftübertragung auf den Unterschenkel. Einige Sehnenbündel laufen seitlich an der Kniescheibe vorbei und werden „Retinacula" genannt. Es verbleibt schließlich noch der Sehnenanteil zwischen unterem Patellapol und dem Schienbeinhöcker (Tuberositas tibiae) am Schienbeinkopf. Dieser ist kaum dehnbar und bezeichnet das sog. Patellaband (auch Patellasehne).

Sehnen sind Bausteine des Komplexes Muskel-Sehne-Knochen und haben direkten Kontakt mit der Spongiosa der Knochen. Sie setzen an einer Stelle des Knochens an, die nicht von Knochenhaut überzogen ist. Begleitende knöcherne Ausrisse sind daher keine Seltenheit. Bedeutung hat dies auch für die Diagnostik von Sehnenverletzungen.

Durch die ständig auftretenden Zugbelastungen kommt es zu degenerativen Umbauprozessen im Bereich der Sehnenansätze. Kalkeinlagerungen im Sehnenverlauf sind die Folge. Daher ist auch verständlich, dass der überwiegende Teil der Sehnenrupturen auf solche degenerativen Vorschäden der Sehnen zurückgeführt werden kann. Eine Sehnenverletzung entsteht somit nicht nur nach Überschreiten der absoluten Belastungsgrenze der Sehne.

Am häufigsten entstehen derartige Verletzungen bei Schnellkraftübungen untrainierter Gelegenheitssportler. Die Muskulatur wird oft nicht ausreichend aufgewärmt bzw. gedehnt und es treten so vermehrt Verletzungen der oben beschriebenen Sehnenanteile auf.

Klinik

Kennzeichen ist hier ein peitschenschlagartiger Schmerz im Bereich des Kniegelenkes mit rasch eintretenden Verschwellungszuständen. Der Funktionsverlust ist dadurch gekennzeichnet, dass das betroffene Bein nicht mehr bei gestrecktem Kniegelenk angehoben werden kann. Nicht immer weist eine Einblutung in die Weichteile (Hämatom) auf die mögliche Sehnenverletzung hin. Neben Komplettrupturen der Sehne sind auch Teilrupturen mit verbliebenen Restfunktionen möglich.

Diagnostik

Die Funktionsüberprüfung der Kniegelenksbeweglichkeit kann bereits zur Diagnose führen, ist jedoch unspezifisch, da schmerzreflektorische Bewegungseinschränkungen bei Kniegelenksverletzungen häufig sind. Oft kann im Verlauf der Sehnen jedoch eine tastbare Lücke nachgewiesen werden. Mit einer sonographischen Untersuchung der Sehne kann schnell eine Unterbrechung der Kontinuität festgestellt und dokumentiert werden. Röntgenuntersuchungen des Kniegelenkes in zwei Ebenen weisen schließlich auf knöcherne Sehnenausrisse hin und können bereits bei der Operationsplanung bedeutend sein.

Therapie

Rupturen der Quadriceps- und Patellasehne stellen eine absolute OP-Indikation dar. In frischem Zustand werden Durchflechtungs- bzw. Rahmennähte gewählt, mit der die Sehnenstümpfe wieder angenähert werden können. Insbesondere bei der Patellasehne werden auch nicht resorbierbare Nähte angewendet, da ansonsten erneute Rissereignisse drohen. Bei unsicheren Verhältnissen empfiehlt sich zusätzlich eine Sicherung durch Bohrkanäle in der Kniescheibe.

In der Nachbehandlung ist zurzeit folgendes Vorgehen üblich:
- Postoperative Anlage einer Tutorgipsschiene für einige Tage
- Nach Drainageentfernung Beginn der Mobilisation des Kniegelenkes auf einer Motorschiene bis 30°

- Nach 5–7 Tagen Anlage einer funktionellen Knieschiene (0–30°) für 2 Wochen. Ab der 4.-6. postoperativen Woche Bewegungsfreigabe auf 0–60°
- Mobilisation mit Unterarmgehhilfen sofern möglich bereits unmittelbar postoperativ (Teilbelastung) bis Abschluss der 6. postoperativen Woche. Erst danach schmerzorientierte Belastungssteigerung
- Thromboseschutz bis zur Vollbelastung.

 In den ersten Tagen ist von den Pflegekräften auf Druckstellen von Seiten der Gipsschienen zu achten. Die Hautverhältnisse sind regelmäßig zu überprüfen und zu dokumentieren. Bei Schmerzen im Gips muss dieser entfernt und ggf. zusätzlich abgepolstert werden. Trockene Hautpartien werden regelmäßig mit fetthaltigen Salbenauflagen behandelt. Auch nach Anlage der funktionellen Orthese ist auf einen regelrechten Sitz zu achten. Korrekturen erfolgen oft in Zusammenarbeit mit dem ansässigen Orthopädiefachhandel.

Unregelmäßigkeiten bei der Wundheilung oder Nachblutungen müssen unverzüglich mitgeteilt werden. Die Entfernung der Drainagen erfolgt zumeist am 2. postoperativen Tag.

16.3 Verletzungen am Unterschenkel

Der Unterschenkel setzt sich aus zwei Knochen zusammen, nämlich dem kräftigen Schienbein (Tibia) und dem schlankeren Wadenbein (Fibula). Lang streckig besteht eine Verbindung dieser Knochen über eine straffe Faserschicht (Membrana interossea). Die Kraftübertragung des Oberkörpers erfolgt über den Oberschenkelknochen schließlich direkt auf das Schienbein. Ähnlich den Kondylen des distalen Oberschenkelknochens findet man auch am Schienbeinkopf eine deutliche Vergrößerung. Dies wurde bereits im Zusammenhang mit dem Aufbau des Kniegelenkes beschrieben.

Anteile der Unterschenkelknochen sind proximal am Aufbau des Kniegelenkes und distal am Aufbau des oberen Sprunggelenkes beteiligt. Dazwischen befinden sich die sog. Schaftanteile von Schien- und Wadenbein.

Das obere Sprunggelenk fällt bei der Inspektion der Unterschenkel durch seine markante Struktur auf. Während das Schienbein nach distal auslaufend den Innenknöchel bildet, steuert das Wadenbein den Außenknöchel zum Aufbau der „Malleolengabel" bei. Die Stabilität im oberen Sprunggelenk wird zusätzlich durch eine Reihe von Bandstrukturen gesichert.

16.3.1 Schienbeinkopffrakturen

Schienbeinkopffrakturen können mit und ohne Beteiligung des Wadenbeinköpfchens einhergehen. Die Bedeutung dieser Verletzung liegt in einer mehr oder weniger starken Beeinträchtigung der gelenkbildenden Anteile des Schienbeinkopfes. Eine exakte Wiederherstellung der Gelenkfläche ist Voraussetzung dafür, dass auftretende arthrotische Veränderungen im Kniegelenk so gering wie möglich ausfallen.

Schienbeinkopfbrüche (Tibiakopffrakturen) entstehen in der Regel durch eine Kombination von Scher- und Stauchungskräften. Verantwortlich sind zumeist Sturzereignisse oder Verkehrsunfälle („Dashboard injuries"). Da die knöcherne Struktur außenseitig nicht so kräftig ausgebildet ist, kommt es wesentlich häufiger zu lateralen Schienbeinkopfbrüchen. Verletzungen im Bereich des medialen Plateaus weisen auf hohe Gewalteinwirkungen hin.

Einteilung

Praktisch bewährt hat sich die Einteilung in Frakturen mit und ohne Beteiligung des Bandapparates. Folgende zwei Frakturtypen lassen sich abgrenzen:
- *Plateaufrakturen* (ohne Beteiligung des Bandapparates)
    - P0   nicht verschobene Frakturen und Fissuren
    - P1   Spaltbrüche bei jungen Verunfallten insbesondere lateral
    - P2   Impressionsbrüche mit Einsenken vor allem der äußeren Gelenkfläche
    - P3   Spalt-Impressionsbrüche mit Verbreiterung und Unregelmäßigkeit der Gelenkfläche
    - P4   Beteiligung beider Kondylen, wobei die laterale oft erhebliche Impressionen aufweist
- *Luxationsfrakturen* (oft mit Beteiligung des Bandapparates)
    - L1   Spaltbruch im hinteren Anteil der medialen Tibiakondyle
    - L2   Fraktur des gesamten Kondylus medial oder lateral auftretend. Der Kreuzbandansatzhöcker kann mitbetroffen sein
    - L3   Mediale oder laterale Randausrisse
    - L4   Mediale oder laterale Randimpressionen
    - L5   Im Vergleich zur bikondylären Schienbeinkopffraktur (P4) ist der Kreuzbandansatzhöcker (Eminentia) gesondert ausgebrochen.

Nur ein kleiner Teil der Schienbeinkopffrakturen wird als Trümmerfraktur gesondert nach der AO-Klassifikation eingeteilt.

Klinik

Der Verunfallte klagt über stärkste Schmerzen im Bereich des Schienbeinkopfes und kann mit dem Bein nicht mehr auftreten. Häufig kommt es zu einer Verschwellung im Kniegelenksbereich mit und ohne Entwicklung eines Kniegelenksergusses. Die Kniegelenksbeweglichkeit kann schmerzbedingt nahezu aufgehoben sein. Gefäßschäden oder auch massive Einblutungen in die Weichteile können zur Entwicklung eines Kompartment-Syndroms am Unterschenkel führen.

Durch den Verlauf des N. peroaeus (zwischen Schienbeinkopf und Wadenbeinköpfchen) sind Nervenläsionen nicht selten. Als Vollbild der Läsion kann sich eine vorübergehende oder auch verbleibende Fußheberparese ausbilden.

Diagnostik

Bei Verhärtung des Unterschenkels sind zum frühzeitigen Erkennen von Drucksteigerungen Kompartment-Messungen angezeigt. Eine frühzeitige Faszienspaltung hilft gravierende Gefäß-, Nerven- und Weichteilschäden zu vermeiden. Neurologische Verlaufskontrollen im Verlauf sind obligat.

Die Fraktur wird schließlich durch das Anfertigen konventioneller Röntgenbilder in zwei Ebenen gesichert. Zur genauen OP-Planung sind darüber hinaus oft Schräg- bzw. Schichtaufnahmen erforderlich.

Die Computertomographie gibt mit der Möglichkeit von dreidimensionalen Rekonstruktionen weitere wichtige Anhaltspunkte über die Komplexität von Trümmerfrakturen. Mit einer MRT-Untersuchung können Aussagen zum Ausmaß des Weichteilschadens (speziell Bandapparat) gemacht werden.

Therapie

Bei grob dislozierten Frakturen kann eine Reposition bereits in der Ambulanz des aufnehmenden Krankenhauses zur Druckentlastung führen und damit eine Schmerzreduktion bewirken. Anschließend erfolgt eine Ruhigstellung auf einer Oberschenkelgipsschiene.

Wenige Schienbeinkopffrakturen eignen sich zur rein konservativen Behandlung. Berücksichtigt werden muss immer der Allgemeinzustand und das Alter des Patienten. Daneben ist entscheidend, ob lediglich ein Spaltbruch oder eine grobe Dislokation vorliegt. Wird der Bandapparat nicht rekonstruiert und beträgt die Stufe in der Gelenkfläche weniger als 1 mm, so kann auf eine Operation verzichtet werden. Nach Abschwellen und Beruhigung der Weichteilsituation kann die Gipsschiene entfernt und eine Teilbelastung (bis 30 kg) erlaubt werden. Je nach Frakturtyp muss diese für ca. 8–12 Wochen beibehalten werden.

Bei dislozierten Frakturen bzw. solchen mit Gelenkflächenimpressionen ist eine osteosynthetische Frakturversorgung unumgänglich. Folgende Verfahren stehen zur Verfügung:

- Reposition einer Gelenkflächenimpression (arthroskopisch unterstützt) unter Schaffung eines kleinen Knochenfensters. Die imprimierten Fragmente werden hochgestößelt und anschließend erfolgt die endgültige Frakturversorgung durch perkutan eingebrachte Kirschner-Drähte. Bei größeren Fragmenten empfiehlt sich die Versorgung mit durchbohrten Spongiosaschrauben.
- Größere Fragmente sowie komplexe Frakturtypen werden durch Kombinationen aus Schrauben, transossären Nähten, K-Drähten sowie T- u. L-Platten versorgt.
- Bei Trümmerfrakturen und Frakturen mit tief greifendem Weichteilschaden empfiehlt sich die Rekonstruktion der Beinachse durch Anbringen eines Fixateur externe. Verzicht auf rekonstruktive Eingriffe bei sehr alten Patienten und solchen in reduziertem Allgemeinzustand.

Ausgeprägte Trümmerzonen werden nach Rekonstruktion der Gelenkfläche oft mit zusätzlichen Spongiosaplastiken versehen, um das Ergebnis der Reposition halten zu können.

Mit der Osteosynthese wird immer die Möglichkeit einer frühfunktionellen Behandlung angestrebt. Die Gipsschiene wird nur wenige Tage belassen, bis sich die Weichteilsituation erholt hat. Nach Entfernung der Drainagen wird bereits mit einer Motorschienenbehandlung begonnen, um Einsteifungen des Kniegelenkes zu verhindern. Die Bewegungsausmaße werden zwischen 20 und 60° (80°) begrenzt. Ohne Spongiosaplastik ist eine Teilbelastung von 20–30 kg für 8 Wochen einzuhalten. Danach Aufbelastung in Abhängigkeit von Klinik und Röntgenbefund. Im Falle einer Spongiosaplastik ist die Vollbelastung nicht vor der 14.-16. postoperativen Woche erlaubt.

16.3.2 Unterschenkelschaftbrüche

Unterschenkelschaftfrakturen treten durch direkte Gewalteinwirkung von außen oder infolge von Drehtraumen auf. Letztere führen zu den typischen Spiralfrakturen des Unterschenkels. Der begleitende Weichteilschaden ist abhängig von der Art der Schädigung. Schwere Quetschtraumen sind gefürchtet, da zusätzlich zur Fraktur tief greifende Hautnekrosen auftreten können. Aufgrund der anatomischen Gegebenheiten besteht zusätzlich die Gefahr eines Kompartment-Syndroms.

Unterschenkelbrüche treten bei verschiedensten Gelegenheiten auf. Dazu zählen Verkehrsunfälle, Arbeitsunfälle, Stürze aus größeren Höhen, aber auch Sportunfälle (Fußball, Motorsport, Ski- und Kontaktsportarten).

Einteilung

Für die Planung des weiteren Vorgehens hat sich auch hier die Klassifikation der Frakturen nach der AO-Klassifikation bewährt:

- *A-Frakturen*   Einfache Frakturlinie in Form eines Schräg-, Quer- oder Spiralbruches
- *B-Frakturen*   Durch Biegekräfte Ausbruch eines Keilfragmentes. Es werden Dreh- und Biegungskeile unterschieden, die ebenfalls frakturiert sein können.
- *C-Frakturen*   Mehrfachfrakturierung als Etagen oder Trümmerfrakturen. Auch hier sind Spiralbrüche möglich.

Klinik

Oft fällt bereits bei der Inspektion des Unterschenkels eine Fehlstellung der Beinachse auf. Der Verunfallte ist häufig nicht mehr in der Lage, auf das verletzte Bein aufzutreten. Im Frakturbereich tritt oft zügig eine Weichteilschwellung auf (Cave: Kompartment-Syndrom!). Der Weichteilschaden kann sehr stark differieren und reicht von einem fast unauffälligen Befund, über schwere Quetschverletzungen bis hin zu offenen Frakturen mit sichtbaren Frakturanteilen.

Diagnostik

Auch hier muss wie bereits erwähnt auf mögliche neurologische Defizite und Druckerhöhungen in den Weichteilen geachtet werden. Der Nachweis sicherer Frakturzeichen ergibt bereits die Verdachtsdiagnose. Der genaue Frakturverlauf lässt sich mit Röntgenaufnahmen in zwei Ebenen darstellen. Dabei sollten lange Aufnahmen angefertigt werden, um die angrenzenden Gelenke (Knie- und Sprunggelenk) ebenfalls beurteilen zu können. Mehrfachverletzungen sind möglich und müssen in die Therapieplanung einbezogen werden (Abb. 16–10). Weitere diagnostische Maßnahmen sind in der Regel nicht erforderlich.

Therapie

Auch hier ist die Therapieplanung abhängig von verschiedenen Gesichtspunkten. Entscheidend sind vor allem Alter und Allgemeinzustand des Verunfallten. Daneben ist auch die Zuverlässigkeit bei den Therapierichtlinien von entscheidender Bedeu-

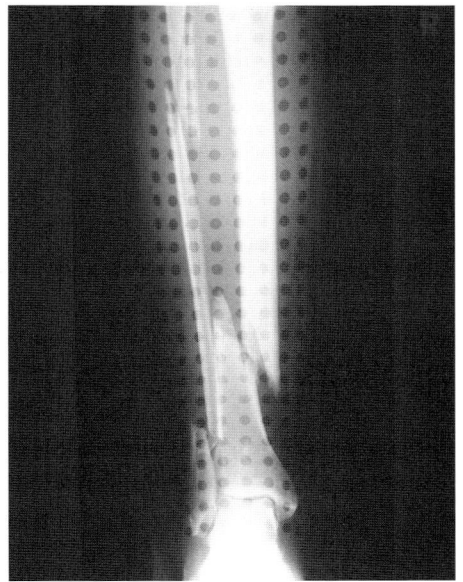 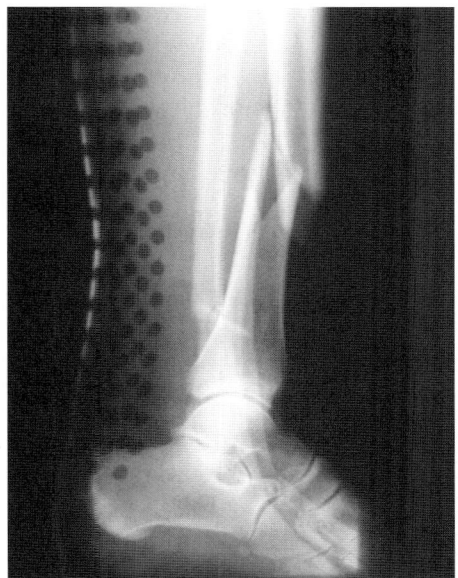

Abb. 16–10 Röntgenaufnahmen einer kompletten Unterschenkelschaft Mehretagenfraktur.
a) Darstellung im a.p.-Strahlengang.
b) Seitliche Ebene mit deutlich erkennbarem Versatz des Schienbeins im Übergang vom mittleren zum distalen Drittel.

tung. Schwerwiegende Begleiterkrankungen können das Vorgehen ebenfalls beeinflussen.

Muss oder kann ein konservatives Vorgehen gewählt werden, so wird bei kompletter Unterschenkelfraktur zunächst eine Oberschenkelgipsschiene angelegt. Hochlagerung und abschwellende Maßnahmen werden durchgeführt. Nach Rückgang der Schwellneigung kann eine definitive Versorgung in einem Gips oder einem Kunststoffbrace in der Technik nach Sarmiento (zusätzliche Kniekappe) vorgenommen werden.

Um die Folgen einer längerfristigen Ruhigstellung (Thrombose, Sudeck-Dystrophie, Weichteilschäden durch die Gipsbehandlung) zu vermeiden tritt das konservative Vorgehen bei der Unterschenkelfraktur zunehmend in den Hintergrund. Eine Extensionsbehandlung kann bei Mehrfachverletzungen in Form einer Kalkaneusextension angelegt werden. Nach Sicherung der Vitalparameter erfolgt dann die definitive Frakturversorgung. Dabei erfolgt eine Wiederherstellung der Achse mit Beseitigung des Drehfehlers nur bei der Tibia. Schaftfrakturen des Wadenbeins oder auch hohe Fibulafrakturen stellen sich nach der Versorgung der Schienbeinfraktur ausreichend

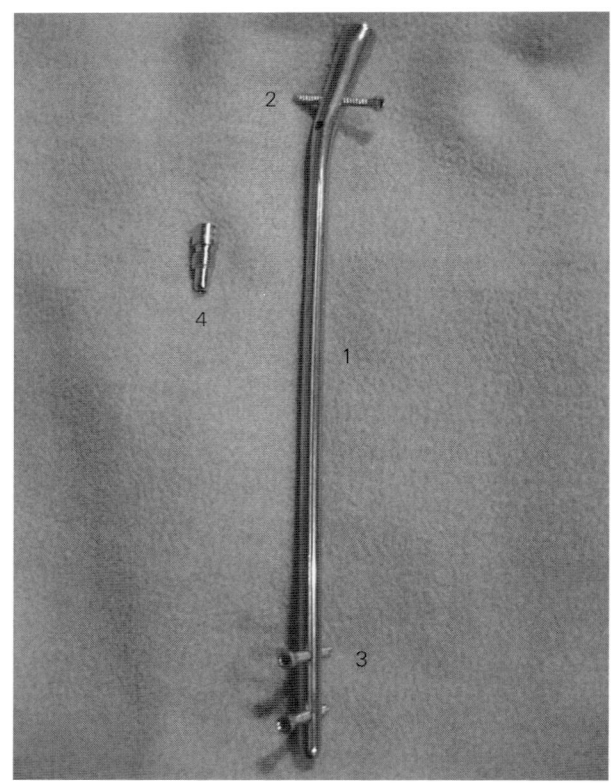

Abb. 16–11
Photo eines Unterschenkelverriegelungsnagels (Marknagel).
1 Marknagel
2 Proximaler Verriegelungsbolzen
3 Distale Verriegelungsbolzen (2)
4 Proximale Verschlusskappe des Marknagels

gut ein. Des Weiteren hat die Fibula am Unterschenkel keine tragende Funktion. Folgende Osteosyntheseverfahren kommen zur Anwendung:
- *Verriegelungsmarknagel* zur Versorgung des Schienbeinknochens in aufgebohrter (kurze Schräg- und Querbrüche) und unaufgebohrter Technik (Abb. 16–11)
- *Plattenosteosynthese* bei Schienbeinschaftfrakturen im oberen Drittel oder im unteren Fünftel
- *Fixateur externe* bei ausgedehnten Weichteilschäden und offenen Frakturen. Verfahrenswechsel sind nach Beruhigung der Weichteilsituation möglich (Abb. 16–12).

 Eine stabile Frakturversorgung bei den Unterschenkelschaftfrakturen ermöglicht eine frühe funktionelle Übungsbehandlung der benachbarten Gelenkanteile. Der Marknagel weist die günstigsten Möglichkeiten für eine zügige Teilbelastung auf. Abhängig von der Frakturform kann nach Rückgang der Schwellneigung eine

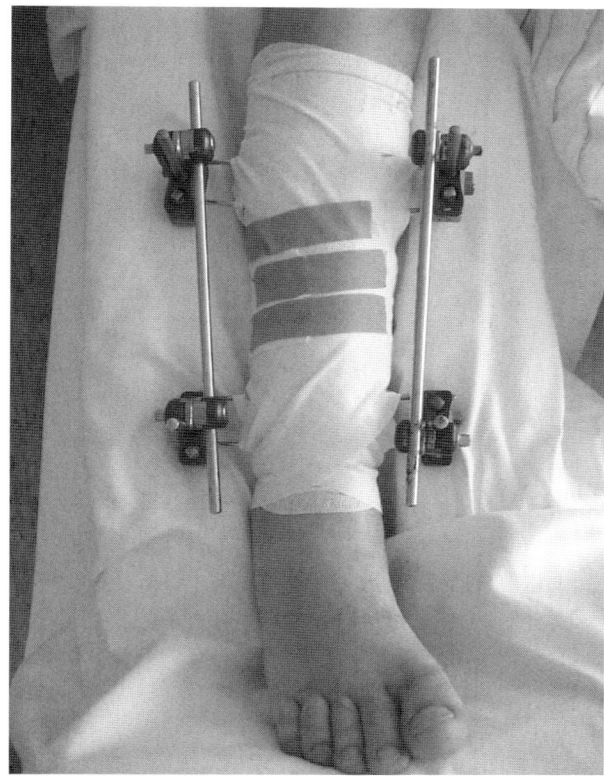

Abb. 16–12
Versorgung einer offenen kompletten Unterschenkelfraktur mittels Fixateur externe (Hoffmann-II Fixateur)

schmerzorientierte Aufbelastung allmählich vorgenommen werden. Röntgenverlaufkontrollen und Klinik sind dabei maßgebend.

Bei den Plattenosteosynthesen wird zunächst nur eine Teilbelastung von ca. 20 kg zugestanden. In Abhängigkeit von Frakturform und -heilung wird diese auch für einen Zeitraum von 10–14 Wochen postoperativ belassen.

Komplikationen und erneute Eingriffe

Neben allgemeinen Komplikationen wie Blutergüssen, Wundheilungsstörungen, Infekten und überschießenden Narbenbildungen sind weitere spezifische Komplikationen zu erwähnen. Dazu zählen:
- Verzögerte Knochenbruchheilungen bis hin zur Ausbildung eines Falschgelenkes (Pseudarthrose)
- Implantatbrüche
- Auslockerung des Osteosynthesematerials.

Verzögerte Knochenbruchheilungen bzw. Pseudarthrosen lassen sich oft nur durch einen erneuten Eingriff zur Ausheilung bringen. Hierzu sind häufig auch Spongiosaplastiken erforderlich.

Die Metallentfernung sollte nicht vor Ablauf von $1^1/_2$ Jahren vorgenommen werden, da die erneute Ausbildung der spongiösen Kraftlinien erst zu diesem Zeitpunkt abgeschlossen ist.

Besonderheiten bei kindlichen Frakturen

Im Wachstumsalter ist die Versorgung ebenfalls abhängig vom Grad der Dislokation. Isolierte Schienbeinbrüche sind hier am häufigsten anzutreffen. Sie sind oft nur wenig verschoben. Bei regelrechter Frakturstellung ohne Drehfehler kann die Fraktur bereits nach 6–8 Wochen im Gips zur Ausheilung gebracht werden. Nach 3 Wochen wird der Oberschenkelgips durch einen Unterschenkelrundgips mit Kniekappe ersetzt.

Dislozierte Frakturen werden zunächst geschlossen reponiert und anschließend durch intramedullär eingebrachte flexible Kirschnerdrähte versorgt. Die Wachstumsfugen sollten dabei möglichst nicht tangiert werden. Eine Gipsbehandlung ist hierunter bei entsprechender Compliance nur bis zur Wundheilung erforderlich.

War eine offene Frakturreposition mit Plattenosteosynthese erforderlich, so empfiehlt sich eine frühzeitige Metallentfernung nach 8–12 Monaten.

16.3.3 Distale Tibiafraktur (Pilonfraktur)

Es handelt sich hier um eine metaphysäre Verletzung des Schienbeins im distalen Anteil, die schwer zu versorgen ist und einen hohen Anspruch an den behandelnden Chirurgen stellt. Obwohl hierbei auch Innen- und Außenknöchelregion (Malleolarregion) mit betroffen sein können, ist die Verletzung alleine schon aufgrund ihrer Entstehung von den reinen Malleolarfrakturen abzugrenzen. Sie wird durch Stauchungs- und Biegekräfte hervorgerufen, wie sie bei Stürzen aus großer Höhe und Verkehrsunfällen auftreten. Ausgedehnte Trümmerzonen mit Beteiligung der Schienbeingelenkfläche sind häufig anzutreffen.

Einteilung

Bei einem Großteil der Verletzungen ist auch die distale Fibula mitverletzt. Zur Einteilung dieses Frakturtyps wird ebenfalls die AO-Klassifikation herangezogen. Dabei können wieder drei Gruppen unterschieden werden:

- *A-Frakturen* Reine Metaphysenverletzung der distalen Tibia (extraartikuläre Lage). Dabei reichen die Verletzungen von einfachen Frakturlinien über Keilausbrüche bis hin zu komplexen Frakturmustern.

- *B-Frakturen*   Partielle Gelenkflächenbeteiligung im Bereich des medialen oder lateralen Anteils. Einfache Frakturlinien bis zu Mehrfragmentfrakturen und Impression der Gelenkfläche.
- *C-Frakturen*   Vollständige Gelenkfraktur mit einfacher Frakturlinie bis hin zu komplexen Frakturzonen und Impression der Gelenkfläche. Trümmerzonen liegen häufig bei Hochrasanztraumen oder auch diffuser Osteoporose vor.

Klinik

Wie bereits erwähnt stellt die distale Schienbeinfraktur eine schwere Verletzung dar. Dies ist nicht zuletzt darauf zurückzuführen, das hohe energetische Kräfte vorgelegen haben. Der nur dünne Hautüberzug ist nur eingeschränkt dehnbar, so dass der Weichteilschaden enorm ist. In kurzer Zeit treten massive Verschwellungen auf und es besteht die Gefahr der Entwicklung eines Kompartment-Syndroms. Stärkste Schmerzen und Fehlstellungen im Bereich des distalen Unterschenkels können bereits auf diesen Verletzungstyp hinweisen. Vor der Operationsplanung ist auch auf Begleiterkrankungen wie Krampfadern, chronisch venöse Insuffizienz und arterielle Durchblutungsstörungen zu achten. Das Vorliegen derartiger Nebenerkrankungen kann das weitere Vorgehen nicht unwesentlich beeinträchtigen.

Diagnostik

Zur genauen Differenzierung des Frakturtyps sind oft Röntgenaufnahmen in zwei Ebenen, gelegentlich in Verbindung mit Schrägaufnahmen, ausreichend. Nur in seltenen Fällen wird nach erfolgter Reposition zur Darstellung der Gelenkflächen eine CT-Untersuchung vorgenommen.

Vergessen werden darf allerdings nicht, dass die Frakturentstehung meist im Zusammenhang mit einem Hochrasanztrauma auftritt. Es handelt sich um einen Stauchungsmechanismus, der in der Gliederkette nach proximal weitere knöcherne Verletzungen hervorgerufen haben kann. Daher müssen auch die nachfolgenden Gelenke wie Knie- und Hüftgelenk, aber auch Becken und Wirbelsäule genauestens inspiziert werden. Im Zweifel sollten auch von diesen Regionen Röntgenaufnahmen angefertigt werden.

Therapie

Es gibt durchaus Fälle, in denen auch eine distale Tibiafraktur einer konservativen Behandlung zugeführt werden kann. Dies gilt bei einfachen Frakturverläufen ohne Dislokation aber auch komplexen Verletzungsmustern ohne Verschiebung und guter Stellung im oberen Sprunggelenk. Bis zum Rückgang der Schwellneigung wird zunächst eine Unterschenkelgipsschiene und daran anschließend ein zirkukärer Gips angelegt.

Dislozierte Frakturen bedürfen nach der Reposition einer osteosynthetischen Versorgung. Der OP-Zeitpunkt richtet sich in aller Regel nach den aktuellen Weichteilverhältnissen. Bei schweren Weichteilverletzungen ist der günstigste Operationszeitpunkt meist ca. 8–10 Tage nach dem Unfallereignis. Bis zum Erreichen dieses Zeitpunktes können Drahtextensionen (Fersenbein) oder die Montage eines Fixateur externe die anatomischen Längenverhältnisse des Unterschenkels erhalten. Folgendes Vorgehen ist zurzeit bei der Frakturversorgung üblich:
- Reposition der distalen Fibula und Fixation mittels Plattenosteosynthese
- Reposition der Schienbeingelenkfläche, wobei häufig ein Distraktor erforderlich ist. Danach werden die Fragmente durch vorübergehend eingebrachte Kirschner-Drähte oder auch definitive Zugschrauben gestellt.
- Auffüllen der metaphysären Defektzone falls erforderlich mit Spongiosa aus Beckenkamm oder Knochenbank.
- Endgültige Fixation der distalen Tibiafraktur mittels Abstützplatte.

Bei ausgeprägten Zertrümmerungen der Schienbeingelenkfläche und schlechter Knochenqualität (diffuse Osteoporose) ist eine anatomiegerechte Frakturreposition oft nicht möglich. Die Entwicklung einer schweren posttraumatischen Arthrose ist vorprogrammiert. Hier wird zunächst ein gelenküberbrückender Fixateur externe angelegt. Nach Abheilen der Weichteile kann eine frühzeitige Gelenkversteifung (Arthrodese) angestrebt werden.

Im Rahmen der Nachbehandlung richtet sich die Mobilisation des Sprunggelenkes nach dem aktuellen Weichteilzustand. Nach durchgeführter Osteosynthese wird zur Ruhigstellung zunächst eine Gipsschiene angelegt. Bei gutem Rückgang der Schwellneigung und zufrieden stellender Mitarbeit des Verunfallten kann die Schiene entfernt und mit einer funktionellen Übungsbehandlung begonnen werden. Mit Unterarmgehhilfen kann das verletzte Bein mit Bodenkontakt beübt werden. Die volle Belastung wird in Abhängigkeit von Klinik und Röntgenbefund ca. 10–14 Wochen postoperativ erreicht.

16.3.4 Achillessehnenruptur

Die Wadenmuskulatur mit ihren drei Anteilen (M. triceps surae) setzt sich aus den beiden Muskelbäuchen des M. gastrocnemius und dem M. soleus zusammen. Die Sehnenspiegel vereinigen sich nach distal zur Achillessehne, die am rückwärtigen

Fersenbeinhöcker breitflächig ansetzt. Neben den iliofemoralen Bandstrukturen des Hüftgelenkes ist die Achillessehne die kräftigste Bindegewebsstruktur des menschlichen Körpers. Belastungen über 300 kg können so ohne Mühe getragen werden.

Wie bei allen Sehnenstrukturen ist die Gefäßversorgung schlecht. Mit zunehmendem Alter kommt es zu degenerativen Veränderungen im Sehnenverlauf. Am häufigsten treten daher Achillessehnenrupturen bei Gelegenheitssportlern im mittleren Lebensalter (vorwiegend Männer zwischen 30. und 40. Lebensjahr) auf. Beim fehlendem Trauma stehen zum einen die degenerativen Veränderungen und zum anderen das Fehlverhalten des Sportlers im Vordergrund. Gründe für das Fehlverhalten sind oft Überlastungen, übermäßiger Ehrgeiz und Einsatzwillen bei Training und Wettkampf sowie schlechtes Schuhwerk bzw. Trainingsgeräte.

Klinik

Der Patient berichtet meist über einen peitschenartigen Schlag im Bereich der Wade. In der Mehrzahl der Fälle kann der Kontakt mit einem gegnerischen Kontrahenten ausgeschlossen werden. Die Achillessehne reißt dann spontan aufgrund bereits fortgeschrittener degenerativer Veränderungen verbunden mit schlechtem Trainingszustand oder persönlicher Überlastung.

Lokal werden anschließend starke Schmerzen über dem Achillessehnenansatz angegeben. Auftreten und Laufen verursachen ebenfalls stärkere Beschwerden. Gelegentlich kommt es zu ausgedehnten Hämatomverfärbungen.

Diagnostik

Neben den geschilderten Symptomen des Patienten bietet die Inspektion des Lokalbefundes einige charakteristische Auffälligkeiten. Im Stehen kann bei kompletter Ruptur der Zehenspitzengang nicht mehr demonstriert werden. Danach wird der Verunfallte aufgefordert sich mit dem Bauch auf die Untersuchungstrage zu legen. Der Fuß soll dabei frei über das Ende der Trage hinausreichen. Folgende Untersuchungsbefunde kennzeichnen eine Achillessehnenruptur:

- Der Untersuchungsfinger ertastet eine typische Delle im Verlauf der Achillessehne (ca. 90 % im Bereich der Achillessehnentaille).
- Ein Druck der Wadenmuskulatur löst im Normalfall eine Plantarflexion des Fußes aus. Bei der Achillessehnenruptur fehlt dieses Phänomen („Thompson-Zeichen").

Mit einer Ultraschalluntersuchung lässt sich ohne großen technischen Aufwand eine Unterbrechung der Achillessehnenkontinuität nachweisen. Dennoch sollte auch eine seitliche Aufnahme des Fersenbeins vorgenommen werden, um knöcherne Ausrissfrakturen auszuschließen. Kernspinuntersuchungen bringen keine weiteren Informationen und werden nur bei schwer zu beurteilenden Fällen (Rerupturen, veraltete Achillessehnenschäden, etc.) veranlasst.

Therapie

Das therapeutische Vorgehen kann in Einzelfällen recht unterschiedlich sein. Mit den vorliegenden Untersuchungsmöglichkeiten muss zunächst festgestellt werden, welche Behandlungsindikation vorliegt. Zeigt sich bereits bei leichter Spitzfußstellung von ca. 20° eine partielle Annäherung der Sehnenenden bis max. 5 mm oder kann gar eine vollständige Adaptation nachgewiesen werden, so ist eine funktionell konservative Nachbehandlung möglich. Dies ist v.a. bei jungen Sportlern von Bedeutung. Dazu wird das Bein für einige Tage in einem Unterschenkelgips in leichter Spitzfußstellung ruhiggestellt und hochgelagert. Nach Rückgang der Schwellneigung kann oft bereits ab dem 3.-5. Tag nach dem Unfallereignis ein Spezialschuh mit Rückfußerhöhung um ca. 3 cm angelegt werden. In den ersten 3 Wochen muss der Schuh Tag und Nacht getragen werden. Der erste Keileinsatz (ca. 1 cm) wird nach 4 Wochen und der zweite nach 6 Wochen entfernt. Danach sollte die Ferse noch für ca. $1/2$ Jahr durch ein Fersenkissen entlastet werden.

Die operative Versorgung ist vorzunehmen, wenn eine Annäherung der Sehnenenden in leichter Spitzfußstellung nicht festgestellt werden kann. Nach Darstellung der Sehne wird eine Annäherung der Sehnenenden durch eine gegenläufige Durchflechtungsnaht vorgenommen. Nach der Operation wird bis zur gesicherten Wundheilung eine Unterschenkelgipsschiene in Spitzfußstellung angelegt. Ca. eine Woche später kann diese durch einen Spezialschuh (Camwalker, etc.) ersetzt werden. Die weitere Behandlung entspricht der bereits oben beschriebenen funktionell konservativen Behandlung.

In einigen Fällen sollte ganz von einer Achillessehnenoperation abgesehen werden. Dazu gehören:
- Patienten mit schlechten Weichteilverhältnissen (chron. Ulcera cruris, Dermatosen, Systemerkrankungen)
- Veraltete Achillessehnenschäden mit ausgedehnten Sehnennekrosen (schlechte Heilungstendenz)
- Sehnen mit längerer Vorbehandlung durch lokale Applikation von Kortikoidpräparaten.

Je älter die Patienten sind, desto schlechter sind die Heilungschancen. Ausgedehnte Gewebeuntergänge nach der Achillessehnennaht treten wesentlich häufiger auf. Dies kann dazu führen, dass die Sehne komplett entfernt werden muss. Der auftretende Funktionsverlust kann nach Beruhigung der Weichteilsituation durch diverse Ersatzplastiken reduziert werden.

Die Sportfähigkeit ist bei jüngeren Patienten nach ca. 3–4 Monaten wieder hergestellt. Fehlzeiten im Beruf richten sich nach der Berufstätigkeit. Hier ist verständlich, dass Patienten mit Bürotätigkeiten wesentlich früher wieder einsetzbar sind als solche mit schweren körperlichen Belastungen. Eine Arbeitsunfähigkeit liegt daher zwischen 3 Wochen und 3–4 Monaten.

16.4 Verletzungen des oberen Sprunggelenkes

Das obere Sprunggelenk setzt sich aus Anteilen des distalen Schienbeins und der distalen Fibula zusammen. Letztere bildet den Außenknöchel und das Schienbein die Innenknöchelregion der Sprunggelenksgabel (Malleolengabel). Eine zusätzliche Verbindung durch Bandstrukturen (vordere und hintere Syndesmose) sichert die Verbindung zwischen Schien- und Wadenbein und gewährleistet die Kongruenz der Gelenkflächen. Zusätzlich bestehen Bandverbindungen von der Außen- und Innenknöchelspitze zur Fußwurzel. Da auch hier die Kraftlinie mitten durch die Gelenkfläche verläuft, ist bei Verletzungen des oberen Sprunggelenkes eine möglichst exakte Gelenkreposition anzustreben. Die Verletzungen des oberen Sprunggelenkes können in knöcherne Verletzungen und reine Bandläsionen eingeteilt werden.

16.4.1 Sprunggelenksfrakturen (Malleolarfrakturen)

Die Verletzungen der Außen- und Innenknöchelregion kann zumeist auf Verdrehtraumen im oberen Sprunggelenk zurückgeführt werden. Dabei luxiert das Sprungbein aus der Malleolengabel heraus. Krafteinwirkung und Abwehrmechanismen bestimmen das Verletzungsbild. Folgende Verletzungen lassen sich abgrenzen:
- Isolierte Außenknöchelfrakturen
- Isolierte Innenknöchelfrakturen
- Verletzung des Innen- und Außenknöchels (bimalleoläre Frakturen)
- Verletzung des Innen- und Außenknöchels bei gleichzeitiger Absprengung eines Fragmentes aus der hinteren Schienbeingelenkfläche (Volkmann-Dreieck), auch so genannte „Trimalleoläre Fraktur".

Einteilung

In den Traumazentren ist eine Einteilung nach der AO-Klassifikation wie folgt anzuwenden:

- *A-Frakturen* — Es fallen isolierte Außenknöchelfrakturen und Kombinationen aus Innen- und Außenknöchelfraktur in diese Verletzungsgruppe. Dabei ist entscheidend, dass die Außenknöchelfraktur unterhalb der Syndesmose liegt.
- *B-Frakturen* — Die Frakturverläufe sind ähnlich der A-Frakturen mit dem Unterschied, dass die Außenknöchelfraktur in Höhe der Syndesmose verläuft (zusätzliche Syndesmosenverletzung als Zeichen der Instabilität!)
- *C-Frakturen* — Verletzungen der distalen Fibula im Bereich der Diaphyse oberhalb der Syndesmose, die in der Regel ebenfalls rupturiert ist. Die Verletzungen kommen im Zusammenhang mit Innenbandverletzungen, Innenknöchelfrakturen vor. Es kann allerdings auch eine hohe Fibulafraktur mit Verletzung der Syndesmose und einer Innenbandverletzung vorliegen („Maisonneuve-Fraktur").

Klinik

Die Klinik imponiert in einer mehr oder weniger ausgeprägten Verschwellung der Malleolengabel. Oft können bereits bei Eintreffen in der chirurgischen Ambulanz massive Hämatomverfärbungen ausgemacht werden. Die Beweglichkeit im oberen Sprunggelenk erscheint schmerzbedingt stark reduziert. Das Auftreten auf festem Grund ist wegen starker Belastungsschmerzen oft nicht mehr möglich. Fehlstellungen im Sprunggelenk verbunden mit nachweisbarem Knochenreiben (Krepitatio) können im Sinne einer Luxationsfraktur zügig auf die zugrunde liegende Verletzung hinweisen.

Lässt sich im Bereich des oberen Sprunggelenkes nur ein leichter Druck über der Syndesmose nachweisen, so muss immer auch eine hohe Fibulafraktur in Betracht gezogen werden. Eine Untersuchung der Kniegelenksregion sollte daher bei allen Verdrehtraumen (Distorsionen) des oberen Sprunggelenkes vorgenommen werden.

Diagnostik

In der Regel sind Röntgenaufnahmen in zwei Ebenen ausreichend, um die genaue Frakturausdehnung erkennen zu können. Die a.p.-Aufnahme sollte dabei in 15° Innenrotation erfolgen, damit eine genaue Beurteilung der Gelenkflächen möglich ist. Besteht der Verdacht auf zusätzliche knöcherne Abscherverletzungen an der seitlichen Taluswange (Sprungbein), so werden Schrägaufnahmen angefertigt. Könnte eine isolierte Syndesmosenverletzung mit Beteiligung der proximalen Fibula vorliegen, so müssen zur Diagnosesicherung auch Aufnahmen des Kniegelenkes in zwei Ebenen erstellt werden.

Therapie

Isolierte, nicht verschobene Außenknöchelfrakturen können unter bestimmten Voraussetzungen durchaus einer konservativen Behandlung zugeführt werden. Ausschlaggebend ist vor allem das Alter und die zugrunde liegende Gelenkstellung. Es erfolgt eine Ruhigstellung im Gipsverband mit Entlastung des Sprunggelenkes in Abhängigkeit vom Alter zwischen 4 und 6 Wochen. Danach kann je nach Röntgenbild und Klinik eine allmähliche Aufbelastung vorgenommen werden. Auf eine Thromboseprophylaxe bis zur Vollbelastung ist unbedingt zu achten!

Bei dislozierten Frakturen muss eine exakte Reposition der Gelenkfläche mit regelrechter Fixation der abgesprengten Malleolen vorgenommen werden, um eine vorzeitige posttraumatische Arthrose zu vermeiden. Die einzeln oder in Kombination abgesprengten Anteile werden wie folgt refixiert:

- *Fibulafrakturen*
  - unterhalb der Syndesmose Zuggurtungsosteosynthese
  - in Höhe der Syndesmose und oberhalb davon Drittelrohrplatte mit und ohne zusätzliche Zugschraube (Abb. 16–13)
  - bei Verletzung der Syndesmose Stellschraube zur Stabilisierung der Malleolengabel
- *Innenknöchelfrakturen*
  - Zuggurtungsosteosynthese
  - bei größeren Fragmenten Malleolarschrauben oder Kombinationen mit einem Kirschner-Draht
- *Hinteres Schienbeinkantendreieck (Volkmann-Dreieck)*
  - kleinere Fragmente reponieren sich nach der Versorgung der Malleolen oft selbst
  - Reposition und Zugschraubenosteosynthese von ventral ab einem Gelenkflächenanteil von 25–35 %.

Die weitere Behandlung richtet sich nach der Verletzungsschwere und dem Zustand der Weichteilverhältnisse. Postoperativ wird das Bein in der Regel in einer Gipsschiene ruhiggestellt, hochgelagert und abschwellenden Maßnahmen zugeführt. Bei stabil versorgten Brüchen kann nach Rückgang der Schwellneigung frühzeitig auf

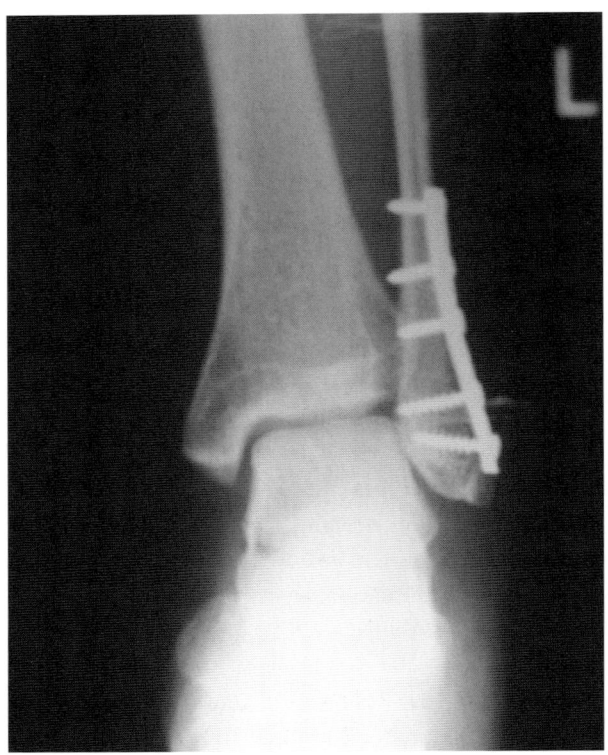

Abb. 16-13 Röntgenaufnahme nach Versorgung einer distalen Fibulafraktur (Außenknöchelfraktur) mittels 5-Loch Drittelrohrplatte

die Gipsschiene verzichtet und mit einer frühfunktionellen Übungsbehandlung begonnen werden.

 Neben isometrischen Bewegungsübungen sind auch Bewegungen im oberen Sprunggelenk im Sinne einer Dorsalextension und Plantarflexion gestattet. Verdrehungen (Pro- und Supinationsbewegungen) sollten jedoch verhindert werden. Mit der Entfernung der Gipsschiene ist auch eine Teilbelastung bis 20 kg möglich. Musste zur Sicherung der Gelenkstabilität eine Stellschraube eingebracht werden, so ist eine Belastungssteigerung erst nach Stellschraubenentfernung nach Ablauf der 6. postoperativen Woche möglich. Ohne Stellschraube beginnt die weitere Aufbelastung nach der 4. postoperativen Woche in Abhängigkeit von Röntgenbefund und Klinik.

Verletzungen im Kindesalter

Nach Distorsionstraumen kommt es bei Kindern und Jugendlichen gehäuft zu Verletzungen im Bereich der Wachstumsfugen. Diese werden wie bereits beschrieben nach

Aitken eingeteilt und zeigen Epiphysiolysen mit oder ohne begleitende knöcherne Fragmente.

Nicht dislozierte Frakturen können im Gipsverband ausbehandelt werden. Eine zunehmende Belastung ist erst ab der 5. Woche nach dem Unfall möglich.

Dislozierte Verletzungen lassen sich oft hinreichend geschlossen reponieren. Die anschließende Fixation des Repositionsergebnisses erfolgt über perkutan eingebrachte Drähte und Schrauben. Dabei sollte die Wachstumsfuge so wenig wie möglich tangiert werden, um Störungen des Längenwachstums zu verhindern.

16.4.2 Bandverletzungen am oberen Sprunggelenk

Im Zentrum der Betrachtung steht hier der fibulare Bandapparat im Bereich der Außenknöchelregion. Durch ein Supinationstrauma kommt es je nach Krafteinwirkung zu einer Teilruptur oder kompletten Schädigung der Bandstrukturen. Sie setzen sich aus drei Einzelkomponenten zusammen:
- Ligamentum talofibulare anterius
- Ligamentum calcaneofibulare
- Ligamentum talofibulare posterius.

Verletzungen des Außenbandapparates stellen bei verändertem Freizeitverhalten mittlerweile eine der häufigsten Verletzungen überhaupt dar. Drei Viertel der Distorsionstraumen gehen mit einer Verletzung des Bandapparates einher. Am häufigsten finden sich dabei isolierte Verletzungen des Lig. talofibulare anterius.

Klinik

Die äußeren Verletzungszeichen können sehr unterschiedlich sein. Eine ausgeprägte Verschwellung muss nicht immer für eine komplette Bandruptur sprechen. Andererseits schließt eine fehlende Schwellung keine Bandverletzung aus. Oft klagt der Verunfallte über einen Belastungsschmerz im oberen Sprunggelenk. Der Anteil unterhalb der Außenknöchelregion ist sehr druckdolent. Es entwickelt sich meist nur zögerlich eine Hämatomverfärbung, die sich beim Laufen bis an die laterale Fußkante absenkt. Ergussbildungen bzw. Einblutungen in den Gelenkraum können ein starkes Druckgefühl verursachen.

Diagnostik

Bei der Befragung des Verunfallten berichtet dieser fast immer über ein Verdrehtrauma im oberen Sprunggelenk. Zusammen mit der Klinik, einer Verschwellung und starken Druckschmerzhaftigkeit im Bandverlauf der Außenknöchelregion, gelangt der Untersucher schnell zur Verdachtsdiagnose. Mit der Überprüfung des Schubladenzeichens kann zügig ein instabiles Gelenk ausgemacht werden. In diesem Zusammenhang muss gleichzeitig immer nach vorangegangen Verletzungen gefragt werden, da ein instabiles Gelenk auch vor dem erneuten Unfallereignis bereits vorgelegen haben kann.

Röntgenaufnahmen des oberen Sprunggelenkes werden zum Ausschluss knöcherner Begleitverletzungen angefertigt. Dabei wird ein besonderes Augenmerk auch auf die Gelenkflächen gerichtet, wo kleinere Abscherverletzungen (sog. Flakes) vorkommen können. Diese sind in der Lage, im weiteren Verlauf eine verstärkte Narbenbildung mit Entwicklung einer posttraumatischen Arthrose zu begünstigen. Mit so genannten gehaltenen Aufnahmen wird im Seitenvergleich die Aufklappbarkeit zwischen Schienbein- und Sprungbeingelenkfläche gemessen. Beträgt die Differenz über 10°, so kann von einer Zweibandverletzung mit Teilruptur ausgegangen werden, beträgt sie gar über 20°, so liegt sicher eine komplette Zweibandruptur vor.

MRT-Untersuchungen des Sprunggelenkes werden nur in Ausnahmefällen und bei Verdacht auf Verletzungen des Gelenkknorpels durchgeführt.

Therapie

Isolierte Verletzungen des Lig. talofibulare anterius werden konservativ behandelt. Oft wird vorübergehend bis zum Rückgang der Schwellneigung eine Unterschenkelgipsschiene angelegt, die anschließend durch eine Sprunggelenksorthese (Aircast-Schiene, Malleoloc, etc.) ersetzt wird. Damit sollen Supinationstraumen verhindert werden. Ein Tragen dieser Orthese empfiehlt sich für mindestens 5–6 Wochen.

Die operative Versorgung einer Zwei- bzw. Dreibandverletzung erfolgt nur dann, wenn der Verunfallte aufgrund seines Freizeitverhaltens besondere Ansprüche an seine Sprunggelenke stellt. Dies trifft natürlich und insbesondere auch auf Berufssportler zu, deren Leistungsvermögen speziell auf ein stabiles Sprunggelenk ausgerichtet ist. Ansonsten haben Studien gezeigt, dass die konservative Versorgung keine signifikanten Unterschiede zur Operation aufweist.

Vorteile einer Operation liegen in der Möglichkeit, die Rupturenden wieder exakt miteinander zu vereinigen und einen blutigen Gelenkerguss zu entlasten. Nach dem Eingriff wird zunächst das Bein vorübergehend in einer Gipsschiene ruhiggestellt, hochgelagert und abschwellenden Maßnahmen zugeführt. Danach kann wiederum eine Sprunggelenksorthese angelegt werden. Die Belastungssteigerung erfolgt unter Zuhilfenahme von Unterarmgehstützen.

16.5 Verletzungen des Fußes

Ähnlich der Hand setzt sich auch der Fuß aus drei verschiedenen Knochenreihen zusammen: den Fußwurzel-, Mittelfuß- und Zehenknochen (Phalangen). Es gibt insgesamt 7 Fußwurzelknochen, wobei dem Sprungbein (Talus) und Fersenbein (Calcaneus) in Bezug auf eine knöcherne Verletzung die größte Bedeutung zukommt. Das Sprungbein bildet mit dem proximalen Anteil die distale Gelenkfläche des oberen Sprunggelenkes. Aus Gründen der Systematik werden die Talusfrakturen in diesem Kapitel und nicht im vorhergehenden besprochen. Komplettiert werden die Fußwurzelknochen durch das Kahnbein, die Keilbeinreihe (insgesamt 3) und das Würfelbein. Die vordere Reihe der Fußwurzelknochen geht dabei eine Verbindung mit den 5 Mittelfußknochen ein.

Wie auch an der Hand können am Fuß 5 Phalangen ausgemacht werden. Auch hier besteht die Großzehe wie der Daumen nur aus 2 Gliedern, während sich die anderen Zehen zumeist aus 3 Gliedern zusammensetzen. Dabei sind jedoch Verschmelzungen einzelner Glieder (Synostosen) nicht selten.

16.5.1 Verletzungen des Sprungbeins (Talusfrakturen)

Die Übertragung des Körpergewichtes erfolgt im Bereich des oberen Sprunggelenkes über das Sprungbein direkt auf das elastisch verformbare Fußskelett. Damit ist der Körper in der Lage, plötzliche Belastungen und Unebenheiten des Untergrundes adäquat abzufedern. Der Knochen ist nur durch Bandstrukturen mit den übrigen knöchernen Anteilen verbunden. Sehnenansätze liegen hier nicht vor. Nach oben bildet das Sprungbein die distale Gelenkfläche des oberen Sprunggelenkes und fußwärts einen Anteil des wesentlich komplexer gestalteten unteren Sprunggelenkes.

Knöcherne Verletzungen entstehen durch das Zusammenwirken von Stauchungs-, Biege- und Scherkräften. Eine Sonderform stellen Abscherfrakturen der Sprunggelenksfläche dar (sog. „Flake-fractures"), wie sie bei Sprunggelenksdistorsionen vorkommen. Talushalsfrakturen entstehen in der Regel bei Stürzen aus großer Höhe und maximal dorsalflektiertem Fuß.

Einteilung

Bei der weiteren Versorgung von Sprungbeinfrakturen hat sich die Einteilung nach *Marty und Weber* bewährt. Sie setzt sich wie folgt zusammen:

- *Typ I*
  Periphere Bezirke bzw. Randstrukturen des Sprungbeins sind betroffen. Als Son-

derform wird auch die Gelenkflächenschädigung der Talusrolle bei Distorsionstraumen im oberen Sprunggelenk hinzu gerechnet.

- *Typ II*
  Nicht verschobene Frakturen des Taluskörpers und der Talushalsregion
- *Typ III*
  Frakturverläufe ähnlich dem Typ II mit zusätzlicher Dislokation der Frakturanteile
- *Typ IV*
  Fraktur des Talushalses mit zusätzlicher Luxation der Talusrolle aus der Malleolengabel. Diese sind prognostisch als sehr ungünstig zu werten!

Klinik

Nach dem zugrundliegenden Trauma ist der Verunfallte nicht mehr in der Lage, aufzutreten. Deformitäten der Fußregion sind häufig mit stärksten Schmerzen verbunden. Auch hier ist die Weichteildecke sehr dünn, so dass ausgedehnte Weichteilschäden häufig vorkommen. Offene Frakturen stellen dabei eine absolute OP-Indikation dar. Ansonsten sollte bei schlechten Weichteilverhältnissen lediglich eine Reposition der Fraktur, ggf. mit äußerer Stabilisierung vorgenommen werden, bis eine Erholung der Situation eingetreten ist.

Diagnostik

Röntgentechnisch können drei Aufnahmen des Rückfußes angefertigt werden. Neben der a.p.-Aufnahme und dem seitlichen Strahlengang kann noch eine axiale Aufnahmetechnik zur Klärung des Frakturverlaufes beitragen. Trümmerfrakturen lassen sich in ihrer kompletten Ausdehnung am besten mit einer CT-Untersuchung darstellen. Zur OP-Planung sind gelegentlich 3-D-Rekonstruktionen hilfreich.

Therapie

Die Behandlung der Talusfrakturen richtet sich im Wesentlichen nach dem Frakturverlauf und damit nach der oben beschriebenen Einteilung. Typ-I-Frakturen können in der Regel mit einer vorübergehenden Gipsruhigstellung und anschließender schmerzorientierter Belastungssteigerung therapiert werden. Abscherfrakturen lassen sich im Bereich der Talusrolle oft arthroskopisch unterstützt refixieren.

Bei unverschobenen Frakturen des Typ II ist ebenfalls eine konservative Behandlung im Unterschenkelliegegips für 4–6 Wochen möglich. Zur schnelleren funktionellen Nachbehandlung empfiehlt sich jedoch eine Schraubenosteosynthese über einen anteromedialen Zugang. Hierdurch sollen Durchblutungsstörungen minimiert und eine frühere Teilbelastung erreicht werden.

Die Frakturtypen III und IV sollten so schnell wie möglich osteosynthetisch versorgt werden. Trotz schlechter Weichteilverhältnisse sollte immer ein Repositionsversuch unternommen werden. Gelegentlich müssen dabei auch Kalkaneusdrähte zur Repositionserleichterung und Steinmanndrähte in den Taluskorpus eingebracht werden.

16.5.2 Fersenbeinverletzungen (Kalkaneusfrakturen)

Beim Fersenbein (Kalkaneus) handelt es sich um den größten Fußwurzelknochen. Er zeichnet sich durch seine längliche Form aus und besteht aus 4 Gelenkflächenanteilen. Damit werden Verbindungen zum Sprungbein und zum Kahnbein eingegangen.

Fersenbeinfrakturen treten insgesamt selten auf, sie stellen jedoch die häufigste Verletzung der Fußwurzel dar. Eine große Bedeutung haben sie vor allem in der Arbeitswelt, wo die Erwerbsfähigkeit oft dauerhaft und wesentlich eingeschränkt ist.

Ähnlich wie bei den Verletzungen des Sprungbeins werden auch hier vor allem Stürze aus der Höhe und Verkehrsunfälle verantwortlich gemacht. Die gesamte Kraft des Aufpralls wird dabei über das Sprungbein wie ein Keil direkt auf das Fersenbein übertragen.

Einteilung

Bei den Kalkaneusfrakturen können extra- und intraartikuläre Frakturen unterschieden werden. In der Regel kommt es jedoch zu Kombinationsverletzungen. Bewährt hat sich eine Einteilung mit bis zu 5 Hauptfragmenten unter Beteiligung von einer bis zu drei Gelenkfacetten. Je größer die Anzahl der Hauptfragmente, desto höher ist auch die Anzahl der beteiligten Gelenkanteile.

Klinik

Hinweis für eine mögliche Schädigung des Fersenbeins kann bereits die zugrunde liegende Anamnese geben. Bei der Inspektion des Fußes zeigt sich schon frühzeitig eine deutliche Verplumpung des Rückfußes. Begleitend kann eine ausgedehnte Hämatomverfärbung vorliegen. Der Verunfallte klagt über starke und bohrende Schmerzen im Rückfuß und kann den verletzten Fuß nicht mehr belasten.

Diagnostik

Neben den klinischen Zeichen der Schwellneigung und Belastungsunfähigkeit des Rückfußes wird die Diagnose durch Röntgenaufnahmen der Fußwurzel gesichert. Dabei sind vor allem die seitliche Aufnahme des Sprunggelenkes mit Fersenbein und die axiale Aufnahme des Fersenbeins unverzichtbar. Vergleichsaufnahmen der Gegenseite sind dann bedeutend, wenn die physiologische Stellung des Fersenbeins (Böhler-Winkel und Ebene des Subtalargelenkes) ermittelt werden soll.

Mit einer ergänzenden CT-Untersuchung ist eine exakte OP-Planung möglich. Sie ist fast überall Voraussetzung für die suffiziente Frakturversorgung.

Therapie

Unverschobene Fersenbeinfrakturen lassen sich konservativ behandeln. Neben einer Schmerzbehandlung sind anfänglich Hochlagerung und abschwellende Maßnahmen indiziert. Auf eine Gipsbehandlung sollte aufgrund drohender Weichteilschäden möglichst verzichtet werden. Nach Rückgang der Schwellneigung kann der Verunfallte mit Unterarmgehhilfen und Abrollbelastung mobilisiert werden. Die weitere Belastungssteigerung richtet sich nach dem Befund der Röntgenaufnahmen und dem klinischen Untersuchungsbefund.

Ebenfalls konservativ behandelt werden sollten Patienten mit hohem biologischen Alter (> 65 Jahre) und solche mit diffuser Osteoporose. Weitere Kontraindikationen sind:
- Schwere lokale Weichteilschäden mit Spannungsblasen und ausgedehnten Hautnekrosen
- Infizierte offene Fersenbeinfrakturen
- Atrophe oder ulzeröse Hautveränderungen im Frakturbereich
- Ausgedehnte Trümmerzonen mit Beteiligung der Gelenkflächen (ggf. Durchführung einer Früharthrodese).

Die Frakturheilung wird ebenfalls durch das Vorliegen konsumierender Erkrankungen, wie z. B. Diabetes mellitus, HIV-Erkrankungen sowie Alkohol- und Drogenkrankheit beeinträchtigt. Auch hier muss die Indikation zur operativen Frakturversorgung gründlich überdacht werden.

Standardzugang ist derzeit der laterale Zugang mit einschichtiger Anhebung eines Haut-Weichteil-Faszien-Lappens. Zur Frakturreposition mit Aufrichtung der Fersenbeinachse können vorübergehend dicke Kirschner-Drähte eingebracht werden. Es wird versucht den Böhler-Winkel möglichst physiologisch wieder herzustellen. Ausgedehnte Defektzonen im Knochen machen häufig eine Spongiosaunterfütterung erforderlich. Anschließend wird das Repositionsergebnis mit einer lateral angelegten Platte (in der Regel aus Titan) gesichert.

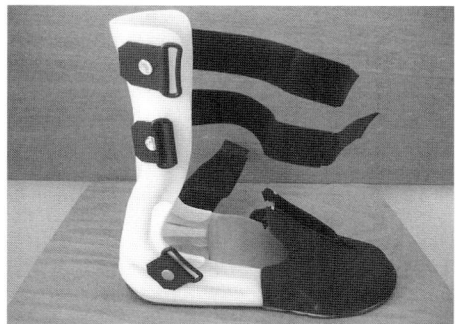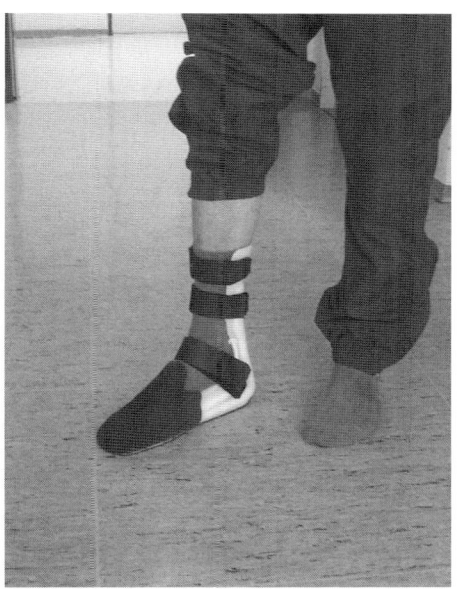

Abb. 16–14
Rückfußentlastungsschuh nach Settner. Vorausgegangen war die Osteosynthese einer Fersenbeinfraktur
a) Seitliche Aufnahme mit Darstellung des Verschlusssystems
b) Rückfußentlastungsschuh am Fuß des versorgten Patienten

Postoperativ kann bis zur gesicherten Wundheilung ein Spaltgips angelegt werden. Aus dem Gips heraus sollte jedoch frühzeitig mit Fußbewegungen begonnen werden, um den venösen Rückstrom zu verbessern und Einsteifungen sowie Inaktivitätsatrophien der knöchernen Strukturen zu vermeiden. Nach Rückgang der Schwellneigung wird der Verunfallte an Unterarmgehhilfen mobilisiert, wobei auf eine möglichst physiologische Abrollbelastung des Fußes geachtet werden muss (Abb. 16–14). Sie wird zunächst für ca. 6 Wochen beibehalten. Der weitere Belastungsaufbau ist abhängig von Röntgenbefund und Klinik. Die Arbeits- und Sportunfähigkeit beträgt je nach Frakturtyp zwischen 3 und 6 Monaten.

16.5.3 Mittelfußfrakturen

Bei den Mittelfußknochen handelt es sich um eine Reihe dünner Röhrenknochen mit einer verbreiterten Basis und einer distalen Kopfregion. Der kräftigste Mittelfußknochen ist der erste, da hier die Belastung am höchsten ist. Er ist gleichzeitig auch der kürzeste. Bedeutend ist auch die verbreiterte Basis des fünften Mittelfußknochens, da sich hier der Ansatz der kurzen Peronaealmuskulatur befindet.

Bei den Unfallmechanismen kann eine Reihe verschiedener Verletzungstypen unterschieden werden:

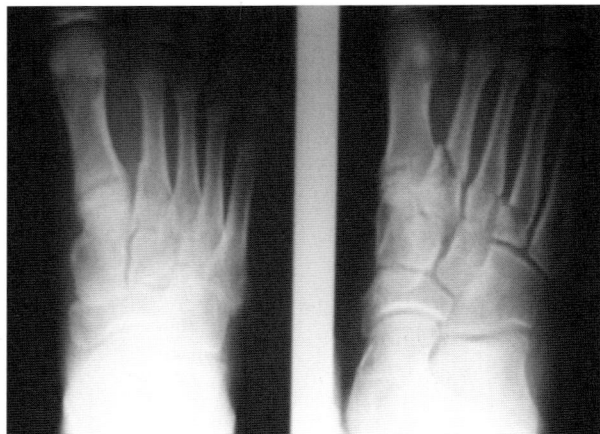

Abb. 16–15
Röntgenaufnahmen einer Serie
von Mittelfußfrakturen (MFK I–IV)
in zwei Ebenen

- Stürze aus großer Höhe
- Verkehrsunfälle mit Verletzungen im Zusammenhang mit den Fußpedalen
- Überrolltraumen und Quetschungen des Fußes (Arbeitsgerät, herabfallendes Werkzeug, etc.)
- Überlastungs- und Ermüdungsbrüche bei Sportlern
- Distorsionstraumen über die seitliche Fußkante mit knöchernen Abrissfrakturen an der MFK-V-Basis.

Klinik

Die äußeren Verletzungszeichen sind stark abhängig von der einwirkenden Kraft. Veränderungen der Haut reichen von leichten Verschwellungen und Hämatomverfärbungen bis hin zu schweren Weichteilschäden. Auch hier kann sich ein Kompartment-Syndrom entwickeln mit der Ausbildung ausgedehnter Gefäß- und Nervenschäden. Entlastungsschnitte müssen rechtzeitig und in ausreichender Länge vorgenommen werden.

Diagnostik

Verschwellung und Druckschmerzen über dem Mittelfuß geben im Zusammenhang mit dem Unfallereignis bereits einen Hinweis auf die Lokalisation der Verletzung. Posttraumatisch lassen sich Mittelfußfrakturen mit Röntgenaufnahmen des Fußes in zwei Ebenen sichern (Abb. 16–15). Bei Marschfrakturen und Ermüdungsbrüchen ist die Diagnostik zunächst erschwert. Der Patient klagt zwar über anhaltende Beschwerden, Frakturlinien können jedoch anfänglich nur selten dargestellt werden. Erst mit der Knochenneubildung (Kallus) wird die knöcherne Verletzung gesichert. Eine sensitive Methode zur Frakturdarstellung ist die MRT-Untersuchung des Fußes.

Therapie

Die meisten unverschobenen knöchernen Verletzungen des Mittelfußes können mit einem Unterschenkelgips oder im speziell anmodellierten Gipsschuh behandelt werden. Häufig wird bis zum Rückgang der Schwellneigung eine Gipsschiene angelegt, anschließend kann auf einen leichten Scotchcast-Verband mit Gehsohle oder den bereits angesprochenen Gipsschuh übergegangen werden. Die Behandlungsdauer beträgt bei Erwachsenen und regelrechter Knochenbruchheilung insgesamt ca. 6 Wochen.

Bei dislozierten Verletzungen der Mittelfußknochen sind je nach Frakturlokalisation verschiedene Osteosyntheseverfahren möglich:
- Perkutane Kirschnerdraht-Spickung bei subkapitalen Frakturen oder Schaftbrüchen
- Kleinfragmentplättchen bei dislozierten und stark verkürzten MFK-I- und -V-Schaftfrakturen
- Zuggurtungsosteosynthese bei MFK-V-Basisfrakturen.

Die weitere Nachbehandlung ist abhängig von der Stabilität der durchgeführten Osteosynthese. Bei Mehrfachverletzungen der Mittelfußknochen ist eine intensive Physiotherapie unerlässlich. Einsteifungen des Fußgewölbes stören den Abrollvorgang des Fußes und führen zu Gang- und Schuhproblemen. Fehlverheilte Brüche machen gelegentlich eine Osteotomie mit erneuter Osteosynthese erforderlich.

16.5.4 Zehenfrakturen und -luxationen

Die Phalangen am Fuß sind ähnlich konzipiert wie die Finger an der Hand. Die Großzehe besteht wie der Daumen aus 2 Gliedern, die übrigen Finger in der Regel aus 3 Gliedern. Insgesamt sind die Zehen kürzer als die Finger und sind in ihrer Beweglichkeit deutlich eingeschränkt.

Die Unfallmechanismen entsprechen denen bei den Mittelfußfrakturen und sollen daher im Einzelnen nicht mehr erwähnt werden. Bemerkenswert sind lediglich noch häusliche Unfälle, wobei der Verletzte z. B. mit den Zehen an verschiedenen Gegenständen hängen bleibt (Stuhlbeine, Bettkanten, Türen, etc.). Neben Frakturen können hierdurch auch Luxationen einzelner Zehen auftreten.

Klinik

Bereits bei der Inspektion des Vorfußes fällt eine Schwellung und Hämatomverfärbung einzelner Zehen auf. Eindeutig wird ein Fraktur- oder Luxationsverdacht, wenn eine atypische Abwinklung einer oder mehrerer Zehen nachweisbar ist. Der Verunfallte klagt oft darüber, mit dem Fuß nicht mehr richtig abrollen zu können.

Therapie

Luxationen an den Zehen sollten so schnell wie möglich durch Reposition beseitigt werden. Bis auf die Großzehe gelingt dies zumeist ohne Anästhesie. Eine Drahtfixation ist nur bei anhaltender Luxationstendenz erforderlich. Diese wird dann für ca. 2–3 Wochen belassen.

Dislozierte knöcherne Verletzungen an der Großzehe mit Gelenkflächenbeteiligung werden geschlossen reponiert und perkutan mit Drähten gespickt. Frakturen an den anderen kleinen Zehen werden reponiert und mittels Pflasterzügelverband an der jeweiligen Nachbarzehe angelegt, so dass ebenfalls eine Schienung für 2–3 Wochen erfolgen kann.

16.6 Pflegeschwerpunkte untere Extremitäten

Bei Verletzungen der unteren Extremitäten ist die Behandlungspflege häufig intensiver als bei Schädigungen der oberen Gliedmaßen. Dies liegt vor allem an der zumeist vorliegenden Immobilität des Verunfallten, was allerdings sehr stark altersabhängig ist. Die Wundbehandlung erfolgt immer nach Festlegung eines ärztlichen Behandlungsplanes. Er muss im Verlauf jeweils kurzfristig an die Wundverhältnisse angepasst werden. Es ist darauf zu achten, dass blut- bzw. sekretdurchtränkte Verbände zügig gewechselt werden müssen. Ansonsten bildet sich eine feuchte Kammer, und Infektionen sind vorprogrammiert. Sind Drainagen angelegt worden, so müssen die Auffangbehälter stets kontrolliert und regelmäßig erneuert werden. Menge und Farbe des Wundsekretes müssen erfasst und jederzeit dokumentiert sein.

Die Hautverhältnisse müssen immer im Blickfeld der Versorgung stehen. Bereits beim Waschen der bettlägerigen Patienten müssen gefährdete Bereiche erfasst und adäquat behandelt werden. Neben der Hautfarbe ist auf deren Temperatur und die Durchblutungsverhältnisse zu achten. Besondere Vorsicht ist auch bei angelegten Gipsverbänden vonnöten. Schmerzen im Gips sind jederzeit zu beachten und an den weiterbehandelnden Arzt weiter zu geben. Ein Patient mit Schmerzen im Gips hat immer Recht! Um Druckstellen erkennen zu können, muss unter Beisein des Arztes der Gipsverband entfernt werden. Manchmal ist nur die äußere Schicht des Verbandes zu straff angelegt. Es kann jedoch auch eine Zunahme der Schwellneigung vorgelegen haben, so dass die Einleitung abschwellender Maßnahmen erforderlich wird. Dafür müssen nach Anordnung des Arztes abschwellende Medikamente gestellt, die Extremität regelmäßig hochgelagert und Eispackungen verabreicht werden. Die Hochlagerung erfolgt auf speziellen Bettschienen oder auch Lagerungskissen. Dünne Hautareale oder gelenknahe Knochenvorsprünge sind gefährdete Bereiche, um Druckstellen zu entwickeln. Diese Bereiche müssen immer ausreichend abgepolstert sein. Auch angegebene Sensibilitätsstörungen sollten beachtet werden, da hier Nervenläsionen drohen oder bestehende Schäden noch weiter zunehmen können. Gleichzeitig ist immer die Beweglichkeit der Extremitätenanteile zu prüfen, die aus dem Gipsverband distal herausschauen. Eine fehlende Dorsalextension des Fußes kann zum Beispiel auf eine Schädigung des N. peronaeus in Höhe des Wadenbeinköpfchens hinweisen.

Ein hoher Pflegeaufwand kommt auf das Pflegepersonal zu, wenn bei bestehenden Knochenentzündungen Spül-Saug-Drainagen angelegt werden mussten. Stets sind die zu- und ableitenden Schlauchverbindungen zu prüfen, so dass keine Störungen im Spülvorgang auftreten. Gelegentlich müssen die Leitungen von Gewebe- oder Blutresten befreit und mitunter auch komplett gewechselt werden. Nach festgelegtem Schema sind Antibiotika aufzulösen und an die Venenverweilsysteme anzuschließen. Gewebeschonendes Arbeiten ist auch hier besonders wichtig.

Ein weiterer Spezialfall mit hohem Aufwand und eingeschränkter Mobilität des Verunfallten ist die Behandlung im so genannten „Streckenbett". In diesen Fällen soll mit einer vorübergehend angelegten Extension eine Verkürzung der gelenknahen Kapsel- und Weichteilverhältnisse verhindert werden. Vor allem bei Polytraumatisierten mit Hüftpfannenschäden oder auch älteren Patienten mit stark reduziertem Allgemeinzustand kommt diese Bettkonstruktion zur Anwendung. Mit regelmäßigen Verbandswechseln werden die Pinaustrittsstellen des Extensionsbügels kontrolliert und dokumentiert. Bei Sekretverhalt mit zunehmender Schwellung und Entzündungszeichen in diesem Bereich muss der behandelnde Arzt informiert werden, der ggf. eine Erweiterung der Hautinzision vornehmen muss. Wichtig ist die anatomiegerechte Lagerung der verunfallten Extremität auf der Lagerungsschiene. Rotationsfehler sollten vermieden und durch den Arzt korrigiert werden. Die Kontrolle der Bettvorrichtung erfolgt regelmäßig durch Arzt und Pflegepersonal.

Eine Reihe von allgemeinen Prophylaxen sind durch die Pflegekräfte vorzunehmen. Dazu gehören:

Dekubitusprophylaxe

Abpolstern gefährdeter Bezirke und regelmäßiges Umlagern bei maximal immobilisierten Patienten nach einem Zeitplan. Schon aus forensischen Gründen ist auf eine lückenlose Dokumentation zu achten. Spezialbetten sind in Abhängigkeit vom Lokalbefund anzufordern.

Spitzfußprophylaxe

Am Fußende des Bettes können kastenartige Gegenstände eingelegt werden, damit die Füße im oberen Sprunggelenk in Neutralstellung stehen. Bei bewusstlosen Patienten z. B. mit angelegter Extension muss manchmal mit speziellen Sohlen und Fixierungen improvisiert werden. Eine Dauerspitzfußstellung führt zu einer Verkürzung der Sprunggelenkskapsel und der Achillessehne. Damit wird der physiologische Abrollvorgang behindert oder gar unmöglich. Teure Schuhzurichtungen lassen sich bei Beachten der Situation verhindern.

Thromboseprophylaxe

Solange der Verunfallte bei Verletzungen der unteren Extremitäten nicht in der Lage ist, eine Vollbelastung vorzunehmen oder eine immobilisierende Gipsschiene angelegt ist, sollte eine gewichtsadaptierte Verabreichung eines niedermolekularen Heparins durchgeführt werden. Am anderen Bein empfiehlt sich in der Klinikphase die Anlage eines Thrombosestrumpfes (ATS).

Kontraktur-/Pneumonieprophylaxe

Besonders bei bewusstlosen und älteren Patienten müssen sämtliche Gelenke täglich mehrfach bewegt werden. Oberkörperhochlagerung verbessert die Atmung in Verbindung mit Sekretolytika und Atemtherapie. Eine enge Zusammenarbeit mit der krankengymnastischen Abteilung ist anzustreben.

Abführende Maßnahmen

Längere Phasen der Bettruhe können die Entstehung abdomineller Beschwerden mit zunehmender Koprostase fördern. Daher sind Maßnahmen zur Stuhlregulation frühzeitig vorzunehmen.

Kann der Verunfallte wieder zunehmend mobilisiert werden, so müssen gezielt Hilfestellungen gegeben werden. Dies sollte immer in Zusammenarbeit mit den Physiotherapeuten erfolgen.

17 Polytrauma

Unter einem Polytrauma versteht man eine Schädigung mehrerer Körperregionen und/oder Organsysteme, die einzeln für sich oder in Kombination einen lebensbedrohlichen Zustand für den Verunfallten darstellen.

In diesem Kapitel soll die Komplexität des Systems aufgezeigt werden, mit dem bei derartig schweren Verletzungen vorgegangen werden muss. Von der Rettung bis zu den endgültigen kurativen Maßnahmen ist eine enge Zusammenarbeit verschiedener Fachkräfte erforderlich. Jeder einzelne Schritt muss bis ins kleinste Detail organisiert sein, denn die Zeit ist der Feind jeder schweren und lebensbedrohlichen Verletzung.

17.1 Vom Unfallort in die Klinik

Der größte Anteil der Mehrfachverletzungen entsteht trotz stetigem Ausbau der Sicherheitsvorkehrungen immer noch im Straßenverkehr (s. Kap. 1, S. 3). Auch Stürze oder Sprünge aus großer Höhe, sei es aus suizidaler Absicht oder im Rahmen sportlicher Herausforderungen (Freeclimbing, Bergsteigen, Bungeejumping) sind an dieser Stelle zu erwähnen. Aufgrund vielfältiger Sicherheitsmaßnahmen und dem Einsatz etlicher automatisierter Vorgänge in der Arbeitswelt, geht der Anteil schwerster Verletzungen am Arbeitsplatz allmählich zurück.

Verletzungen des Bauchraumes gehen häufig mit Milz- oder Leberläsionen sowie zusätzlichen Verletzungen des Skelettsystems einher. Liegen gleichzeitig Thorax- und Abdominalverletzungen vor, so handelt es sich um eine „Zweihöhlen-Verletzung".

Von entscheidender Bedeutung für das Überleben des Verunfallten ist die kompetente und zügige Versorgung durch Ersthelfer und Notarzt am Unfallort. Nach Eintreffen des Rettungsteams erfolgt eine genaue Inspektion auf mögliche Verletzungen (ca. 1–2 Minuten) von kranial nach kaudal. Des Weiteren wird ein grober neurologischer Status erhoben. Dabei spielt die bereits beim Schädel-Hirn-Trauma (s. Kap. 8, S. 110) angesprochene Glasgow-Coma-Scale (GCS) eine wichtige Rolle. Gelegentlich lassen sich schon hieraus prognostische Aussagen zur weiteren Entwicklung des Gesundheitszustandes ableiten.

Vordringlich ist zunächst die Herz- und Kreislaufsituation des Verunfallten. Wird ein Atem- oder Herzstillstand festgestellt, muss unverzüglich mit kardiopulmonalen Reanimationsmaßnahmen begonnen werden. Gleichzeitig wird eine Schockbehandlung eingeleitet (Legen sicherer venöser Zugänge, ggf. ZVK; Infusionen; Ausgleich des Säure-Base-Haushaltes; etc.). Bei Thoraxtraumen und dem Verdacht auf einen Pneumothorax muss gelegentlich schon am Unfallort eine Bülau-Drainage angelegt werden. Die Lagerung des Geschädigten ist abhängig von den zugrunde liegenden Verletzungen.

Nach Sicherung der Vitalparameter erfolgt der möglichst zügige Transport in die nächste Fachklinik. Die geeignete Art des Rettungsmittels obliegt dem Notarzt. Schwerwiegende Schädel-Hirn-Traumen oder Thoraxverletzungen sollten zuvor intubiert und beatmet werden. Dies ist übrigens auch eine Voraussetzung beim Transport in einem Rettungshubschrauber.

17.2 Stufenplan bei der Versorgung Polytraumatisierter

Trifft der Polytraumatisierte in der Klinik ein, so ist das Zusammenspiel von Ärzten (unterschiedliche Fachrichtungen), Pflegepersonal und MTA's von großer Bedeutung. Wie oben beschrieben steht dabei der Zeitfaktor im Vordergrund.

17.2.1 Diagnostische Maßnahmen in der Klinik

In den ersten 30–45 Minuten nach Eintreffen in der aufnehmenden Klinik sollte möglichst das gesamte Spektrum der lebensbedrohlichen Verletzungen erfasst werden. Die körperliche Inspektion wird durch apparative Untersuchungen ergänzt. Dazu gehören:
- *Ultraschalluntersuchung*; Ausschluss intraabdomineller Organverletzungen (freie Flüssigkeit?)
- *Röntgenbasisdiagnostik*; Thoraxaufnahme, Schädel mit seitlicher Halswirbelsäule, Beckenübersicht
- *Computertomographie*; Schädel-CT zum Ausschluss von intrakraniellen Verletzungen; Spiral-CT zum Ausschluss weiterer Verletzungen falls vorhanden → Übersichtsdiagnostik in ca. 15–20 Minuten.

Im Rahmen der Notfalldiagnostik werden auch die ersten Blutentnahmen zur Ermittlung der Verletzungsschwere (Blutungen, Gerinnungstatus, etc.) veranlasst. Wird im

Rahmen von Rippenverletzungen ein Pneumothorax festgestellt, so ist unverzüglich eine Thoraxdrainage zu legen, um einen Spannungspneumothorax möglichst zu verhindern. Gelegentlich müssen auch Ergussbildungen im Herzbeutel abpunktiert werden, damit es nicht zum Pumpversagen des Herzens kommt. Blutende Wunden müssen durch Druckverbände oder Naht gesichert werden. Verschlechtert sich der Zustand eines spontan atmenden Verunfallten mit zunehmender Ateminsuffizienz, ist unverzüglich eine Intubation und Beatmung erforderlich.

Vom Pflegepersonal werden laufend die Vitalparameter kontrolliert und dokumentiert. Der Verunfallte wird möglichst vollständig entkleidet, damit keine wesentlichen Verletzungen übersehen werden. Wertgegenstände müssen gesammelt und sicher verwahrt werden. Liegen tief greifende Wunden vor, so muss eine Überprüfung des Tetanusschutzes bereits bei der Aufnahme erfolgen. Ein unzureichender Impfschutz ist unverzüglich zu ergänzen. Bestehen Hinweise für Verletzungen des Rumpfes, insbesondere des Beckens, so können mit der Anlage eines Blasenkatheters indirekt Verletzungen des Urogenitaltraktes aufgedeckt werden.

17.2.2 Hämorrhagischer Schock

In Abhängigkeit von der Verletzungsschwere kann bei Polytraumatisierten der Blutverlust sehr hoch sein. Dies ist nicht unmittelbar erkennbar, wenn sich z. B. die Verletzungen nicht an der Körperoberfläche befinden. Bei intraabdominellen Organverletzungen (Milz, Leber, Nieren, große Gefäße) oder auch knöchernen Mehrfachverletzungen (Becken, Oberschenkelknochen) kann der Blutverlust in kurzer Zeit (Minuten bis zu einer Stunde) mehrere Liter betragen. Zunächst kompensiert der menschliche Körper durch eine Umverteilung des Blutes („Zentralisierung des Kreislaufes") mehr oder weniger lange den Blutverlust. Plötzlich stellt sich jedoch eine rasche Verschlechterung des Allgemeinzustandes ein. Es entsteht der gefürchtete „hämorrhagische oder hypovolämische Schock".

Dem Volumenverlust versucht der Körper entgegenzuwirken. Es kommt zu einem Anstieg der Herzfrequenz sowie des Herzzeitvolumens. Bei Drosselung der Durchblutung auf wesentliche Organe wie Herz, Nieren, Lunge und Gehirn wird peripher häufig nur noch ein fadendünner Puls getastet. Der Verunfallte klagt über Durstgefühl oder auch Übelkeit. Es wird eine zunehmende Kaltschweißigkeit sowie eine gesteigerte Unruhe festgestellt.

Mit anhaltendem Mangelzustand der Blutversorgung in der Peripherie kommt es zur Ausschüttung verschiedenster Entzündungsmediatoren (insbesondere Zytokine und Akute-Phase-Proteine). Damit werden eiweißabbauende Prozesse im Kör-

per in Gang gesetzt. Anhaltende Durchblutungsstörungen haben weit reichende Folgen!
- Wird der minimale Blutdruck an der Niere von 80 mmHg unterschritten, so droht ein akutes Nierenversagen (→ Schockniere).
- Minderperfusionen in der Lunge führen zur Entwicklung der sog. „Schocklunge" (Syndrom der weißen Lunge).
- Sauerstoffmangel lässt irreversible Schädigungen an Gehirn (empfindlichstes Organ für O_2-Mangel) und Herzmuskel entstehen.

Einem Volumenmangel sollte zügig entgegengewirkt werden, damit eine Zentralisierung möglichst ausbleibt. Gelingt dies nicht, so können gleichzeitig mehrere lebenswichtige Organe ausfallen. Der Verunfallte verstirbt schließlich am sog. Multiorganversagen (MOV).

17.2.3 Behandlungsalgorithmen und Scoring-Systeme

Um eine möglichst sichere Versorgung des Polytraumatisierten gewährleisten zu können, verfahren die Traumazentren zumeist im Sinne von gut durchdachten „Behandlungsalgorithmen". Wenn spezielle Einschränkungen des Patienten vorliegen, dann ist immer auch eine entsprechende Maßnahme vorgesehen. Diese Fragen werden nacheinander und den Situationen angepasst abgearbeitet. Dazu sind spezielle räumliche und strukturelle Voraussetzungen im Klinikablauf erforderlich.

Zur weiteren Verlaufsbeurteilung werden verschiedenste, international gültige Bewertungsschemata (Scoring-Systeme) eingesetzt. Es erfolgt damit in Abhängigkeit von den beteiligten Organsystemen eine Einteilung in Schweregrade. Die zurzeit gängigsten sollen kurz genannt werden:
- AIS-90 (Abbreviated-injury-Scale)
  Einteilung in 4 Schweregrade mit Berücksichtigung der Körperregionen Kopf-Hals, Gesichtsbereich, Thorax- und Abdomen, Extremitäten und Weichteile.
- ISS (Injury-Severity-Score)
  Einschätzung der Verletzungsschwere nach Körperregionen in einem Punktesystem.
- PTS (Polytraumaschlüssel)
  Verletzungen von Schädel, Thorax, Abdomen, Becken und Extremitäten bei gleichzeitigem Einfluss des Patientenalters.
- RTS (Revised-Trauma-Score)
  Bewertung der drei Einflussgrößen Glasgow-Coma-Scale (GCS), Blutdruck (RR) und Atemfrequenz in einem Punktesystem.

- *TRISS-Methode*
  Errechnung der durchschnittlichen Überlebenswahrscheinlichkeit in Abhängigkeit von den obigen Einflussgrößen.

Die Bewertungsskalen erscheinen auf den ersten Blick sehr aufwendig, im täglichen Gebrauch können sie jedoch bei entsprechender Erfahrung zügig umgesetzt werden. Nicht immer lassen sich jedoch alle Einflussgrößen sicher abgrenzen. Überraschende Verläufe kommen durchaus vor!

17.2.4 Operative Interventionen und Behandlungsverlauf

Werden lebensbedrohliche Befunde erhoben, die den Schädel, den Thorax oder auch das Abdomen betreffen, so sind zügig die entsprechenden OP-Vorbereitungen zu treffen. Neben der Blutentnahme ist vor allem auch auf die Bereitstellung einer ausreichenden Anzahl von Blutkonserven zu achten. Häufig muss der direkte Transport aus dem Schockraum in den Operationssaal organisiert werden.

Um irreversible Organschäden zu vermeiden, wird unverzüglich die erste Operationsphase eingeleitet. Mehrere Verletzungen mit vitaler Bedrohung sind nach der vermeintlichen Verletzungsschwere zu behandeln. Bei unklaren Befunden empfiehlt es sich direkt mit zwei Teams zu beginnen. Dies betrifft z. B. Kombinationen aus Schädel-Hirn-Traumen und gleichzeitigen Verletzungen von Thorax- oder Abdominalraum (Neurochirurgen ↔ Unfall-/Abdominalchirurgen). Daneben sollten auch weitere Schädigungen an den Bauchorganen oder offene Frakturen versorgt werden.

Es schließt sich eine erste Phase der intensivmedizinischen Betreuung an. Dabei geht es vor allem um die Sicherung der Vitalparameter und die Behandlung etwaiger Schockzustände (Abb. 17–1). In diesem Zeitraum, der Stunden bis Tage betragen kann, sind weitere Eingriffe nicht empfehlenswert, da sie sofort zur Verschlechterung des Allgemeinzustandes mit irreversiblen Schäden führen können.

In einer weiteren Phase werden dann die verbleibenden operationsbedürftigen Befunde behoben, die nicht unmittelbar lebensbedrohlich sind. Dazu gehören Blasenverletzungen, geschlossene Frakturen und auch tief greifende Weichteilschäden.

Auch nach dieser Phase schließt sich nochmals eine unterschiedlich lange intensivmedizinische Periode an. Sie wird auch als „Postaggressionsphase" bezeichnet. Zu den regelmäßigen Maßnahmen und Leistungen, die vom Pflegepersonal durchgeführt werden gehören:

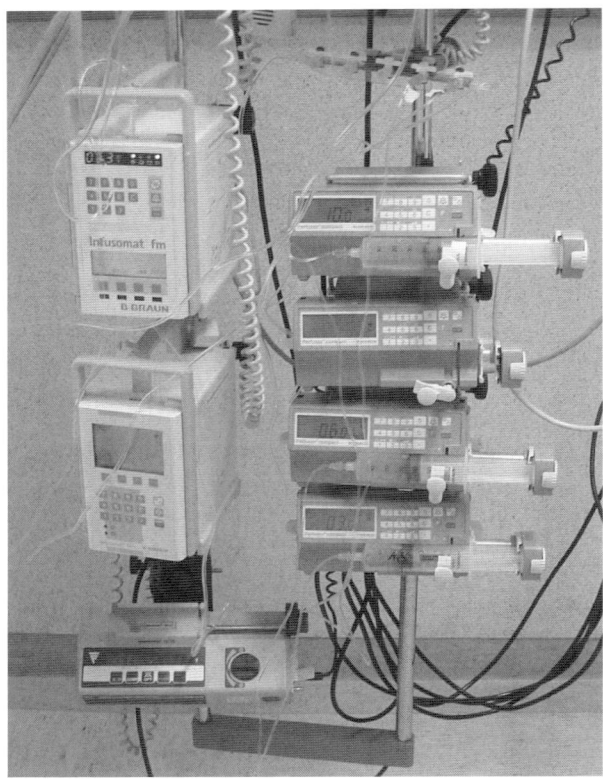

Abb. 17–1
Intensivmedizinische Überwachung erfordert den gezielten Einsatz stabilisierender Medikamente. Die genaue und geregelte Dosierung erfolgt in der Regel unter Einsatz mehrerer Perfusoren (Medikamentenpumpen!)

- Kontrollen der Herzaktion (EKG-Monitoring)
- Beobachtung der Atmung und/oder regelmäßiges Anpassen der Beatmungsparameter (Abb. 17–2)
- Messungen der Sauerstoffsättigung des Blutes
- Flüssigkeitsbilanzierung von Ein- und Ausfuhr; ZVD-Kontrolle
- Temperaturmessungen
- Kontrolle von Blutdruck und Puls.

Neben der regelmäßigen Kontrolle der Vitalparameter ist auf eine dem Zustand des Verunfallten angepasste Lagerung zu achten. Druckstellen sollten möglichst vermieden werden und stellen Versäumnisse in der Behandlungspflege dar. Sind die Voraussetzungen des Krankenbettes nicht ausreichend, um Lagerungsschäden zu vermeiden, so ist die Bereitstellung von Spezialbetten erforderlich. Unmittelbar

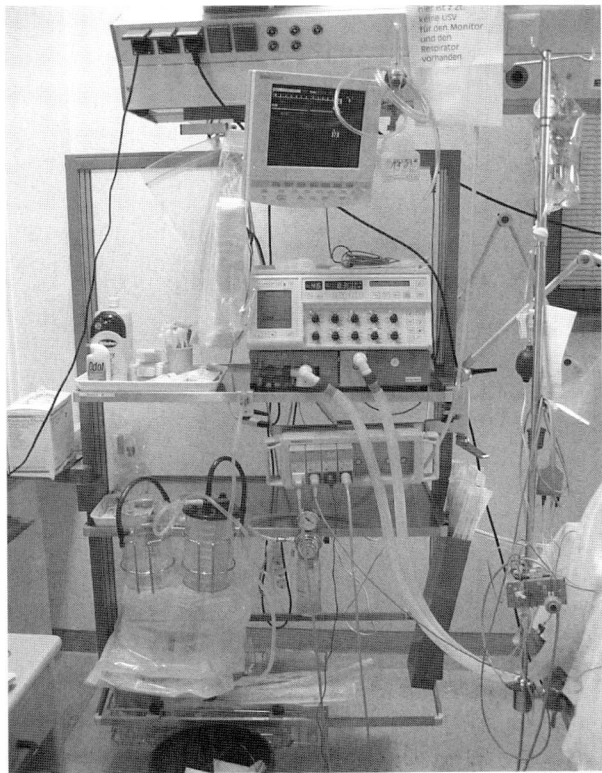

Abb. 17-2
Einsatz eines Beatmungsgerätes auf der Intensivstation mit Kontrollmonitor sowie bereit gestellter Absaugvorrichtung

postoperativ sollte mit einer adäquaten Physiotherapie begonnen werden. Auch intubierte und beatmete Patienten müssen bewegt werden, um Kontrakturen entgegenwirken zu können.

Ist der Allgemeinzustand in der Postaggressionsphase schließlich stabil, so beginnt die Heilungsphase. Sie dauert so lange, bis der Verunfallte alle Aktivitäten des täglichen Lebens wieder selbständig ausführen kann. Der Übergang von der Postaggressions- in die Heilungsphase geht meist fließend vonstatten. Sie beginnt mit der Entwöhnung vom Beatmungsgerät, der selbständigen Kontrolle der Ausscheidungen und dem oralen Kostaufbau. Ist eine ausreichende Stabilität erreicht, so erfolgt die Verlegung auf eine periphere Station.

 Eine Versorgung der Wunden und Drainagen unter sterilen Kautelen sowie Gipskontrollen werden fortgesetzt. Die grundpflegerischen Tätigkeiten richten sich nach dem Allgemeinzustand des Patienten und werden täglich modifiziert.

Wichtig ist, dass die natürlichen Ressourcen des Verunfallten erkannt und genutzt werden. Es sollte eine aktivierende Pflege durchgeführt werden.

Prophylaxen sind notwendig, um Folgeerkrankungen wie Thrombosen oder Pneumonien zu vermeiden. Die beste Prophylaxe ist die frühzeitige Mobilisation des Geschädigten. Ist er jedoch in den ersten Tagen noch nicht in der Lage sich eigenständig zu mobilisieren, müssen auch auf der Normalstation die Hautverhältnisse regelmäßig überprüft und die Dekubitusprophylaxen fortgeführt werden. Um den Rückfluss im venösen System zum Herzen zu fördern, werden Waschungen an den Extremitäten des Patienten von distal nach proximal vorgenommen. Liegt keine arterielle Verschlusskrankheit vor, werden Antithrombosestrümpfe angeordnet und in angemessener Größe angelegt. Zu kleine Strümpfe verursachen Schnürringe und erhöhen selbst das Thromboserisiko!

Insbesondere bei älteren Menschen sollte immer auf eine Oberkörperhochlagerung geachtet werden, um Lungenentzündungen entgegen zu wirken. Die Verabreichung von sekretlösenden Substanzen ist empfehlenswert. Oft müssen sie auf regelmäßiges und tiefes Ein- und Ausatmen hingewiesen werden. Im Rahmen der Physiotherapie werden die zur Verfügung stehenden Maßnahmen zur Förderung der Atmung (Vibrax, Giebelrohr, etc.) ebenfalls eingesetzt. Gleichzeitig wird die Mobilisation forciert und das Laufen an Gehhilfen unterstützt. In Abhängigkeit vom Gesundheitszustand werden weitere Rehabilitationsmaßnahmen veranlasst und eingeleitet. Verletzungsarten und die noch bestehenden Defizite bestimmen dabei die geeignete Reha-Klinik.

17.3 Hirntod und Organspende

Nicht immer enden Mehrfachverletzungen (Polytraumen) für den Verunfallten mit einer Vollremission der Krankheitserscheinungen. Gerade Verletzungen des Schädels mit massiven intrazerebralen Blutungen oder auch gravierende Schäden des Herzens und der Lunge führen oft zum Tode auch junger Unfallopfer.

Wesentliches Kriterium für den Unfalltod stellt der so genannte *Hirntod* dar. Er bezeichnet den irreversiblen Ausfall aller Hirnfunktionen, wobei die übrigen Kreislauffunktionen eventuell noch aufrecht erhalten werden können. Ist dies apparativ möglich, so spricht man auch von einem *„dissoziierten Hirntod"*.

Voraussetzungen für die Feststellung des Hirntodes sind das Vorliegen eines schweren Schädel-Hirn-Traumas mit Ausschluss von reversiblen Störungen (z. B. Vergiftungszustände). Die Beurteilung erfolgt durch mindestens zwei voneinander unabhängig tätige Ärzte, die Erfahrung im Umgang mit komatösen Patienten haben. Sie dürfen nicht einem etwaigen Transplantationsteam angehören. Der Befund wird in einem offiziell gültigen und von der Bundesärztekammer bereitgestellten Formular verbindlich dokumentiert.

Zu den neurologisch-klinischen Symptomen des Hirntodes gehören:
- Komatöser Zustand des Verunfallten
- Lichtstarre Pupillen; die üblichen okulomotorischen Reflexe lassen sich nicht auslösen
- Ausfall der Spontanatmung
- Fehlende Schmerzreize im Trigeminusgebiet.

Apparative Zusatzuntersuchungen sind weitere Voraussetzungen zur Feststellung des Hirntodes. Dazu wird ein EEG geschrieben, dass über eine halbe Stunde einen Nulllinien-Verlauf aufweist. Bei Erwachsenen sollte diese Untersuchung nach 12 und bei Kindern nach 24 Stunden wiederholt werden.

Lassen sich die übrigen Organfunktionen apparativ im Sinne eines dissoziierten Hirntodes aufrecht erhalten, so stellt sich die Frage nach der Möglichkeit einer Organspende. In Deutschland dürfen Organe nur dann entnommen werden, wenn
- der Verunfallte zu Lebzeiten schriftlich seine Einwilligung gegeben hat (Organspenderausweis) oder
- eine stellvertretende Äußerung der Angehörigen des Verunfallten (gesicherter Hirntod) vorliegt.

Als sehr schwierig stellt sich meist das Gespräch mit den Angehörigen des Verstorbenen dar, weil diese einerseits über den Tod des nahen Verwandten sehr betroffen sind und sich häufig auch noch nicht mit dem Thema Organspende auseinander gesetzt haben.

Häufig sind Angehörige auch wütend auf das Krankenhauspersonal (Ärzte und Pflegekräfte), weil sie es als beleidigend und belästigend empfinden, schon kurz nach dem Tod eines Angehörigen in ihrer Trauer gestört zu werden. Da das Klinikpersonal vor Ort zumeist längere Zeit um das Leben des Patienten gekämpft hat, empfiehlt es sich auch entsprechend geschultes Personal der Transplantationszentren einzuschalten, die mit Abstand, aber dennoch mit Einfühlungsvermögen, die Beweggründe einer möglichen Organentnahme besser erläutern können. In einigen Fällen kann auch ein gemeinsames Gespräch mit einem Seelsorger hilfreich sein.

18 Amputationen und Prothetik

Eine Amputation ist eine vollständige Abtrennung eines Körperteils, die entweder traumatisch (durch Gewalteinwirkung von außen) bedingt sein kann oder therapeutisch indiziert ist.

Wird nach einem Trauma am Unfallort ein Amputat aufgefunden, so muss es bei möglicher Replantation sachgemäß gelagert und transportiert werden. Dazu wird es in sterile Kompressen gewickelt und in einem Beutel verschlossen. Dieser wird wiederum in einen größeren Beutel mit Wasser und Eiswürfeln gegeben. Mit dieser Technik lassen sich Gewebeuntergänge durch direkte Einwirkung der Eiswürfel vermeiden. War das Transplantat sicher verschlossen und liegt keine Beschädigung des Amputates vor, so kann es in der Klinik bei günstigen Wundvoraussetzungen wieder replantiert (angenäht) werden.

Unter günstigen Wundverhältnissen versteht man:
- Glatte Wundränder ohne Taschenbildungen
- Insgesamt nur geringe begleitende Weichteilschäden
- Es liegen keine Gefäßerkrankungen oder wesentlichen Gefäßschäden vor
- Möglichst saubere Wundverhältnisse.

Eine therapeutische Amputation von Gliedmaßen wird durchgeführt, wenn schwer wiegende Erkrankungen (arterielle Verschlusskrankheit und Diabetes mellitus mit gangränösen Veränderungen) oder Verletzungen vorliegen, die den Erhalt der Gliedmaße unmöglich machen. Durchblutungsstörungen führen im Spätstadium zu Gewebeschäden und die Entwicklung toxischer Substanzen. Diese überschwemmen schließlich den Körper und es kommt im Rahmen septischer Erscheinungen zum Organversagen (zumeist Leber und Nieren!). Gelegentlich ziehen auch maligne Weichteil- und Knochentumoren eine therapeutische Amputation nach sich. Der Chirurg wählt die Amputationshöhe generell so körperfern wie möglich, damit eine Restfunktion der Gliedmaße erhalten bleibt.

18.1 Die therapeutische Amputation

Stabile und wache Patienten müssen vor einer geplanten Amputation über sämtliche Maßnahmen (Amputationshöhe, Stumpfversorgung) und deren Folgen zeitgerecht aufgeklärt werden. Dabei sollte insbesondere auf die psychische und soziale Situation des Verunfallten eingegangen werden. Gelegentlich können in dem Gespräch bereits Probleme, die nach der Operation auftreten (Wohnsituation, häusliche Umgebung), geklärt werden. Oft äußern diese Patienten auch Ängste, mit dem fehlenden Körperteil nicht mehr vollständig von der Gesellschaft akzeptiert zu werden. Sie können sich ein Leben mit einer Prothese nicht vorstellen, obwohl die Entwicklung bereits so weit fortgeschritten ist, dass häufig ein Prothesenträger als solcher bei nahezu regelrechtem Gangbild im Alltag nicht mehr sofort erkannt wird.

 Durch den nahen Kontakt des Pflegepersonals werden diese Ängste oft als erstes von ihnen erkannt. Zeit und Zuwendung bedeuten dann eine wesentliche Hilfe. Ist dies nicht unmittelbar möglich, so lässt sich oft schon der erste Kontakt mit einem Sozialarbeiter der Klinik herstellen, der bei entsprechender Erfahrung gelegentlich Lösungsansätze anbieten kann.

Wenn eine Amputation erforderlich ist, so sollte der Verunfallte bereits im Vorfeld der Operation mit einer möglichen prothetischen Versorgung konfrontiert werden. Dabei kann es sinnvoll sein, ein Prothesenmodell zur Verfügung zu stellen, so dass der Verunfallte weiß wie sie aussehen könnte, wie sie sich anfühlt und angelegt wird. Vielleicht gelingt es so, sich gedanklich besser mit dem herannahenden Ereignis auseinander setzen. Eine wesentliche Aufgabe der präoperativen Pflege ist in erster Linie die psychische Betreuung des Patienten.

Vor einer geplanten Amputation sollte die Amputationshöhe individuell festgelegt werden. Die Schnittführung ist abhängig vom Zustand des Amputationsstumpfes und eventuell bestehenden Begleitverletzungen. Auf eine Standardschnittführung muss daher unbedingt verzichtet werden. Es existiert immer noch der Grundsatz, dass ein längerer Amputationsstumpf besser ist, denn Nachresektionen sind jederzeit möglich. Wichtig ist dabei allerdings, dass eine ausreichende Durchblutung mit guter Weichteildeckung erreicht werden kann bei möglichst schmerzfreiem Verlauf.

Während der Amputation ist auf ein sorgfältiges Absetzen der knöchernen Strukturen zu achten. Spitze und scharfkantige Knochenreste sind in der Lage, Druckstellen und damit Wundheilungsstörungen hervorzurufen. Bei knöchernen Verletzungen im Stumpfbereich sollten sämtliche Knochensplitter entfernt werden. Größere Gefäßbündel sind durch eine möglichst doppelte Unterbindung (Ligatur) zu sichern. Damit wird die Gefahr von Nachblutungen minimiert. Zu lang gelassene Nervenstümpfe können zur Neurombildung und zu chronischen Stumpfbeschwerden führen. Sie stellen einen Grund zu operativen Stumpfrevisionen dar. Die Muskulatur der Antagonisten wird über dem Amputationsstumpf so vereinigt, dass eine möglichst gute Weichteildeckung erreicht wird.

Bei infektionsgefährdeten Befunden werden Hartgummi-Drains, Laschen oder auch Antibiotikaketten eingelegt, bevor der Hautverschluss vorgenommen werden kann. Bei gesicherter Stumpfheilung werden diese wieder vollständig entfernt. Gelegentlich sind erneute Wundrevisionen erforderlich.

18.2 Postoperativer Behandlungsverlauf

Unmittelbar postoperativ wird zur Ödemprophylaxe und zur Vorbereitung auf das Tragen einer Prothese der Stumpf mit Spezialverbänden konusartig gewickelt. Zunehmende Verwendung findet in den Traumazentren auch der so genannte „Stumpfgips" der häufig zusammen mit Schaumstoff-Stumpfkissen angelegt wird. Dabei muss darauf geachtet werden, dass der Druck der Binden nach proximal abnimmt, da es sonst zu Spannungsblasen, Durchblutungsstörungen und somit auch Wundheilungsstörungen im Stumpfbereich kommen kann. Gewickelt wird immer in Achtertouren, nicht zirkulär. Bei ausgeprägter arterieller Verschlusskrankheit muss jedoch mit dem behandelnden Arzt Rücksprache genommen werden, damit es nach erfolgreicher Operation nicht zu einer Verschlechterung der Weichteilverhältnisse kommt.

Neben der auch postoperativ erforderlichen psychischen Betreuung des Patienten ist die Wund- und Hautpflege ein weiterer Schwerpunkt der Behandlung. Anfänglich sollten mehrfach täglich Verbands- und Drainagekontrollen durchgeführt werden, um Nachblutungen rechtzeitig erkennen zu können. Der Amputationsstumpf sollte hochgelagert werden, damit sich ein Anschwellen der Weichteile verbunden mit Ödembildungen vermeiden lässt.

Ab dem 2. postoperativen Tag sollte der Stumpf regelmäßig in eine gestreckte Lage gebracht werden, um die Entstehung von Beugekontrakturen zu vermeiden (Beugemuskeln sind kräftiger als die Streckermuskulatur!). Da für den Patienten eine gebeugte Lage oft angenehmer ist als die Streckung, muss immer wieder von Seiten des Pflegepersonals und der Physiotherapeuten speziell auf dieses Problem hingewiesen werden. Gelegentlich hilft auch die Verwendung von Sandsäcken, damit eine vollständige Streckung erreicht wird. Dies gilt vor allem bei Unterschenkelamputationen. Mit Abnahme des postoperativen Schmerzzustandes und Stabilisierung der psychischen Situation empfiehlt es sich, möglichst schnell mit aktiven Bewegungsübungen zu beginnen. Dabei werden die Krankengymnasten auch durch die aktivierenden Pflegemaßnahmen unterstützt.

Eine gründliche Hautpflege mit Beobachtung der Wundverhältnisse muss jederzeit gewährleistet sein. Gerade im Stumpfbereich ist die Haut sehr empfindlich und sollte daher täglich gründlich gewaschen und getrocknet werden. Viel Licht und Sonne können die Verhornung der Haut nach gesicherter Wundheilung zusätzlich anregen.

Um eine möglichst schnelle Integration in den „normalen" Tagesablauf zu erreichen, sollte innerhalb der ersten 14 Tage nach der Amputation eine Übungsprothese zur Verfügung stehen. Der Betroffene kann dann frühzeitig mit der Schulung beginnen. Dies ist besonders wichtig, da er die physiologischen Bewegungsabläufe neu kennen lernen muss.

18.3 Prothetik

Eine Prothese ist ein Körperteilersatz nach durchgeführter Amputation. Sie dient sowohl dem Ersatz der physiologischen Bewegungsabläufe als auch kosmetischen Zwecken. An den unteren Extremitäten sollen dabei Steh- und Gehfähigkeit wiedererlangt, an den oberen Extremitäten möglichst eine sichere Greif- und Haltefunktion erreicht werden. Durch die zunehmende Automatisierung steht heute eine Vielzahl passfertiger Prothesenteile zur Verfügung. Der behandelnde Arzt (Orthopäde/Unfallchirurg) ist auf eine gut funktionierende Teamarbeit mit Orthopädietechnikern, Pflegepersonal sowie Physio- und Ergotherapeuten angewiesen. Er muss über den aktuellen Stand möglicher prothetischer Versorgung ausreichend informiert sein. Jede Amputationshöhe hat ihre Besonderheiten bei Auswahl und Anpassung des jeweiligen Prothesentyps.

Im Wesentlichen unterscheidet man Prothesen nach ihrer Bauweise und Funktionalität. Es gibt Schalenprothesen, die komplett aus Kunststoff bestehen und Rohrskelettkonstruktionen, die mit Kunststoff ummantelt sind und damit eine größere Flexibilität bei der Beweglichkeit ermöglichen.

Generell sollte sich die Art der Prothese nach dem Alter und den Bedürfnissen (Aktivitäten) des Amputierten richten. Je jünger und aktiver ein Mensch ist, desto belastbarer sollte die Prothesenkonstruktion sein. Es gibt mittlerweile die Möglichkeit

Prothesen herzustellen, die ein fast normales Gangbild ermöglichen, einschließlich Plantarflexion und Dorsalextension des Fußes sowie Pro- und Supinationsbewegungen ähnlich einem intakten oberen Sprunggelenk.

Während an den unteren Extremitäten die Funktionen Stand und Gangbild auch in verschiedenen Amputationshöhen oft zufrieden stellend rekonstruiert werden können, so ist es bei Amputationen an den oberen Extremitäten weitaus schwieriger. Je höher die Amputation erfolgt, desto mehr Funktionen gehen für den Einsatz einer prothetischen Versorgung verloren. Auch hier sind wieder die Ansprüche des Verletzten entscheidend, welcher Prothesentyp angefertigt werden soll. Verschiedene Ausführungen können zur Anwendung kommen:

- *Schmuckarme, Schmuckhände*
  Reiner Ersatz des amputierten Anteils unter ästhetischen und kosmetischen Gesichtspunkten. Funktionelle Möglichkeiten entfallen bei diesem Prothesentyp.
- *Eigenkraftprothesen*
  Betätigung durch körpereigene Bewegungen vornehmlich in der Schulterregion. Spezielle Handansatzstücke stehen dabei zur Verfügung, so dass Greiffunktionen ermöglicht werden. Je höher die Amputation vorgenommen werden musste, desto eingeschränkter ist die Funktionsweise dieses Prothesentyps.
- *Fremdkraftprothesen*
  Wie der Name der Prothese bereits vermuten lässt, wird diese Prothese durch elektrische Energie angetrieben. Sensoren registrieren willkürliche Muskelkontraktionen im Bereich des Amputationsstumpfes, die dann an einen Batterie betriebenen Motor weiter geleitet werden. Es kommt schließlich zum Öffnen und Schließen der Hand. Diese Prothesen erfordern ein hohes Maß an Koordinationsfähigkeit des Patienten und sind für kraftvolle Bewegungen ungeeignet. Es ergibt sich eine Funktionseinschränkung mit zunehmender Amputationshöhe. Steckmodule ermöglichen jederzeit das Wechseln der Energieträger.
- *Arbeitsprothesen*
  Robust gebaute Prothesentypen, die im handwerklichen Bereich eingesetzt werden können. Es ist dabei möglich verschiedene Arbeitsstücke (Sägen, Messer, Feile, etc.) über ein spezielles Ansatzstück mit der Prothese zu verbinden. Vor allem jungen Menschen kann so noch eine, wenn auch eingeschränkte berufliche Perspektive eröffnet werden.

Was jedoch allen Prothesentypen immer noch fehlt ist der adäquate Ersatz der verloren gegangenen Sensibilität. Bezüglich Form und Funktionen der Prothesentypen soll hier auf die vorhandene Fachliteratur verwiesen werden.

18.4 Komplikationen

Auch wenn zunächst die durchgeführte Amputation erfolgreich scheint, muss immer mit auftretenden Komplikationen gerechnet werden. Stumpfrevisionen können dabei kurz- oder langfristig erforderlich sein. Ein sehr häufiges Symptom sind auftretende Missempfindungen nach Amputation der betreffenden Extremität, die auch als Phantomgefühl bzw. Phantomschmerzen bezeichnet werden. Beim Phantomgefühl kann ein Kribbeln oder Ameisenlaufen im Bereich des entfernten Anteils ausgemacht werden. Eine Steigerung ist dann der Phantomschmerz, der mit einem bohrenden und krampfhaften Schmerzcharakter einhergeht. Klinische Nachuntersuchungen haben gezeigt, dass eine enge Verbindung mit schlechten Stumpfverhältnissen besteht. Um diese möglichen Beschwerden bereits im Vorfeld abpuffern zu können, werden präoperativ zunehmend Peridual- bzw. Spinalanästhesien durchgeführt. Gleichzeitig empfiehlt es sich, vor der Durchtrennung größerer Nerven lokal wirkende Anästhetika einzusetzen.

Schmerzen können auch durch scharfkantige Knochenränder oder Knochentrümmer hervorgerufen werden, die in den Weichteilen nicht vollständig entfernt wurden. Übermäßige Periostreaktionen eines frakturierten Knochens können zu ausgeprägten Verkalkungen (Ossifikationen) im Stumpfbereich führen.

Weitere Ursachen für auftretende Stumpfbeschwerden sind:
- Fehlerhafte Proportionen bezüglich des Weichteilmantels (zu gering bzw. Weichteilüberschuss)
- Infektsituationen bis hin zur Knochenentzündung (Osteomyelitis)
- Weichteilverkalkungen durch schwerwiegende Quetschungen (Myositis ossificans)
- Durchblutungsstörungen im Stumpfbereich (bereits vorbestehend bei AVK oder durch schwere Weichteilschäden)
- Entwicklung von nervenbedingten Gefühlsstörungen (Polyneuropathien) oder Ausdünnung des Stumpfes (neurotrophe Störungen).

Sachverzeichnis

A

Abbreviated-injury-Scale 310
Abdominaltrauma 205 ff.
–, Komplikationen 217
Ablederungswunden 10
Abrissfraktur 69
Abscherfraktur 69
Acetabulumfraktur 232 ff., 237
AC-Gelenkssprengung 144
Achillessehnenruptur 288 ff.
Achsverschiebungen 69
Adduktorenzerrung 236
Aircast-Schiene 296
Aitken-Klassifikation 71
Akromionfraktur 147
Akromioplastik 154
Ala-Aufnahme 233
Amnesie 109, 111
–, anterograde 111
–, retrograde 111
Amputationen 317 ff.
–, Hand 181
Anisokorie 111
Antidot 44
Anurie 224
Anus praeter, temporärer 216
AO-Klassifikation 71 f.
Aortenruptur 202 f., 217
apallisches Syndrom 112
Arbeitsprothesen 321
ARDS 198
Arthrofibrose 272
Arthroskop-Troikar, blutiger Gelenkerguss 269
Atelektasen 194
Atemdepression, postoperativ 104
Atemgymnastik 190
Ateminsuffizienz 187
Atlasfraktur 128, 131
Ätzschorf 44
Aufwachraum 101 f.
Außenbandruptur, Sprunggelenk 295
Außenknöchelfraktur 294
Axisfraktur 129, 131

B

Babinski-Zeichen 112
Bandscheiben 126
Bandscheibenschäden, traumatische 138
Bateman-Einteilung 153
Bauchfellentzündung 215
Bauchspeicheldrüse 213
–, Verletzungen 213
Becken 227
Beckenfraktur, Heilungsdauer 77
Beckenringfraktur 237
Beckenringverletzungen 228 ff.
Beckenzwinge nach Ganz 230
Bennett-Fraktur 175 f.
Benzin 45
Berstungsbruch 133
Berufsgenossenschaften 4
Berufskrankheiten 5
Beugesehnenruptur, Hand 178 ff.
BG-Kliniken 5
Biegungsfraktur 69
Bisswunden 11
Blasen 40
Blasenruptur 223
Blutstillung, Methoden 21
Blutung, epidurale 114
–, intrakranielle 109, 113 ff.
–, intrazerebrale 114
–, subdurale 114
Böhler-Winkel 300
Bohrlochdrainage 115
Bougierungen 45
Bronchuseinriss 199
Brown-Séquard-Syndrom 136
Bruchlinie 68
Brustbein 190
Brustbeinfraktur, Heilungsdauer 77
Brustkorbverletzungen 187 ff.
Bülau-Drainage 195, 308
BWS-Verletzungen 133 ff.
–, instabile Fraktur 134
–, stabile Fraktur 134

C

Camp-Krawatte 129
Camwalker 290
Cauda-equina-Syndrom 139
Chassaignac-Subluxation 161, 163
chemische Schäden 43, 46
–, Schweregrade 44
Clostridium perfringens 53, 55
– tetani 47, 55
Collum-Diaphysen-Winkel 240
Commotio cerebri 109, 111 f.
Continuous passive motion 257
Contusio cerebri 109, 112 f.
– cordis 201
Coxarthrose 238, 240, 247
Crutchfield-Extension 87, 129

D

Darmparalyse 104
Darmverschluss 218
Dashboard injuries 237, 258, 268, 279
Daumen 177
Décolement 10
Dekubitusprophylaxe 306
Dens axis 126
Densfraktur 129
Densverschraubung 130
de-Quervain-Luxationsfraktur 174
dislozierte Fraktur 69
Dissoziation, atlanto-occipitale 128
Distorsion 61 ff.
Donjoy-Schiene 272
Drehbruch 69
Durchgangssyndrom 104, 112
dynamische Hautnaht 20
Dyspnoe 189, 193, 202

E

Eigenkraftprothesen 321
Eigenspongiosa 79, 92
Eisbehandlung 30
Ellenbogengelenk 161

Ellenbogengelenksluxation 161, 163
Enthirnungsstarre 112
Ephiphysenverletzungen 71
epidurale Blutung 114
Epiphysenfugen 71
Erfrierungen 39 ff.
Ermüdungsbruch 67, 302
Erstgespräch 97
Exsudationsphase 13
Extensionsbehandlung 86
–, pflegerische Aufgaben 87

F

Fadenbox 22
Fallhand 158 f.
Falschgelenkbildung 78, 256
federnde Fixation 150, 162, 237, 275
Femurnagel, proximaler 252
Fersenbein 299
Fersenbeinverletzungen 299
Fibulafraktur, distale 294
Fingerfraktur 176
–, Heilungsdauer 77
Fissuren 71
Fixateur externe 91, 163, 170, 285
–, interne 134
Fixation, federnde 150, 162, 237, 275
Flake fracture 71, 296 f.
Flusssäure 45
Fraktur 67 ff.
–, Becken 227
–, Fuß 297
–, Diagnostik 74
–, dislozierte 69
–, Einteilung 68
–, Entstehung 68
–, geschlossene 70
–, Hand 173
–, Heilungsdauer 77
–, Hüftgelenk 235
–, impaktierte 70
–, offene 70
–, Oberarmknochen 154
–, Oberschenkel 235
–, Thoraxwand 188
–, Schultergürtel 141
–, trimalleoläre 291
–, Unterarmknochen 165
–, Unterschenkel 278
Frakturbehandlung 82 ff.
–, operative 88
Frakturheilung 75

–, sekundäre 76
–, verzögerte 78
Frakturkrankheit 80 ff.
–, Sonderformen 81
Frakturlinie 68
Frakturreposition 83
Frakturzeichen, sichere 73
–, unsichere 74
Fremdkraftprothesen 321
Fremdspongiosa 92
Frostbeulen 40
Fuß 297
–, Verletzungen 297
Fußheberparese 280
Fußwurzelfraktur, Heilungsdauer 77

G

Galea aponeurotica 117
Galeazzi-Fraktur 168
Gammaverriegelungsnagel 251
Garden-Klassifikation 241
Gasbrand 53 ff.
Gasbranderreger 55
Gefäß-Clip 21
Gefäßligatur 21
Gefäßumstechung 21
Gehirnerschütterung 109
Gehirnquetschung 109
Gesichtsschädelfraktur 118, 120
–, Heilungsdauer 77
Gewalteinwirkung, direkte 68
–, indirekte 69
Gipsverband, Indikationen 83
–, pflegerische Aufgaben 84 f.
Glasgow-Coma-Scale 110, 307
Glasknochenkrankheit 67
Glenoidfraktur 147 f.
Grünholzfraktur 71, 167

H

habituelle Luxation 149, 152
Hakenplatte 144, 146
Halo-Fixateur 129 f.
Hämatom, epidurales 114
–, intrazerebrales 115
–, subdurales 115
Hämatothorax 189, 192 ff.
hämorrhagischer Schock 309 f.
Handinfektionen 182 ff.
Handwurzelfraktur 173
–, Heilungsdauer 77
Hangedman-Fraktur 129 f.
Harnblasenverletzung 223
Harnleiter 222

Harnleiterläsionen 222 f.
Harnverhalt 104
Harnwegsinfekte 105
Hautemphysem 194 f., 199
Hautnaht, dynamische 20
Hautverschluss 23
Heftpflaster-Extensionen 256
Heimlich-Ventil 196
Hepatitis 54 ff.
–, Arbeitsunfall 56
–, Impfung 57
Herbert-Schraube 174
Herdstörungen, zerebrale 112
Herz-Lungen-Maschine 203
Herzverletzungen 200 ff.
Hirndruckzeichen 113
Hirntod 314
–, dissoziierter 314
–, Symptome 315
HIV-Erkrankung 54 ff.
Hohlhandphlegmone 183
Hüftbein 227
Hüftgelenksarthrose, posttraumatische 238
Hüftgelenksendoprothese 240, 242
Hüftgelenksluxation 236 ff.
Hüftgelenksverletzung 235
Hüftkopfendoprothese 245
Hüftkopffraktur 238 f.
Hüftkopfnekrose 237, 239
Hüftschraube, dynamische 244, 250
Humerusfraktur, distale 159
–, proximale 154
Humeruskopffraktur 154 ff.
–, OP-Indikation 157
Humeruskopfnekrose 155, 157
Humeruskopfprothese 157
Humerusschaftfraktur 158
–, AO-Klassifikation 158
–, Osteosyntheseverfahren 159
HWS-Beschleunigungstrauma 131
HWS-Distorsion 131
Hyperextensionstest 270
hypovolämischer Schock 309

I

Ileus 218
impaktierte Fraktur 70
Impaktionsbruch 133
Infektion, spezifische 47
Infektionsprophylaxe 124
Injury-Severity-Score 310
Inlet-Aufnahme 230

instabiler Thorax 189
intrakranielle Blutung 109, 113 ff.
intrazerebrale Blutung 114
Intubationsbesteck 188
I-Rom-Schiene 276
I.v.-Urogramm 221, 223 f.

J

Jochbogenfraktur 120

K

Kahnbeinfraktur 173 f.
–, dislozierte 174
Kahnbeinpseudarthrose 174
Kahnbeinquartett 174
Kalkaneusextension 283
Kalkaneusfraktur 299
Kallusbildung 75
Kalottenfraktur 118
Kälteschäden 39, 46
–, Schweregrade 39 f.
–, Therapie 41
Kephalhämatom 116
Kernspintomographie 75
Kirschner-Draht 86, 170
Klaviertastenphänomen 145
Klavikula 141
Klavikulafraktur 142 f.
Kniegelenksarthrose 261
Kniegelenksluxation 262
Kniegelenksorthese 274
Kniegelenksverletzung 261 ff.
Kniekomplextrauma 258
Kniemotorschiene 257, 260, 264, 272, 274
Kniescheibe 273
Kniescheibenfraktur 273
Kniescheibenverrenkung 275
Knistern 53
Knochenbruch s. Fraktur
Knochenmarksentzündung 78 f.
Knochenszintigraphie 75
Knochentypen 67
Knopflochdeformität 180
Kollateralbandschaden 264
Kolliquationsnekrosen 11
Kompartment-Syndrom 254 f., 263, 280 ff., 287, 302
Komplikationen, postoperative 103 f.
Kondylenfraktur, Humerus 160
Kontaktheilung 76
Kontraktur, ischämische 82

Kontrakturprophylaxe 306
Kontusion 59 ff.
Korakoidfraktur 147
Krankenunterlagen 99
Krankenversicherung, gesetzliche 2
–, private 2
Kratzwunden 11
Kreuzbandapparat 268
Kreuzbandersatz 270
Kreuzbandruptur 268
Kryojet 65
Kryotherapie 30

L

Lachmanntest 269
Lagerungsprophylaxe 124
Lagerungstechniken nach Verbandsanlage 29
Laparoskopie 208
Laparotomie 211
–, explorative 207 f.
Lauenstein-Aufnahme 242
Lauge 44
Leber 210
–, Aufgaben 210
Leberruptur 210
–, Schweregrade 211
LeFort-Einteilung 121
Ligamentotaxis 86
Liquorrhoe 119
Lungenembolie 105
Lungenkontusion 198
Luxation, habituelle 149, 152
–, perilunäre 173 f.
LWS-Verletzungen 133 f.
–, instabile Fraktur 134
–, stabile Fraktur 134
Lyssa 50 ff., 55

M

Magen-Darm-Trakt, Verletzungen 215
Maisonneuve-Fraktur 292
Makrohämaturie 221, 223
Malleolarfraktur 291 ff.
Mantelpneu 194 f.
Marknagel 91
Marschfraktur 67, 302
Maßnahmen, postoperative 101
– –, Kontrollparameter 103
Maßnahmen, präoperative 97 ff.
Matti-Russe-Plastik 174
Mediastinalemphysem 199
Mediastinalverschiebung 193 f.

Meniskus, Rissformen 266
Meniskusschaden 266 ff.
Milz 208
–, Aufgaben 209
Milzruptur 208 ff.
–, zweizeitige 209
Mittelfußfraktur 301
–, Heilungsdauer 77
Mittelfußknochen 301
Mittelgesichtsfraktur, laterale 120
–, zentrale 121
Mittelhandbasisfraktur 176
Mittelhandfraktur 175
–, Heilungsdauer 77
Mittelhandköpfchenfraktur 176
Mittelhandschaftfraktur 176
Monteggiafraktur 166
Multiorganversagen 310

N

Nahtmaterial zur Wundbehandlung 21
Narbenbildung 38
Nasenbeinfraktur 121
Nasentamponade 122
Neer-Klassifikation 155
Nekrosen 40
Nephrektomie 219, 222
Nephrostoma 223
Neunerregel 34
Neurombildung 319
Niere 220
Nierenparenchym 220
Nierenstielabriss 217, 219, 221
Nierenverletzungen 220 ff.
Non-touch-Prinzip 27
Notfallthorakotomie 201

O

Oberarm-Brace 159 f.
Oberarmfraktur, Heilungsdauer 77
–, subkapitale 156
Oberarmknochen 154
Oberarmknochenfraktur 154
Oberarmschaftfraktur, Heilungsdauer 77
Oberschenkelfraktur, pertrochantäre 248 ff.
–, subtrochantäre 248
Oberschenkelhalsfraktur 239 ff.
–, Totalendoprothese 246
Oberschenkelhalsfraktur, Heilungsdauer 77

Oberschenkelschaftfraktur 253 ff.
–, Heilungsdauer 77
Oberschenkelschaft-Spiralfraktur 255
Oberschenkelverletzung 235
Obturator-Aufnahme 233
Olekranonfraktur 166
Open-book-Läsion 228
Opisthotonus 48
OPSI 210
OP-Vorbereitung 98
Organspende 315
Osteoblasten 75
Osteogenesis imperfecta 67
Osteoklasten 75
Osteomyelitis 78 f.
–, endogene 79
–, exogene 79
Osteosynthese 88
–, Fixationsstysteme 89
Outlet-Aufnahme 230

P

Painful-arc 153
Panaritium 183
Pankreas 213
Pankreasfistel 213
Pankreaskontusion 213
Pankreaslinksresektion 214
Pankreaspseudozyste 213
Pankreasverletzung 213
–, inkomplette Organruptur 213
–, komplette Organruptur 213
Pankreatitiden 214
Paraplegie 136
Parierverletzung, Unterarmschaftfraktur 167
Paronychie 183
Patellafraktur 273 ff.
–, Heilungsdauer 77
Patellaluxation 275
–, habituelle 275
Patellasehnenruptur 276 ff.
Patientenschleuse 100
Pauwels-Klassifikation 241
Perikarddrainage 201
Perikardfenster 201
Perikardpunktion 192
perilunäre Luxation 173 f.
periprothetische Fraktur 247
Peritoneallavage 205, 207 f.
Peritonitis 215
Pflasterzügelverband 304
Pflasterzugextension 87
Pflegeschwerpunkte, Acetabulumfraktur 234

–, Beckenringfraktur 231
–, Harnwegsverletzungen 224 f.
–, obere Extremitäten 184 ff.
–, Oberschenkelhalsfraktur 247
–, Pankreasverletzung 214
–, Thoraxdrainage 196 ff.
–, untere Extremitäten 304 ff.
Phantomschmerzen 322
Phenole 45
Phosphorverbindungen 45
Pilonfraktur 286 ff.
Pipkin-Fraktur 239
Pipkin-Klassifikation 239
Pivot-shift-Test 270
Platzwunden 10
Pleurahöhle 192
Pneumonie 105
Pneumonieprophylaxe 123, 306
Pneumothorax 192, 194 f., 308 f.
–, innerer 193
–, offener 193
Polytrauma 307 ff.
–, Scoring-Systeme 310
–, Versorgungsstufen 308
Polytraumaschlüssel 310
Postaggressionsphase 311, 313
postoperative Maßnahmen 101
–, Kontrollparameter 103
Prämedikation 99
präoperative Maßnahmen 97 ff.
Prellung 59 ff.
Proliferationsphase 13
Prothesentypen 321
Prothetik 317 ff., 320
Pseudarthrose 78, 256 f., 285
–, atrophe 79
–, hypertrophe 79

Q

Quadricepsruptur 276 ff.
Querschnittslähmung 130
–, traumatische 135
Querschnittssyndrom, inkomplettes 127, 136
–, komplettes 127, 135
Quervain-Luxationsfraktur 174
Quetschungen 63 ff.
Quetschwunden 11

R

Rabies 50 ff., 55
Radiusköpfchenfraktur 166
Radiusköpfchenluxation 161, 163, 166

Regenerationsphase 13, 35
Rehabilitationsmaßnahmen 5
–, ambulante 6
–, stationäre 6
Rehabilitationsphase 35
Rehband-Orthese 276
Reithosensyndrom 136
Reparationsphase 35
Replantationskriterien 181
Reposition, Frakturen 83
respiratorische Insuffizienz 187, 189, 194, 198
Retinacula 276
Revised-Trauma-Score 310
Rhinoliquorrhoe 122
Rippenfraktur 188 f., 200
–, Heilungsdauer 77
Rippenserienfraktur 189 f.
Risswunden 10
Risus sardonicus 48
Rolando-Fraktur 175 f.
Rotationsfehlstellungen 69
Rotatorenmanschette 152
Rotatorenmanschettenruptur 152
–, schmerzhafter Bogen 153
Routineuntersuchungen 98
Rückenmarksverletzungen 135 ff.
–, Druckschädigungen 138
–, spinaler Schock 136
Rückfußentlastungsschuh nach Settner 301
Rucksackverband 144

S

Sauerstoff-Überdruckkammer 54
Säure 44
Schädelbasisfraktur 118 f.
Schädelfraktur 118
Schädel-Hirn-Trauma 109 ff., 207
–, kindliches 116 f.
–, neurologische Rehabilitation 123
–, offenes 118
Schädelprellungen 117 f.
Schädelrepanation 115
Schanz-Krawatte 132
Schienbeinextension 238
Schienbeinkopffraktur 279 ff.
Schlüsselbein 141
Schlüsselbeinfraktur, Heilungsdauer 77
Schmuckarme 321

Schmuckhände 321
Schnittwunden 10
Schock, hämorrhagischer 309
–, hypovolämischer 309
Schocklunge 198, 310
Schockniere 310
Schockphase 35
Schraubenosteosynthese 91, 170
Schubladentest 269
Schulterblattfraktur 147
Schultereckgelenkssprengung 144
Schultergelenksluxation 149 ff.
–, Begleitverletzungen 151
–, Reposition nach Arlt 151
–, – nach Hippokrates 151
Schürfwunden 10
Schusswunden 11
Seitenbandschaden 264
Seitenbandverletzung, ulnare 177
Seitverschiebungen 69
Sepsis 47
SHT 109 ff., 207
–, kindliches 116 f.
–, neurologische Rehabilitation 123
–, offenes 118
Skalpierungsverletzungen 118
Skapulafraktur 147
Skapula-Y-Aufnahme 151
Skidaumen 177
Spaltbruch 133
Spaltheilung 76
Spannungspneunomthorax 193, 195 f., 309
spezifische Infektion 47
Spickdrahtosteosynthese 91
Spitzfußprophylaxe 306
Splenektomie 208
Spongiosa 79
–, autologe 79
Spongiosaplastik 256, 260, 281
–, allogene 92
–, autologe 92
–, hämologe 92
Sprungbeinverletzungen 297
Sprunggelenk 291
–, Verletzungen 291 ff.
Sprunggelenksfraktur 291 ff.
Spül-Saug-Drainage 305
Stabilisierungsphase 35
Stack-Schiene 181
Staphylococcus aureus 183
Starkstrom 41
Starkstromunfall 43
Stauchungsverletzungen 70

Sternoklavikulargelenk, Verletzung 141
Sternum 190
Sternumfraktur 190 ff.
Stichwunden 10
Stiff-neck 128
Streckenbett 305
Strecksehnenruptur
–, Hand 180 f.
Streptokokken 183
Strommarken 42
Stromunfälle 41 ff., 46
Stumpfgips 319
subdurale Blutung 114
Subduralhämatom, akutes 115
–, chronisches 115
–, subakutes 115
Sudeck-Dystrophie 81, 172, 283
Surfactant 198
Syndesmosenverletzung 293
Syndrom, apallisches 112

T

Talusfraktur 297
Tetagam® N 49
Tetanol® 49
Tetanus 47 ff.
Tetanuserreger 55
Tetanus-Immunprophylaxe 50
Tetraplegie 130, 136
Teufelslachen 48
Thompson-Zeichen 289
Thorax, instabiler 189
Thoraxdrainage 194, 196, 199, 309
–, Anlagetechnik 195
–, Indikationen 195
Thoraxtrauma 207
Thoraxverletzungen 187 ff.
Thoraxwandverletzungen 187
Thromboembolieprophylaxe 92 ff.
–, dispositionelle Faktoren 93
Thrombose 105
Thromboseprophylaxe 123, 306
–, medikamentöse 94
Thrombozytopenie, heparininduzierte 95
Tibiafraktur, distale 286 ff.
Tibiakopffraktur 279 ff.
Todesunfallstatistik 3
Tollwut 50 ff.
Tollwut-Virus 55
Torsionsfraktur 69

Tossy-Klassifikation 145
Trachealeinriss 199
Trajektorien 240
Transport zum OP-Trakt 100
TRISS-Methode 311
Trümmerfraktur 68 f.
Tuberkulumabrissfraktur, Oberarmkopf 157

U

Unfallbegriff 1
Unfallursachen 1
–, Einteilung 2
Unfallversicherung 2
–, Aufgaben 4
Unterarmfraktur, distale 168 ff.
– –, Bajonett-Fehlstellung 169
– –, Colles-Typ 169
– –, Fourchette-Fehlstellung 169
– –, Smith-Typ 169
–, proximale 165
Unterarmschaftfraktur 166 ff.
–, Osteosyntheseverfahren 168
–, Heilungsdauer 77
Unterkühlung 39
–, Ursachen 40
Unterschenkel, Verletzungen 278 ff.
Unterschenkelschaftfraktur 281 ff.
Urethrozystographie 224
Urinom 222
Urinphlegmone 222 f.
Urogenitale Läsionen 219

V

Variokopfprothese 245 f.
Verätzungen 43
–, Schweregrade 44
Verband 24
–, Funktion 25
–, Hilfsmittelversorgung 30
–, Indikationen 25
–, Lagerungstechniken 29
–, Physiotherapie 30
Verbandsanlage, Regeln 25
Verbandswechsel, aseptische Wunden 27 f.
–, Grundregeln 26
–, septische Wunden 28 f.
Verbrennungen 46
Verbrennungskrankheit 35
–, Therapie 37 ff.
Verbrennungsschock 33

Verbrennungswunden 33 ff.
-, Behandlung 35 ff.
-, Flächenausdehnung 34
-, Neunerregel 34
-, Schweregrade 34
Verbundosteosynthese 91
Verkürzung (Frakturdislokation) 70
Verlängerung (Frakturdislokation) 70
Verletzungsarten 3 f.
Versorgungsphase 35
Verstauchung 61 ff.
Volkmann-Dreieck 291, 293
Volkmann-Kontraktur 82

W

Weber-Bock 256
Weichteilschäden 59
Winterstein-Fraktur 175 f.
Wirbelsäule, Funktionen 125
Wirbelsäulenverletzungen 125 f.

Wunde, aktinische 12
-, chemische 11
-, Definition 9
-, geschlossene 9
-, iatrogene 12
-, Inspektion 27
-, mechanische 10 f.
-, offene 9
-, Reinigung 29
-, strahlenbedingte 12
-, thermische 11
Wundbehandlung, Blutstillung 20
-, Drainagetypen 20
-, Erstversorgung 16
-, Instrumente 17
-, Krankenhaus 16
-, Nahtmaterial 21
-, offene 19
-, operative 19
-, primäre 15
-, sekundäre 16
Wundheilung, lokale Faktoren 14

-, Phasen 13
-, primäre 12
-, sekundäre 13
-, systemische Faktoren 14
Wundinfektion 14
-, Bekämpfung 29
-, Symptome 15
-, Therapie 15
Wundstarrkrampf 47 ff.

Z

Zehenfraktur 303
Zehenluxation 303
Zement 44
Zentralisierung 309
Zerrung 61 ff.
Zervikalstütze 132
Zugurtungsosteosynthese 91
Zwerchfellruptur 200, 203 f.